U0127924

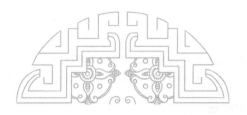

听历史讲中医

熊益亮 林 楠 编著

清华大学出版社
北 京

图书在版编目(CIP)数据

听历史讲中医 / 熊益亮，林楠编著 . — 北京 : 清华大学出版社， 2022.5
ISBN 978-7-302-58303-5

Ⅰ.①听… Ⅱ.①熊… ②林… Ⅲ.①中国医药学－医学史 Ⅳ.① R-092

中国版本图书馆 CIP 数据核字 (2021) 第 107321 号

责任编辑：张立红
装帧设计：梁　洁
责任校对：赵伟玉
责任印制：丛怀宇

出版发行：清华大学出版社
　　　　　网　　　址：http://www.tup.com.cn，http://www.wqbook.com
　　　　　地　　　址：北京清华大学学研大厦 A 座　　　　邮　　编：100084
　　　　　社 总 机：010-83470000　　　　　　　　　　邮　　购：010-62786544
　　　　　投稿与读者服务：010-62776969，c-service@tup.tsinghua.edu.cn
　　　　　质 量 反 馈：010-62772015，zhiliang@tup.tsinghua.edu.cn
印 装 者：三河市东方印刷有限公司
经　　销：全国新华书店
开　　本：148mm×210mm　　　印　　张：11.25　　　字　　数：224 千字
版　　次：2022 年 5 月第 1 版　　　印　　次：2022 年 5 月第 1 次印刷
定　　价：59.00 元

产品编号：087021-01

中医学作为中华民族固有之医学，守卫着中华民族的健康与繁衍。1949年以来，中医药越来越受到国家和人民的重视，中医药文化已成为中华优秀传统文化的重要代表。2015年10月，中国中医科学院屠呦呦研究员获得诺贝尔生理学或医学奖。2019年5月，中医药传统医学正式纳入世界卫生组织制定、颁布的国际统一的疾病分类标准，即《国际疾病分类》。2019年10月，中共中央、国务院发布实施《中共中央 国务院关于促进中医药传承创新发展的意见》。2020年初，在抗击新冠肺炎疫情时，中央指导组专家、国家中医医疗救治专家组副组长、首都医科大学附属北京中医医院院长、江夏中医方舱医院院长刘清泉说："几千年抗击瘟疫的历史，为中医治疗疫病积累了丰富的经验。在抗击疫病的战场上，中医药从未缺位。"

就我个人而言，从2006年成为一名杏林学子至今，我学习中医药和中国传统文化已经15年了。从小接触现代科学的我，刚接触中医时有很多困惑、不解，甚至有点抵触。因为中医是在中国传统文化的基础上建立起来的医学体系，与现代科学体系截然不同，也就是因为如此，中医被冠以"伪科学"之名。但是，随着对中国传统思想（如"阴阳""五行""天人合一""象数思维""整体观念""气""道"）以及中国古代经典（如儒家、道家、禅宗）的接触与学习，我发现用现代科学去评价或者说去看待中医学是不合适的。与此同时，我也对中医学和中国传统文化有了更深的理解，因为二者都是把"人"作为一个整体。若不是有实实在在的疗效，中医很难流传几千年并依然为人们所用。我从一个会为了中医科不科学而与人争论得面红耳赤的少年变成一个微微一笑的老师。如果不懂或者不相信传统文化，就很难相信中医，争辩也无济于事。所以，无论是中医还是西医，何必拘泥成说呢？这让我想到了张伯礼院士说的："祖先留下的财富是无价的瑰宝，让我们在应对疫情时有了中西医两套治疗方案，我们应该感到幸运。"

我很庆幸，在这 15 年中，我对中医药和中国传统文化都有了更深的了解，也对人生有了些许体悟，而这些体悟大多来源于我的课上。在课上我会问学生："中国传统文化能够给我们带来什么？到底是有用还是无用？"这并没有标准答案，每个人也都有自己的答案，但我认为，如果你在人生路上遇到什么问题，那就静下心来，在中国古人的书里、思想中徜徉，或许能够解惑。我的这些体悟离不开恩师、前辈的指导，离不开与同辈的交流，也离不开与我可爱的学生的教学相长。

本书是我和我的硕士生导师林楠教授共同完成的，导师是我走入中医医史文献和中医药文化研究领域的引路人。三年的硕士生涯是我人生的转折点，无论是做人还是为学，导师给予了我太多的帮助，这三年是我一生中最珍贵的时光。她教会我整理古籍文献，指导我完成了硕士毕业论文《明清闽北疫情资料整理与研究》，鼓励我北上读博，我的人生才有了不一样的开始。

本书名为《听历史讲中医》，关于这个书名，我们挣扎良久。因为本书主要是从史籍中医药文献的整理入手，从医事制度、医学教育、著名医家、中医文献四个方面展现古代中医药的面貌及中医学的历史传承与发展，而未涉及史学方法与中医学研究的相关问题，这一点在本书的第一章中有所论述。此外，本书不涉及中医药的诊断治疗，旨在帮助人们了解中医学在古代的地位及其发展，从而更好地弘扬中医药文化。所以，从写作角度与内容出发，我们最终还是选用了这个简短的书名

《听历史讲中医》。希望借此书以飨愿意或者想要了解中医学的读者。

第五章中医文献部分的目录直接摘录自古籍，尽可能地保留原始文献，呈现其真实性，有的有成书年代、作者，有的则无。因为大部分书籍亡佚，所以无法校勘，只能保持现状。敬请读者理解。

本书出版得到"北京中医药大学一流学科建设项目经费"支持，在此表示感谢！

本书内容难免有疏漏和不当之处，敬请专家、读者提出宝贵意见，以便再版时修订提高。

熊益亮

2021 年 5 月

目 录

第一章

绪言

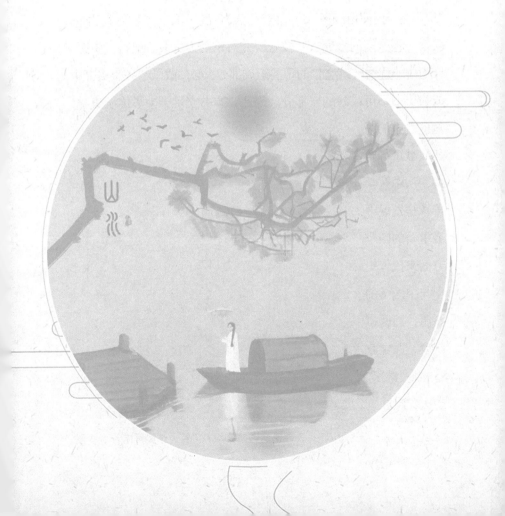

史学作为中华传统学术的重要组成部分，其意义在历史发展过程中有所演进且其内涵亦不止一种。史学起源于"史"，东汉许慎的《说文解字》（图1-1）中提到："史，记事者也。从又持中"。"史"篆文写作"𠂹"。"又"即右手，"中"指简册。"记事者也"即记事的人。因此，"史"字的本义是指手持简册记事的人，即史官。至魏晋时期，出现"史学祭酒"的官职，"史"与"学"首次连用，其具体功能虽尚未清晰，但应与博学历史有关。而后，"史学"一词使用较多，但其内涵比较含混，既指一种学科、学问，又指一种学问的修养，其核心研究对象则为史书、史料。中医学作为中华优秀传统文化的重要组成部分，必然收录于各类史书中，成为史书不可或缺的一部分。因此，本书立足于中华传统史学，对史著中的医药文献进行整理，从中医学传承与发展中最重要的四个方面来梳理史学与中医学的渊源，即医事制度、医学教育、著名医家、中医文献。

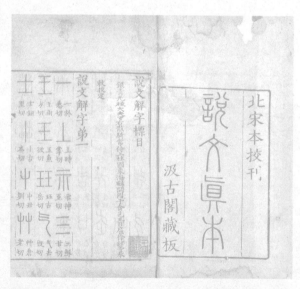

图1-1 汲古阁《说文真本》（即《说文解字》）书影

第一节
史学的基本概念和范围

"史"的含义，有一个长期发展过程。"史"字最早的含义是指特定的人，即"史官"。许慎《说文解字·叙》中说："黄帝之史仓颉，见鸟兽蹏远（音航）之迹，知分理之可相别异也，初造书契。"但这只能视为一种远古传说。《吕氏春秋·先识览》中载："夏太史令终古出其图法，执而泣之。夏桀迷惑，暴乱愈甚，太史令终古乃出奔如商。""殷内史向挚见纣之愈乱迷惑也，于是载其图法，出亡之周。"可见，夏朝时有"太史令终古"，商朝时有"内史向挚"。在殷墟甲骨文中，发现"史""太史""作册"等史官名称，说明商朝确有史官之职。到了周朝，在青铜器的铭文与《尚书》《礼记》《国语》《左传》等文献中出现了诸如"史""大史""左史""右史""内史""外史""作册"等官名，证明周朝的史官设置已经十分完备。那么，史官主要做什么呢？王国维在《释史》中说"古者书策皆史掌之"，也就是说史官的职责是负责记录，包括记载时事、编修国史等。

"史"除了表示"史官"之义外，亦指称"史书"。如《仪礼·聘礼》，"辞多则史，少则不达。辞苟足以达，义之至也"，"史"即史书、史料；又如唐朝刘知几《史通·叙事》，"史之烦芜"，说史书内容繁杂。《隋书·经籍志》则把图书按经、史、子、集四部进行分类，其中"史"类包括正史、古史、杂史、霸史、起居注、旧事、职官、仪注、刑法、杂传、地理、谱系、簿录十三类，而"史"也就成为一切史籍的通称。

"史"的含义清楚了，那什么是史学呢？历史学家傅斯年说，史学的对象是史料，史学的工作是整理史料，史学便是史料学。从现代学科分类来说，"史学"即"历史学"，是研究和阐述人类社会发展的具体过程及其规律性的一门学科。无论如何，史学的核心就是史料，中国传统文化中史学的核心就是中国历代的史著文献，就是经史子集中"史"所包括的全部内容。可以说，有了史籍，才有史学。《尚书·多士》曰："惟殷先人，有册有典"，说明殷商时期就已经有了典册。"册"是指简册，即用绳子将竹片编连起来。而把简册摆在架子上收藏就叫作"典"。典册是继甲骨、青铜器之后的主要文字载体，它们成为我国早期文献的承载形式。从现已发现的甲骨文、金文来看，其记载内容涉及当时社会的各个方面，具有极其重要的史料价值，虽没有形成正式的史籍，但仍可视为早期史籍的雏形。

至春秋末期，孔子创立私学，使官学下移走向民间，大大促进了学术文化的传播。他晚年整理编订了六经，即《诗》《书》《礼》《易》《乐》《春秋》。其中，《书》又称《尚书》，是记载上古贤明君王言行之书，属于上古官方文书档案，是我国最早的一部历史文献汇编。而《春秋》则是孔子根据鲁国的国史编订而成的，开创了私人修史之风。它采用按年月记事的编年体，运用春秋笔法暗含褒贬，是我国现存最早的一部编年体史著。而后，《左传》《国语》《战国策》《竹书纪年》《世本》等史著问世，促进了先秦史学的繁荣发展，也为后世留下了宝贵的历史文献。

西汉武帝时期，司马迁首开纪传体而编撰《史记》，成为我国"正史"之祖，是我国古代史学走向成熟的奠基之作。东汉初年，班固沿袭《史记》体例，编撰《汉书》。与《史记》不同的是，《汉书》只写西汉一代，为纪传体的断代史，这一写法为后世史家效法。东汉末年，荀悦仿照《左传》编写方法对《汉书》进行改编而作《汉纪》，开创了编年体的断代史。值得一提的是，与先秦史时期私撰史著的繁荣不同，东汉时期私人编撰国史受到了限制，如班固就曾以"私改作国史"而获罪下狱。官方对修撰国史日益看重并试图将其掌握于自己手中，编撰了我国最早的一部官修国史《东观汉记》。它是一部记载了从汉光武帝至汉灵帝期间历史的纪传体史书，因在皇家藏书之地洛阳宫中的东观撰修而得名。

三国时期，魏明帝曹叡在中书省设置"著作郎"一职，主要负责编纂国史，从此修史有了专门官员。北魏时，设"修史局"，开设局修史之先。北齐时，设"史馆"，并由宰相负责，开宰相兼修国史之始。由于魏晋南北朝时期政权频繁更迭，私人撰史的限制较东汉时有所宽松。总的来说，这一时期官方修史制度进一步完善，民间撰史亦较为自由。从数量上来看，史籍成果丰硕，且史体种类增多。既有通史，也有断代史，纪传体的地位继续得到巩固，编年史蓬勃兴起。此外，诸如人物传记、地理方志、史注、起居注等各类史著亦大量涌现。可以说，魏晋南北朝时期是我国史学大发展的时期。

隋朝时，为了加强中央集权，政府对修撰国史进行了严控。

据《隋书·高祖纪下》记载，开皇十三年（593 年）五月，隋文帝下诏，"人间有撰集国史，臧否人物者，皆令禁绝"，说明隋朝禁止私人编修国史。到了唐朝，在建国之初就设立了史馆，专门负责修撰前朝史和本朝史，确立了史馆编修国史的制度。从唐朝开始，直至清朝，由史馆编修国史，宰相或者重臣监修，成为官方定则，而后朝编写前朝史亦成为惯例。自此以后，纪传体"正史"（除了欧阳修的《新五代史》）均由官方编修。值得一提的是，实录体史籍在唐朝迅速发展。实录体史籍的编撰始于南北朝时期，有《梁（武）皇帝实录》《梁（元）皇帝实录》《太清实录》。到了唐朝，嗣君继位的国君为先帝撰修实录成为惯例，并被以后各朝沿袭，从而大大发展了实录体史籍。此外，还出现了史评专著，如刘知几的《史通》；开创了典志体，如杜佑的《通典》为典志体的通史，苏冕的《唐会要》为典志体的断代史。

宋元时期，可谓史学发展的极盛时期，其中宋朝的史籍无论是种类、数量还是质量都堪称史上之最，而元朝在典志体和民族史的撰修方面均有所发展并取得了一定的成就。北宋司马光主持编纂了我国历史上第一部编年体通史《资治通鉴》，极大地推动了编年史的发展。南宋袁枢开纪事本末体之先河，撰修了《通鉴纪事本末》。南宋朱熹首创纲目体，撰修了《资治通鉴纲目》。元代马端临编纂《文献通考》，推进了典志体的发展。此外，方志体例逐渐完善，金石学繁盛，民族史进一步繁荣发展。

明朝时，由于"空谈"学术风气的影响，史学的发展主要在方志和野史方面取得了一定的成就，可以说史学进入了衰落时期。

明清之际，由于"实学"的兴起而提倡"经世致用"，并把这一思想运用到史学与经学的研究中。其中最具代表性的为"清初三大儒"在史学领域所取得的成就，即顾炎武开创了清代考据之风，著有《天下郡国利病书》《肇域志》等；黄宗羲创立了学案体，著有《明儒学案》《宋元学案》等；王夫之发展了我国的史论，著有《永历实录》《读通鉴论》《宋论》等。到了清代，由于统治者的高压政策和文化专制，史学的发展亦随着学术研究的转归而走上了考据之路，以校注考证、辨伪辑佚、改撰与增补旧史为特色。这一时期，最为重要的成就当属清代三大史学名著，即钱大昕的《廿二史考异》、王鸣盛的《十七史商榷》和赵翼的《廿二史札记》。此外，章学诚的代表作《文史通义》极受推崇，提出史学主要包括史事、史文、史义三个部分，又以"史义"为灵魂，最为重要。《文史通义》与刘知几的《史通》一直被视为古代中国史学理论的"双璧"。

在史学史上，史部目录在图书分类中的确立，是史学发展到一定阶段的结果。从现存已知的目录书来看，《汉书·艺文志》按照刘歆《七略》的分类方法，分为六艺、诸子、诗赋、兵书、术数、方技六个部分。由各部组成可知，史籍依附于"六艺略"的《春秋》类中，著录史籍三十四家，一千三百八十四篇。这一时期，经、史尚未分开，这与史籍数量及史学所处地位有关。至西晋，荀勖《中经新簿》将图书分为甲、乙、丙、丁四部，其中丙部著录史籍，说明史学已经成为一门独立的学科。东晋李充《晋元帝四部书目》亦用甲、乙、丙、丁分类，但乙部著录史籍。唐初《隋书·经籍志》改用经、史、子、集的分类，史部之名正式确立，并为后世所沿用。荀勖、李充所创立的四分法只设大部类，不分细目，而南朝梁阮孝绪的《七录》中第二大类"纪传录"著录史籍八百七十四部，一万六千五百五十八卷，分十二小类：国史部、注历部、旧事部、职官部、仪典部、法制部、伪史部、杂传部、鬼神部、土地部、谱伏部、簿录部。这种细分的名称基本为《隋书·经籍志》以及后世书目所袭用，因此说《七录》为确立史部类目的奠基之作。到了清代，《四库全书总目》中"史部"著录史籍两千一百多部，三万七千多卷，分立十五个类目，即正史、编年、纪事本末、别史、杂史、载记、诏令奏议、职官、政书、传记、时令、地理、目录、史评、史钞，可以说这十五类史学书籍基本上反映了我国古代史籍的类别和史学的范围。

第二节
重要史著概览

史学范围广大，史籍内容丰富，在本书有限的篇幅中，不可能对史学著作——介绍。因此，这里仅对《四库全书总目》设立的十五类史籍中最为重要的、记载了大量医学内容的且为本书所引用的著作概要介绍。

一、正史类史著

南朝梁阮孝绪《正史削繁》一书创立了正史之名。《隋书·经籍志》把《史记》《汉书》等纪传体史籍列为正史。《明史·艺文志》又把纪传、编年二体并称为正史。清代乾隆年间撰修《四库全书》，确立纪传体史籍为正史，并规定凡不经"宸断"（皇帝批准）的史籍不得列入，诏定二十四史为正史。1921年，北洋政府增补《新元史》，称二十五史，后又增《清史稿》，合称二十六史。正史类史籍均以君主的传记为纲领，以人物传记为中心进行编写。

《史记》

二十六史之一。原名《太史公书》。西汉司马迁撰。一百三十篇，是我国第一部纪传体通史。记事从传说的黄帝开始，到汉武帝刘彻为止，达三千年左右，其中尤详于战国、秦、汉。题材分传记为本纪、世家、列传，以八书记制度沿革，立十表以通史事的脉络，为后世各史沿用。汉元帝、成帝年间，褚少孙曾补撰部分篇章。现存旧注有南朝宋裴骃的《史记集解》（图1-2）、唐司马贞的《史记索隐》、唐张守节的《史记正义》。

《汉书》

二十六史之一。亦名《前汉书》。东汉班固撰。一百篇，分一百二十卷，是我国第一本纪传体断代史。始创于班彪，是继《史记》而作的《后传》。班彪去世后，班固继承父亲班彪之志撰成《汉书》。其中，八表和《天文志》未及成稿，班固去世。八表由其妹班昭完成，《天文志》由其弟子马续完成。全书从前206年（汉高祖元年）刘邦建立西汉起，到23年（地皇四年）王莽新朝灭亡止，记载了西汉230年的历史。书中体例与《史记》大略相同，只是改书为志，废世家入列传，并创刑法、五行、地理、艺文四志，成为后代纪传体史书的准绳。现存旧注以唐代颜师古为最。

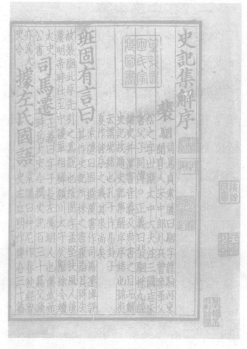

图1-2 《史记集解》书影

《后汉书》

二十六史之一。南朝宋范晔撰。今本一百二十篇，分一百三十卷。纪传体东汉史。原书只有纪传，北宋时把晋代司马彪的《续汉书》八志与之相配，成为今本。全书从25年（建武元年）光武帝刘秀称帝起，到220年（延康元年）汉献帝刘协禅位给曹丕止，记载了东汉196年的历史。通行的注释，纪传部分由唐代李贤（唐高宗李治第六子）注，各志由梁朝刘昭注。清代惠栋撰《后汉书补注》，清末王先谦在此基础上加以增补，写成《后汉书集解》，资料较为完备。

《三国志》

二十六史之一。西晋陈寿撰。六十五卷，分魏、蜀、吴三志。纪传体三国史。魏志前四卷称纪，蜀、吴两志有传无纪。三志本为独立，后世合为一书。全书从220年（魏黄初元年）魏文帝曹丕称帝起，到280年（吴末帝孙皓天纪四年）吴亡止，记载了魏、蜀、吴三国61年的历史。因原书叙事较为简略，南朝宋时裴松之为其作注，博引群书，注文多出本文数倍，保存的史料甚丰。现代学者卢弼著有《三国志集解》。

《晋书》

二十六史之一。唐房玄龄等撰。一百三十卷。纪传体晋代史。全书从265年（西晋泰始元年）晋武帝司马炎称帝起，到420年（东晋恭帝司马德文元熙二年）晋亡为止，记载了晋代156年的历史。书中增立了"载记"，十六国中的前赵、后赵等十四国，皆入"载记"。近代藏书家吴士鉴、刘承干合著《晋书斠（音叫）注》，采集众说，对《晋书》进行了辨异、证同、纠谬、补遗的工作，是研究《晋书》的重要著作。

《宋书》

二十六史之一。南朝梁沈约撰。一百卷。纪传体南朝宋史。全书从420年（宋武帝刘裕永初元年）起，到479年（宋顺帝刘準昇明三年）止，记载了南朝宋60年的历史。本书选录诏令、奏议、文章甚多，但可惜没有食货、艺文等志，门类不全。原书传至北宋时，已有散佚，后人取李延寿《南史》等补足卷数。

《南齐书》

二十六史之一。南朝梁萧子显撰。六十卷。纪传体南朝齐史。
原名《齐书》。宋以后为了区别于李百药的《北齐书》，故改名。
今本亡佚序录一卷。全书从 479 年（齐高帝萧道成建元元年）起，
到 502 年（齐和帝萧宝融中兴二年）止，记载了南齐 24 年的历史。
本书有志无表，各志亦不全，食货、刑法、艺文志均缺。

《梁书》

二十六史之一。唐姚思廉撰。五十六卷。纪传体南朝梁史。
全书从 502 年（梁武帝萧衍天监元年）起，到 557 年（梁敬帝萧
方智太平二年）止，记载了梁代 56 年的历史。本书保存当时的思想、
书目、医药等方面的史料，但全书无表无志，与所撰《陈书》相同，
且两书都是在其父姚察于隋时撰的旧稿上进行补充整理而成的。

《陈书》

二十六史之一。唐姚思廉撰。三十六卷。纪传体南朝陈史。
全书从 557 年（陈武帝陈霸先永定元年）起，到 589 年（陈后主
陈叔宝祯明三年）止，记载了陈代 33 年的历史。全书无表无志，
与所撰《梁书》相同。

《魏书》

二十六史之一。北齐魏收撰。一百三十卷。纪传体北魏史。
全书从 386 年（北魏道武帝拓跋珪登国元年）起，到 550 年（东
魏孝静帝元善见武定八年）止，记载了北魏、东魏 165 年的历史。
原书在北宋初已散佚不全，北宋刘恕、范祖禹据李延寿的《北史》
等补成今本。

《北齐书》

二十六史之一。唐李百药撰。五十卷。纪传体北齐史，无表志。原名《齐书》，为与萧子显的《南齐书》区别，于宋时加"北"字。全书从550年（北齐文宣帝高洋天保元年）起，到577年（北齐幼主高恒承光元年）止，记载了北齐28年的历史。北宋以后，本书大多散佚，后人取李延寿的《北史》等书补足。

《周书》

二十六史之一。唐令狐德棻（音分）等撰。五十卷。纪传体北周史，无表志。全书从557年（北周孝闵帝宇文觉即位）起，到581年（北周静帝宇文阐大定元年）止，记载了北周25年的历史。原书至北宋初已残缺，今本多取李延寿的《北史》补入。

《隋书》

二十六史之一。唐魏徵等撰。八十五卷。纪传体隋史。本书纪传体部分五十卷，为魏徵、颜师古、孔颖达等撰。十志部分三十卷，原为梁、陈、齐、周、隋五代史而作，合称《五代史志》，后各史单行，并入《隋书》。隋代部分从581年（隋文帝杨坚开皇元年）起，到618年（隋恭帝杨侑义宁二年）止，记载了隋朝38年的历史。其中《经籍志》创立经、史、子、集四部分类的标准。

《南史》

二十六史之一。唐李延寿撰。八十卷。纪传体南朝史，无表志。全书从420年（宋武帝刘裕永初元年）起，到589年（陈后主陈叔宝祯明三年）止，记载了南朝宋、齐、梁、陈四代170年的历史。注本有清代李清所注《南北史合注》。

《北史》

二十六史之一。唐李延寿撰。一百卷。纪传体北朝史，无表志。全书从386年（北魏道武帝拓跋珪登国元年）起，到618年（隋恭帝杨侑义宁二年）止，记载了北魏、东魏、西魏、北齐、北周以及隋代六朝233年的历史。注本与《南史》同。

《旧唐书》

二十六史之一。后晋刘昫监修，张昭远、贾纬等撰。二百卷。纪传体唐代史。原名《唐书》，为与欧阳修等编撰的《新唐书》区别，故名。全书从618年（唐高祖李渊武德元年）起，到907年（唐哀帝李柷天祐四年）止，记载了唐代290年的历史。

《新唐书》

二十六史之一。宋欧阳修、宋祁等撰。二百二十五卷。纪传体唐代史。全书起讫年代与《旧唐书》相同，在史料上较《旧唐书》有所补充。《新唐书》首创兵、仪卫、选举三志，并增撰各表，且专立藩镇传以记述沿革。与《旧唐书》相比而言，《新唐书》保存更多原始资料而更具史料价值。清唐景崇有《唐书注》，惜未完成。

《旧五代史》

二十六史之一。宋薛居正监修，扈蒙、张澹等撰。一百五十卷。纪传体五代史。原名《五代史》，为与欧阳修所撰《五代史记》区别，故名。全书从907年（后梁太祖朱温开平元年）起，到960年（后周恭帝柴宗训显德七年）止，记载了后梁、后唐、后晋、后汉、后周五代54年的历史。本书自欧阳修《五代史记》

刊行后，渐渐废弃，元明以后，传本几至佚失。清乾隆年间，邵晋涵等从明《永乐大典》中辑录旧文，并补以《册府元龟》等百余种书籍中有关内容，照原篇目编排而成今本。

《五代史记》

二十六史之一。又称《新五代史》《五代新史》。宋欧阳修撰。七十四卷。纪传体五代史。全书起讫年代与《旧五代史》相同。本书有四夷附录，记载少数民族及外国事，对民族史研究具有较高的史料价值。有宋徐无党注本。而清代彭元端、刘凤诰合撰《五代史记补注》，亦收薛居正的《旧五代史》。

《宋史》

二十六史之一。元脱脱、阿鲁图等撰。四百九十六卷。纪传体宋代史。全书从960年（宋太祖赵匡胤建隆元年）起，到1279年（宋末帝赵昺祥兴二年）止，记载了宋代（包括北宋、南宋）320年的历史。明清以来对《宋史》进行改作或补充者颇多，成书的有柯维骐的《宋史新编》等。

《辽史》

二十六史之一。元脱脱等撰。一百一十六卷。纪传体辽代史。全书记载了辽代从916年（辽太祖耶律阿保机神册元年）起到1125年（辽天祚帝耶律延禧保大五年），兼及耶律大石所建立的西辽历史。清厉鹗著《辽史拾遗》，杨复吉著《辽史拾遗补》，对此书有所增补。

《金史》

二十六史之一。元脱脱等撰。一百三十五卷。纪传体金代史。

全书从 1115 年（金太祖完颜旻收国元年）起，到 1234 年（金哀宗完颜守绪天兴三年）止，记载了金代 120 年的历史。清施国祁著有《金史详校》。

《元史》

二十六史之一。明宋濂、王袆等撰。二百一十卷。纪传体元代史。全书从 1279 年（元世祖忽必烈至元十六年）起，到 1368 年（元顺帝孛儿只斤·妥懽帖睦尔至正二十八年）止，记载了元代 90 年的历史。

《新元史》

二十六史之一。近代人柯劭忞撰。二百五十七卷。纪传体元代史。与《元史》的不同之处是，全书是从 1206 年（即元太祖成吉思汗建立蒙古汗国）开始的。作者以《元史》为底本，利用其他学者的研究成果，如清洪钧的《元史译文证补》，元赵世延、虞集等撰的《元经世大典》残本，元代官修的《元典章》等，对《元史》多作补正。

《明史》

二十六史之一。清张延玉等撰。三百三十二卷。纪传体明代史。全书从 1368 年（明太祖朱元璋洪武元年）起，到 1644 年（明思宗朱由检崇祯十七年）止，记载了明代 277 年的历史。

《清史稿》

二十六史之一。近代人赵尔巽主编。缪荃孙、夏孙桐、柯劭忞、张尔田等撰。五百三十六卷。纪传体清代史。全书从 1644 年（清世祖福临顺治元年）起，到 1911 年（清溥仪宣统三年）止，记载了清代 268 年的历史。本书有"关外本""关内本"的区别，两本之间文字颇多异同。

二、编年类史著

编年体是按照年月日时间顺序书写史书的体裁。从早期的《竹书纪年》《春秋》《左传》，到后来的《汉纪》《后汉纪》、历朝《起居注》《实录》与《资治通鉴》《续资治通鉴》《续资治通鉴长编》《国榷》《明纪》《明通鉴》《明元清系通纪》等均用这种体裁。编年类史著是以时间为经，以事实为纬，所以，容易看出同时期各个事件之间的联系，且避免叙事的重复啰唆。但是，也存在记事前后割裂、首尾不连贯、难以记载年月不明的历史事件等缺点。

《资治通鉴》

北宋司马光撰。二百九十四卷，另有考异、目录各三十卷。编年体通史。全书从前 403 年（周威烈王姬午二十三年）起，到959 年（后周世宗柴荣显德六年）为止，记载了 1362 年的史事。本书取材除正史以外，尚有野史、传状、文集、谱录等。内容以政治、军事为主，而略于经济、文化。本书名为"资治"，其目的在于供统治者从历代治乱中取得鉴戒。旧注有宋末元初胡三省的《资治通鉴音注》。清初严衍撰《资治通鉴补正》，为《资治通鉴》作了一些拾遗补阙、刊正错误的工作。

《续资治通鉴》

清毕沅撰。二百二十卷。编年体的宋、辽、金、元史，上与《资治通鉴》相接连。本书取材较为完备，并仿《资治通鉴》体例进行编辑，将辽、金两代大事与宋代史并重，其中以北宋部分编辑为上，而元代部分较为简略。

三、政书类史著

政书主要记载历代典章制度的沿革变化以及政治、经济、文化的发展情况。政书基本上可分作两大类：一类是通论古今，即所谓的"十通"。其中《通典》《通志》《文献通考》称为"三通"；清乾隆时加入官修的《续通典》《清通典》《续通志》《清通志》《续文献通考》《清朝文献通考》六书，称为"九通"。1935年，商务印书馆再加入刘锦藻的《清朝续文献通考》，称为"十通"。另一类是按断代来编写的，如《春秋会要》《秦会要》《西汉会要》《东汉会要》《三国会要》《唐六典》《唐会要》《五代会要》《宋会要辑稿》《元典章》《明会要》《明会典》《清会典》等。按断代编写的政书内容主要取材于正史和"十通"，其中记载的医学史料与"十通"基本相同，不过《明会典》和《清会典》在医政制度、医学机构及官员的设置、医官的俸禄等方面记载得比较具体和详细，因此这部分主要介绍"十通"、《明会典》和《清会典》。

《通典》

唐杜佑撰。二百卷。全书记载历代典章制度的沿革，从传说中的唐虞时期到唐肃宗、代宗时期。书中综合群经诸史和历代文集、奏疏等，分为食货、选举、职官、礼、乐、兵刑、州郡、边防等八个门类，每门又细分若干子目，每事以类相从，极具条理。其中尤以唐代叙述为详。

《续通典》

《通典》的续编。清乾隆时期组织官修，后经纪昀等校订而成。一百五十卷。体例与《通典》相同，只是将兵刑分为"刑典""兵典"两门，共九个门类。全书记载了从唐肃宗李亨至德元年（756年）到明思宗朱由检崇祯十七年（1644年）将近一千年的典章制度。其中明代的史料最多。

《清通典》

《续通典》的续编。清乾隆时期组织官修而成。一百卷。体例、门类与《续通典》相同，但各门类中的子目根据清代实际情况而有所调整。全书记载了从清代初期至乾隆时期的典章制度。

《通志》

南宋郑樵撰。二百卷。全书是综合历代史料而成的通史，具体分本纪、年谱、二十略、世家、列传、载记。其中，本纪和列传的记录从三皇五帝开始，至隋代结束，依各史抄录而成的。略是本书的精华，共分二十类，即氏族、六书、七音、天文、地理、都邑、礼、谥、器服、乐、职官、选举、刑法、食货、艺文、校雠、图谱、金石、灾祥、草木昆虫。

《续通志》

《通志》的续编。清乾隆时期组织官修，经纪昀等校订而成。六百四十卷。体例与《通志》基本上相同，分为本纪、列传、二十略，但是缺少世家、年谱。本纪和列传的记录是从唐代初年到元代末年，二十略则上起自五代时期，下止于明朝灭亡。

《清通志》

《续通志》的续编。清乾隆时期组织官修而成。一百二十六卷。体例与《通志》《续通志》不同，全书仅存二十略，无本纪、列传、世家、年谱。记载的内容除氏族、六书、七音、校雠、图谱、金石、草木昆虫等七类外，大体与《清通典》相同。

《文献通考》

宋元之际马端临撰。三百四十八卷。关于本书的命名，作者在《自序》中称："引古经史谓之"文"，参以唐宋以来诸臣之奏疏、诸儒之议论谓之"献"，故名曰《文献通考》"。全书记载从上古到南宋宁宗赵扩（1194—1224 年在位）时的典章制度沿革。门类详细，分有田赋、钱币、户口、职役、征榷、市籴、土贡、国用、选举、学校、职官、郊社、宗庙、王礼、乐、兵、刑、经籍、帝系、封建、象纬、物异、舆地、四裔等二十四门。全书除沿袭《通典》外，兼采经史、会要、传记、奏疏、论及其他文献等，体例严谨，资料翔实，其中数宋代制度最为详细。

《续文献通考》

《文献通考》的续编。本书有两个版本：第一个版本为明王圻撰，二百五十四卷。全书记载的年代与《文献通考》相衔接，上起南宋宁宗赵扩嘉定年间，下到明神宗朱翊钧万历初年止。本书分为三十门类，较《文献通考》多出节义、谥法、六书、道统、氏族、方外等六门。记载虽稍嫌杂乱，但收集史料甚多，明代部分尤称丰富。第二个版本是清乾隆十二年（1747年）组织官修，后经纪昀等校订而成的，为后世通行的版本。

二百五十卷。本书根据王圻的《续文献通考》改编，体例与《文献通考》基本相同，仅从郊社、宗庙两门中又分出群社、群庙，共分为二十六个门类。全书记载了从南宋宁宗赵扩嘉定年间至明朝末年四百多年的政治、经济制度沿革，引用了各代旧史以及文集、史评、语录、说部等，并加以考证，对《文献通考》所未详的亦有所增补、订正。

《清朝文献通考》

《续文献通考》的续编。清代乾隆时期组织官修而成。三百卷。体例与后世通行的《续文献通考》相同，亦分为二十六个门类。全书记载自清代开国至乾隆年间的政治和典章制度，集录了这一段时间的各类文献，是研究前清历史的重要参考文献。

《清朝续文献通考》

《清朝文献通考》的续编。刘锦藻撰。四百卷。本书完成于1921年，是"十通"中成书最晚的、部帙最为浩繁的一部著作。体例除《清朝文献通考》中原有的二十六门外，还增加了外交、邮传、实业、宪政四门，共计三十个门类。各门子目也多有所更定，如《征榷考》增加厘金、洋药，《学校考》增加书院、图书、医学堂等，共计一百三十六个子目。全书记载的年代与《清朝文献通考》相接连，上起清乾隆五十一年（1786年），下到清末宣统三年（1911年）。

《明会典》

又称《大明会典》。明代弘治时期组织官修，嘉靖时期进行续修，至万历时期重修而成。重修本共计二百二十八卷，题为申时行等撰。本书体例以吏部、户部、礼部、兵部、刑部、工部等六部为纲，分别叙述各行政机构的执掌、事例等，并附有插图。本书内容较《明史》各志更为详备，是研究明代典章制度的重要史料。

《清会典》

又称《大清五朝会典》《大清会典》。清代康熙时期组织初修，雍正、乾隆、嘉庆、光绪各朝编撰。光绪重修本共计会典一百卷、事例一千二百二十卷、图二百七十卷。全书体例与《明会典》大致相同，只是将事例另为一编，是研究清代典章制度的重要史料。

第三节
史学与中医学的渊源

按现代学科属性分类，史学和中医学分属于社会科学和自然科学两个不同的学科体系，其学科地位和社会作用亦各不相同，但它们都是我们中华民族传统文化的结晶，都是在中华民族文化的土壤中生长起来的，具有中华民族传统文化的特征。关于文化的定义，中国古代哲人认为"文化"是"人文化成"，即所谓"观乎人文，以化成天下"（《易经·贲卦》）。文化即人化，通过观察人类的文采，可以推行教化以促成天下昌明（黄寿祺、张善文《周易译注》）。也就是说，文化是通过人的行为与活动而逐渐积累和建立起来的。《辞海》从广义上定义"文化"，是指"人类在社会实践过程中所获得的物质、精神的生产能力和创造的物质、精神财富的总和"。由此，我们看到文化是由人类社会实践产生的，其表现形式分为内在的精神层面和外在的物质层面。胡适说："文明是一个民族应付他的环境的总成绩，文化是一种文明所形成的生活方式。"由此可见，文明是一个民族的总成绩，是一个总的概念；而文化是形成文明的一部分，是人们各种生活方式的表现，是一个分的概念。梁漱溟说所谓一家文化不过是一个民族生活的种种方面，总括起来，不外三方面：精神生活、社会生活、物质生活，所以说"文化是人类生活的样法"。史学与中医学作为中华传统文化的重要组成部分，都是中国人在社会实践中不断继承与发展而来的，所以说二者本身已经各自成为文化，都是中国传统文化中的宝贵财富。

上文已经提到史学的核心就是史料，中华民族很早就有深刻的历史意识，如《尚书·召诰》曰："我不可不监于有夏，亦不可不监于有殷。"这具有"以史为鉴"之意识，所以我国很早就开始记录史事。随着历代史官、史家的精勤不倦，史著代有新出，记史方法也在不断进步，而"史"也被列为古代四大图书分类之一，史学成为中国古代传统学术的重要组成部分。中医学是中华民族在长期与疾病斗争中不断积累经验并借鉴古代哲学思想进行创造性发展而构建起来的、具有中国原创特色的医学理论体系。所以，从中医学的形成与发展来说，中医学不仅是一门科学技术，也受到各个时期社会环境、文化氛围等的影响。与此同时，中医学是最关系生命的学问，历来受到政府的重视，历朝历代都设有专门的医官以确保统治者的健康。

可以说，中医学与社会的方方面面都有关联，因而具有人文社会科学属性。许多中医知识都保留在历代的史学著作中。几千年来，中国传统医学，包括许多民族医药卫生发生发展的历史，都可以在历代史著中找到线索。史著中所记载的医药学内容非常丰富，是可靠性很强的医学史录，也是研究和学习中国传统医学传承与发展的重要文献，尤其对于构建中国医学史、发掘中医历史发展规律具有重大的参考价值。

历代史学著作记载了许多医事制度、医学教育、医学人物、医学文献、民族医学等方面的内容。从史著中，我们可以看到中国古代医事制度形成、发展、演变的大致轮廓。夏商时萌芽、发端。西周时首次设置全国最高医事长官——医师，食、疾、疡、兽的医学分科制度基本确立。春秋战国时，医事经验不断积累。秦汉时期，医事制度开始奠基，朝廷保护、整理医药文献的政策首次出台，医官队伍初步组建。魏晋南北朝时，医事组织出现，太医署、尚药局、药藏局等机构先后建立。到了隋唐五代，医事制度日趋完善，国家药典修订颁行，医药律令增加。两宋时期，医事制度鼎新革故，校正医书局成立，官办药厂、药店诞生，医药慈善机构增多。辽、金、元时，南北医事制度交错结合，医学提举司、官医提举司等机构诞生，医生的地位提高。明朝时，医事制度相对协调发展，有机统一的医事体系初步形成。到了清朝，医事制度由盛转衰，逐步废弛。

从史著中，我们也可以看到古代医学教育发展的基本线索：春秋战国时期，确定了师徒传授的制度。魏晋南北朝时，设立太医署，兼管医学教育，并首次设置太医博士、太医助教等医教官职。隋唐五代，医学校诞生，太医署发展为庞大的教育机构，除了国家设有医学、针灸、按摩、禁咒等博士和助教外，各主要州府也分别设有博士与助教，负责当地的医学教育工作。两宋时期，医学教育体系已渐臻完善，太医局成为专门的教育机构，国子监中设医学，并形成一整套选拔、考核、分配、罢黜的制度和措施。金、元时，设医学提举司，"掌考校诸路医生课义，试验太医教官，校勘名医撰述文字，辨验药材，训诲太医子弟，领各处医学"（《元史·百官志》）。同时，太医院和诸路总管府都设有医学教授，负责各地的医学教育工作。到了明朝，中央医学教育隶属太医院管理，医生主要从各地世业医生中考选，设立了世医制度，要求业医者世代从医，从而为太医院提供了源源不断的生源。同时，在地方设置郡县医学，大大推动了地方医学教育。清代的医学教育由太医院直接负责，院使、院判掌考九科之法，主持医绩考核与培训生员。清末成立京师专门医学堂，相当于大学性质的高等医学学府，中西医分科学习，公开招收学生。

从史著中，我们还可以看到大量的医学人物。两千多年前，司马迁撰写我国第一部纪传体通史《史记》时，就正式为医学家立了传记。《史记·扁鹊仓公列传》以其实事求是的论述方法和鲜明的褒贬态度，记述了战国名医秦越人（扁鹊）和西汉名医淳于意（仓公）。此后，历代史学家继司马迁之遗风，在历代所修的前代史书中，都为当时著名的医学家撰写传记。二十六史中，正式立传的医家有一百五十人，他们之所以能名垂千古，被史书记载，都与其对人民、社会、国家的贡献有关，他们守卫了中华民族的健康。此外，二十六史中还记载了很多虽然未有专门立传但亦对医学有所贡献的人物，他们都是中国传统医学的继承者和发扬者，值得被历史和后人铭记。

从史著中，我们还可以看到大量的医学文献目录和介绍医学著作的内容。医药文献是医学知识的载体。二十六史中的《汉书·艺文志》《隋书·经籍志》《旧唐书·经籍志》《新唐书·艺文志》《宋史·艺文志》《明史·艺文志》以及《清史稿·艺文志》都设专门部类载录历代医学文献，这在中医目录学史上占有非常重要的地位。另外，除上述艺文志、经籍志外，二十六史中的医家传记等部类也涉及了部分医著的绪端。同时，在通志类史著的"艺文略"和通考类史著的"经籍考"中，不但记录了历代医药文献书目、作者、卷帙、时代，有的还说明梗概，考镜源流，很受学术界的重视。

除了上述这些内容外，史著中还有许多关于临床各科资料、药物及其功效、少数民族医学、医理养生、环境卫生、防病保健等方面的记载，如二十六史中记载的各种病名达二百六十多种，基本囊括了临床各科的常见多发病和许多疑难杂症。二十六史中记载的一百多种内、外、妇、儿、五官等各种诊疗方法，对研究专科医学史具有一定的参考价值。再如史著中记载的各类药物，虽然没有专门的论述，也无具体的部类可依，但保留下来的药名、药物的功用、产地及采收的记录对于中国药学史的研究无疑是有所裨益的。又如，从史著中我们还可以看到有关少数民族医学的资料。由于这些史料比较分散，只是零星可见，所以并未得到应有的重视。然而这些史料确实是我们研究藏族医学、契丹族医学、女真族医学、党项族医学、回族医学、蒙古族医学等不可缺少的资料，也是中国传统医药学必不可少的组成部分，需要被重视和深入研究。总而言之，史学著作中保留了极为丰富的中医学史料，这对中医学的发展具有直接的影响。

综上所述，从传统史学的具体史料中找出中医学的内容，从而以史学的角度来探索中医学在几千年历史中的传承与发展，有着极为重要的意义。第一，它对现代的医学教育及各类医学人才的培养具有很好的帮助和促进作用，对制定和评价我国医学工作的方针政策也具有重要的参考价值。第二，它可以增加人们对中医学发展历史的了解，开阔人们的知识视野。人们可以从中吸取前人成功的经验和失败的教训。只有对过去充分了解，才能提高自身的中医修养，才能更好地汲取前人的经验而为今天所用。正如青蒿素的发现与提取就源于东晋葛洪（人称"葛仙翁"）《肘后备急方》（图1-3）"青蒿一握，以水二升渍，绞取汁，尽服之"的启发。第三，它不但可以为我国传统医学的继承与发扬提供借鉴价值，也可以为现代医学的科研设计、选题、研究方法提供有益的启示，还可以提高我们的民族自尊心，加强我们的爱国主义思想和民族自豪感，增强文化自信。这也正是本书写作的基本出发点。

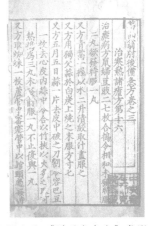

图1-3 《肘后备急方》书影

第二章

医事春秋：
古代中医制度

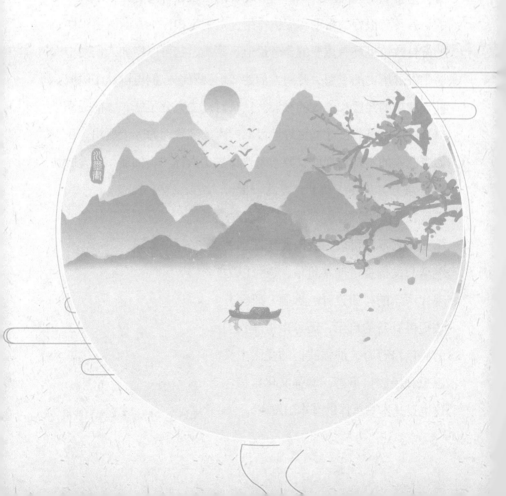

　　华夏文明在长期发展过程中积累了丰富的医药知识。医学因其具有的民生属性，遂渗透到社会的各个层面。随着夏、商、周等朝代的建立，政府这个组织形态与医学结成密不可分之势，这一特征在各王朝医事制度的建设上得到了清晰的体现。中国古代历来重视修史，保留至今卷帙浩繁的史籍，为人们了解中国古代医事制度的演进过程提供了珍贵的历史资料。从中国医事制度的发展脉络来看，各朝各代均有特点。如《周礼》展示了中国医事制度的萌芽形态。秦汉时期，奠定了医药政策的基础，促进了文献保存、整理以及医学分科。隋唐时期，重视医药发展，统一医药的度量衡单位，推行医疗机构法治化，开始了官办医学教育、药学教育与官修本草。宋元时期，医学教育从医政管理中独立，在医事制度中的地位得到凸显。简而言之，各朝代医事制度的发展均有特色。

　　本章侧重中国古代医事制度的发展历程，将医官制度和医政组织的历史嬗变作为叙述重点，借着汗牛充栋的史学典籍，大致勾勒出中国古代医事制度在漫漫时空中的发展脉络。由于中医文化代代相承，史学典籍浩如烟海，有关这一方面的资料遍及历代史书。通过对史料的整理，我们可以清晰地看出中国古代医政组织的历史变迁：先是医官的出现，接下来才是医政组织，而且历朝历代医政组织的名称都有所变化。医学及其医事制度的历史以及关于它们的解释史（论说史），是社会历史长河的有机组成部分，通过它们来沉思社会历史发展是一条十分可取的途径。医史文献、中医文化研究者不应局限于医学专业的视野，要关注医学发展的社会背景、文化因素等。其实，若完全抛开中国独特的政治、经济、文化体系不谈，就无法得出对中国医学的准确认识。就我们这一章所要谈论的古代中医制度而言，同样如此。因为任何政治体制都需要文化体系加以支撑，中国古代政治文化独特，譬如高度集权的专制皇权主义、"官本位"的传统官僚文化和社会价值取向。医政是国家行政的一环，因此中国古代医政与中国古代政治有着千丝万缕的联系，带有许多极为相似的特点。"君主专制"是中国古人对权力的基本认知，成为中国两千多年的漫长封建社会的基本国体。在这种政治体制下，中国古代医政组织的设立始终以皇权为中心。宫廷医疗是古代医政组织设置的基础。历朝历代林林总总的医官大多数是为宫廷服务的。某个时期，统治阶层的喜好对医政的发展起着决定性作用。

马伯英在其《中国医学文化史》一书中，对中国古代医事制度是如此概括的："国家整体的卫生管理和医事处置，始终处于散漫的、自发的或即兴式的因应对付式状态。一些有点成效的医事制度主要依靠传统；一些关心民瘼的措施则是暂时性的，多出于皇帝或权臣的"体恤之情"。"一言中的，他对中国古代医事制度本质的观察是准确的。我们在对历朝历代医事制度史料回顾中，即可发现宫廷医疗始终是古代医政的重点。统治阶层对平民百姓医疗卫生的关注，时废时兴，完全取决于政权稳定的考量和皇帝的一时兴起，公共卫生医疗服务体系始终没有在中国古代扎根。本章将依断代体例，分夏商周、秦汉、魏晋南北朝、隋唐、宋辽金元、明清六个时期，分别展示医事制度的历史概况及其发展特征。

第一节
夏商周医事制度

2019 年 7 月 6 日，中国良渚古城遗址（距今约 5300—4300 年）获准列入《世界遗产名录》，证实了中国文明上下五千年的历史，并得到了国际社会的认可，但这一时期的社会面貌还有待进一步研究。夏商时期，虽然国家规模很小，机构设置也较为简单，但在国家君主的周围已经出现称"史"、称"巫"的官员。从巫的字形来看，"工"的上、下两横分别代表天、地，中间的"丨"代表沟通之义，说明"丨"旁边的"人"具有上通天意、下达地旨的功能。夏商时期，人们普遍尊神，所以，我们知道巫的主要职责就是奉祀天帝鬼神，为人祈福禳灾，同时兼事占卜、星历、医药之术。为什么说"巫"还兼事医药？从"医"的一种繁体字形"毉"来看，其应与医药相关。巫曾是最早的医生，中国古代历史文献留有许多这方面的记载。

《山海经·海内西经》云："开明东有巫彭、巫抵、巫阳、巫履、巫凡、巫相，夹窫窳（音亚于，传说中神祇名）之尸，皆操不死之药以距之。"

《山海经·大荒西经》又云："大荒之中，有山名曰丰沮玉门，日月所入。有灵山，巫咸、巫即、巫盼、巫彭、巫姑、巫真、巫礼、巫抵、巫谢、巫罗十巫从此升降，百药爰在。"

又如《逸周书·大聚》亦云："乡立巫医，具百药以备疾灾。"

从以上这些文献即可看出，去疾治病是巫的职责之一，在原始社会和文明社会早期相当长的一段时间里，医学一直作为巫术的附庸。夏末商初，医与巫逐渐分离，标志着医学的专业化已经初现端倪。根据甲骨文记载，商朝宫廷出现了负责掌管疾病的“疾小臣”。这种职官既从事治疗疾病工作，也承担医疗管理工作，是中国迄今为止有文字记载的最早医官。

到了周代，巫和医开始分家。周代医官的职务设置继承了商代医官之设，并在其基础上又有了新的发展。根据《周礼·天官》（图 2-1）的记载，“医师掌医之政令，聚毒药以供医事。凡邦之有疾病者，疕疡者，造焉，则使医分而治之。岁终，则稽其医事，以制其食。十全为上，十失一次之，十失二次之，十失三次之，十失四为下”，可知“医师”乃众医之长，“掌医之政令，聚毒药以供医事”，需要负责组织医疗活动、实施考核制度的工作，既从事医疗活动也负责医疗管理。接下来，《周礼·天官》还分别介绍了食医、疾医、疡医和兽医的具体职责：食医掌管饮食；疾医掌管普通疾病；疡医掌管外伤科疾病，如肿疡、溃疡、金创、折伤等；兽医掌管兽病。关于医疗人员的配备，《周礼·天官》中也作了明确的规定：“医师：上士二人，下士四人，

周禮　天官冢宰　十二
腊人掌乾肉凡田獸之脯腊膴胖之事凡祭祀共豆脯薦脯膴胖凡腊物賓客喪紀
共其脯腊凡乾肉之事
醫師掌醫之政令聚毒藥以共醫事凡邦之有疾病者疕瘍者造焉則使醫分而治
之歲終則稽其醫事以制其食十全爲上十失一次之十失二次之十失三次之十
失四爲下
食醫掌和王之六食六飲六膳百羞百醬八珍之齊凡食齊眡春時羹齊眡夏時醬
齊眡秋時飲齊眡冬時凡和春多酸夏多苦秋多辛冬多鹹調以滑甘凡會膳食之
宜牛宜稌羊宜黍豕宜稷犬宜粱鴈宜麥魚宜苽凡君子之食恒放焉
疾醫掌養萬民之疾病四時皆有癘疾春時有痟首疾夏時有痒疥疾秋時有瘧寒
疾冬時有漱上氣疾以五味五穀五藥養其病以五氣五聲五色眡其死生兩之以
九竅之變參之以九藏之動凡民之有疾病者分而治之死終則各書其所以而入
于醫師
瘍醫掌腫瘍潰瘍金瘍折瘍之祝藥劀殺之齊凡療瘍以五毒攻之以五氣養之以

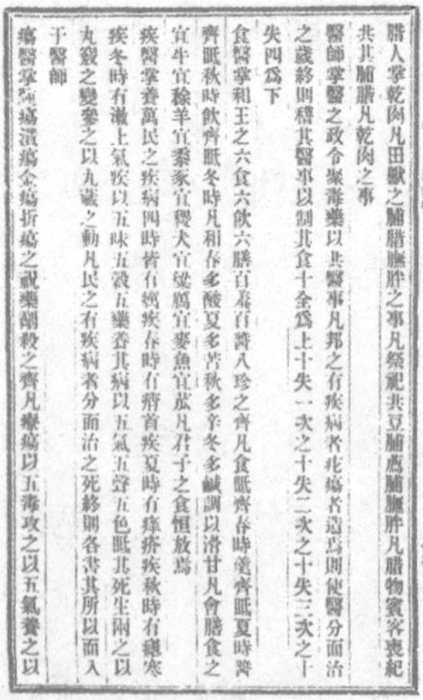

图 2-1《周礼·天官》书影

府二人，史二人，徒二十人。食医：中士二人。疾医：中士八人。疡医：下士八人。兽医：下士四人。"这说明周王庭已设有医疗卫生机构，并有专业的分工和相应的管理措施，是迄今所知我国最早的关于医事制度的明确记载。

众所周知，《周礼》作为儒家的元典，是先秦典章制度的大汇集，记载了周王朝官制和战国时期各国制度，是研究我国古代社会各类典章制度的重要参考文献。通过追溯《周礼》关于周王朝医事制度的记载，后世才得以了解、分析中国古代医事制度在其萌芽时期所表现出的许多特点。首先，出现了食医、疾医、疡医和兽医四科分业，表明医学渐趋专业化；其次，除上述四科医师外，还有协助医师从事医政管理的"士"、管理药物供应的"府"、管理文书和病案的"史"和从事看护杂务的"徒"，医务人员配置较为系统；最后，当时已经建立了对医生的考核制度、伤病及死亡的统计与报告制度等，如医师于每岁终要考稽医事，以确定职位的升降和俸禄的多少。其标准是：十全为上，十失一次之，十失二次之，十失三次之，十失四为下。关于病历记录，《周礼》记载："凡民之有疾病者，分而治之，岁终则各书其所以而入于医师。"这种伤病及死亡的统计与报告制度的建立，对于积累原始病案资料和总结治疗经验具有极大的促进作用。总之，周朝专职医生的出现与医事制度的建立，反映了当时医学发展的水平，促进了社会对疾病的认识和医疗水平的提高。周朝所开创的医事制度也成为以后历代王朝政府医事机构建制的基础。

第二节
秦汉医事制度

如果说夏商周时期中国的医事制度还处于萌芽阶段，那么我国古代医事制度演变发展的第一个重要阶段当属春秋战国至秦王朝时期，这其中秦的医制对后世影响尤为深远。春秋时期，秦的医学事业在诸侯中处于先进地位。战国时期，秦医在诸侯国中非常受欢迎，我们在《庄子》《尸子》和《韩非子》均可见到褒扬秦医的记述。秦国良医辈出，《左传》中记载晋景公、晋平公都曾向秦国求派医生，医缓、医和（泛指良医）也因此被载入史册。秦始皇焚书坑儒，却在《焚书令》中规定"所不去者，医药卜筮种树之书"。医学书籍不在烧禁之列，这可能与秦重视医学的传统有关，亦显示了秦对医学发展和医生地位的尊重。在医学事业兴盛的基础上，秦形成了系统较为完备的官医制度。

春秋战国时期的秦国即有太医令的设置。《史记·扁鹊仓公列传》中载有"秦太医令李醯"因嫉妒扁鹊具有高超医学技艺，遂遣人刺杀扁鹊的故事。"太医令"官职名称的出现，是秦已建立健全的中央医政机构的史实佐证。李醯刺杀扁鹊事件，可视为官方医家对民间医者生存空间的扼杀。据唐杜佑《通典·职官七》记载："秦有太医令丞，亦主医药，属少府。"令为主官，丞为佐官。他们的官职是中央行政机关九卿之一的奉常，掌宗庙礼仪。除太医令、丞之外，秦始皇在上朝时设有"侍医"，捧药囊侍奉

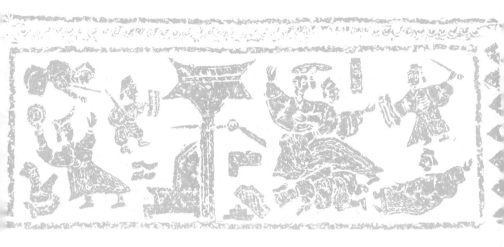

图 2-2 "荆轲刺秦王"汉画拓片

一旁，以备急需。《史记·刺客列传》中记述"侍医夏无且"在荆轲刺秦始皇（图 2-2）的危急关头，急中生智以"所奉药囊"掷击荆轲，为秦始皇躲避刺杀立下大功。夏无且携药囊在大殿陪侍君主，透露秦代在官方医事制度的设置上除太医令、丞以外，还有侍医职位，侍医亦可视为后世王朝宫廷须臾不可缺少的御医。太医不仅负责中央官员的疾病诊治，还负责地方郡县的医疗事宜。当时各地都设有医长，应由奉常、太医令、丞负责。如此设置安排，显然与秦朝施行的中央集权制度相应。

此外，出土的秦简亦能反映出秦朝的医事制度较前代更为完善，包括司法检验制度、涉医优恤制度、传染病预防制度等，如从云梦睡虎地秦简可以看到当时已经有了传染病的预防制度。"甲有完城旦罪，未断，今甲疠，问甲可（何）以论？当（迁）疠所处之；或曰当（迁）（迁）所定杀。城旦、鬼薪疠，可（何）论？当（迁）疠（迁）所"，"疠所"就是专门用来隔离麻风病患者的地方，开创了我国乃至世界传染病隔离之先河。

综上可知，春秋战国时期秦国汲取其他诸侯国在医政制度建设上的经验，逐渐建立起一整套医政制度并设置了相应的医事职官。在秦始皇统一中国之后，随着政权制度向各地推行，这些措施中有很多被沿用下来，极大地促进了当时医学事业的进步，并为以后各朝医事制度的建立提供了借鉴，如太医令之制、侍医之设、传染病预防制度。

汉代是我国医学发展史上的一个重要时期，取得了重要成就，如中医经典《黄帝内经》最终成书于西汉，奠定了中医学的基本理论框架。东汉张仲景撰《伤寒杂病论》，倡辨证论治，创理法方药体系，成为后世方书之祖。在医事制度方面，汉代基本承袭秦制，并有所发展。《汉书·百官公卿表》载："奉常，秦官，掌宗庙礼仪，有丞。景帝中六年更名太常。属官有太乐、太祝、太宰、太史、太卜、太医六令丞"，又"少府，秦官，掌山海池泽之税，以给共养，有六丞。属官有尚书、符节、太医、太官、汤官、导官、乐府、若卢、考工室、左弋、居室、甘泉居室、左右司空、东织、西织、东园匠十六官令丞"。其中，太医的主官又称"太医监"。西汉时，太医令丞的设置隶属于两套系统：一属太常，主要负责为百官治病；二属少府，主要负责为宫廷治病。在俸禄方面，太医令的俸禄为"千石"，太医丞的俸禄为"三百石"。除此之外，还设有侍医，即"天子之医"，又称为"医待诏"，如伍宏、李柱国等人。侍医除"天子之医"外，还有"侍皇后疾"的女医，称为"女侍医""乳医"。此外，还设有医工长、典领方药、本草待诏等医官。王莽时期，根据《汉书·王莽传》记载，"翟义党王孙庆捕得，莽使太医、尚方与巧屠共刳剥之，量度五藏，以竹筳导其脉，知所终始，云可以治病"，出现了新的官职"太医尚方"，许多学者将其视为中国古代医学解剖的首例。

到了东汉，医官的编制、职司等记载更为详细。《后汉书·百官志》中载："太医令一人，六百石。本注曰：掌诸医（员医二百九十三人，员吏十九人）。药丞、方丞各一人。本注曰：药丞主药。方丞主药方"，又"右属少府。本注曰：职属少府者，自太医、上林凡四官……章和以下，中官稍广，加尝药、太官、御者、钩盾、尚方、考工、别作监，皆六百石，宦者为之，转为兼副，或省，故录本官"。设太医令一人，职掌医政；设药丞、方丞各一人，药丞主要负责药政相关事宜，方丞主要负责方剂配制事宜。在侍医方面，分工也更加细致，增加尚药监、中宫药长、尝药太官等职，且均由宦官充任。中宫药长、尝药太官为皇帝、皇后尝药，他们的设置与中国传统"君有疾，臣先尝之"的伦理观念有着思想渊源关系。与西汉时期的医政相较而言，东汉时期中央医事制度最大的变化，就是裁撤了太常系统的太医令丞，只在少府中设立太医丞。东汉时期的名医郭玉就曾担任和帝（88—105 年在位）时的太医丞，《后汉书·方术列传·郭玉传》中写道："郭玉者……和帝时，为太医丞，多有效应。帝奇之……"东汉在地方医官体制上大体继承西汉及秦朝，最大的变化是地方医官不再隶属中央太医系统，而改由地方进行管理。

两汉时期，除了不断健全完善医事管理制度外，医疗机构也逐渐形成，例如西汉时期"乳舍"的出现。据《太平御览》记载："汝南周霸，字翁仲，为太尉椽。妇于乳舍生女，自毒无男。时屠妇比卧得男，因相与私货易，裨钱数万。"从这则文献可以看出，西汉时期已出现专门照护产妇的医疗机构，并且惠及社会各个阶层，上至朝廷官吏，下至民间百姓。遇到疾疫流行时期，汉代统治者也会随时应变，设立临时医院，譬如《汉书·平帝纪》中记载，"元始二年，郡国大旱，蝗。……民疾疫者，舍空邸第，为置医药"。这也显示了汉朝时期政府在面对突发疫病时，医事制度可确保快速反应。

第三节
魏晋南北朝医事制度

中国历史进入三国两晋南北朝时期，长期处于分裂割据状态，政权更迭异常频繁，战事频仍，给当时的人民带来巨大的灾难，但与此同时也极大地促进了多民族之间的交流，文化融合较之前更为广泛。由于社会动荡不安，这一历史时期的史书记载都较为简略，基本上集中记载政治方面的更迭变化，对有关医事制度以及社会医药卫生活动只有零散、简略的记载。

魏晋时期，医事制度大致沿承前代，但也有不少变化。《三国志·魏书》中记载了"［建安二十三年（218 年）春］太医令吉本与少府耿纪、司直韦晃等反"的事件。《三国志·张辽传》中亦有记载："辽（张辽）还屯雍丘，得疾。帝（曹丕）遣侍中刘晔将太医视疾。"这些散在史著中的记叙，足以让我们了解到太医的职业和太医令的官职在乱世当中依旧得以保留。晋武帝司马炎（266—290 年在位）建立西晋之后，于宗正府，即当时的皇帝事务机关下另设置太医令史。《晋书·职官志》中记载了太医令史的行政归属于宗正，"宗正，统皇族宗人图牒，又统太医令史，又有司牧掾员"。魏晋之际，名医王叔和就曾担任过太医令之职。皇甫谧在《针灸甲乙经》中云："近代太医令王叔和撰次仲景，选论甚精，指事可施用。"唐甘伯宗在《名医传》中介绍，"晋王叔和，高平人，为太医令"。晋皇室南渡，定都建康之后，东晋哀帝司马丕（361—365 年在位）省并太常，将太医划归门下省，即皇帝的侍从、顾问机构，在其之下还设置太医、殿中太医等，如《晋书·载记·石勒传》载，"置太医、尚方、御府诸令"。

南北朝时期，诸朝政权更替频仍，医事制度大体沿用魏晋之旧，但亦有改置之举。南朝宋（420—479 年）时设"殿中太医司马，铜印，墨绶，给四时朝服、武冠"（《宋书·礼志》）。除太医令、太医丞、太医司马、太医之外，还设有御医、行病帅、医工等。值得一提的是，据《宋书·律历志》记载，裴颁（音伟）认为医方是最关系人民生命的，尤其是剂量问题。南朝齐（479—502 年）时设"太医令一人，丞一人……属起部，亦属领军"（《南齐书·百官志》），又设保学医二人（属太常），还设有太医、司马药师、典药吏、六疾馆（慈善机构，以养穷民）。南朝梁（502—557年）时在詹事府置中药藏局，设中药藏丞，为三品勋位，负责太子的医药工作。除太医令、太医丞、中药藏丞之外，还设有太医正。梁武帝（图2-3）因信奉佛教，曾下诏太医不得用动物入药，并置"孤独园"以抚恤孤幼。南朝

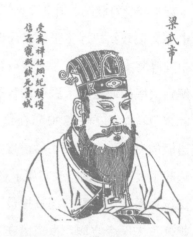

图 2-3 梁武帝画像

陈（557—589年）时的医事制度在《陈书》中没有记载，但从一些史书中可以看出其医政应该与南朝各朝相差无几，如，《册府元龟》记载"尚药自梁以降，皆太医兼职"，《通志·职官略四》云"齐、梁、陈、隋有奚官署令，掌守官人、使药、疾病、罪罚、丧葬等事。唐置二人"。

北魏（386—534年）时恢复了西汉的旧制，太医令又重新归太常管理，并在门下省之下设置了尚药局。《魏书·官氏志》中记载，"太医博士，右从第六品下；太医助教，右从第八品中"，具体规定了太医博士、太医助教所属的品级。此外，还设有太医、尝药监、尝药典御、仙人博士（职掌煮炼百药，当与炼制长生不老药有关）。在医疗救济方面，北魏政府也积极颁发政令，如建立医署、广集良医、赠药救疾、抚恤军士等。西魏（535—556年）、东魏（534—550年）、北周（557—581年）、北齐（550—577

年）主要沿袭北魏时的医事制度。北齐时对医官的官品具有更为明确而详细的记载，根据《通典》《文献通考》载，有尚药典御（正五品）、中尚药典御（从五品）、太子侍医（正七品）、尚药丞及中尚药丞（从七品）、太子药藏丞（正八品）、太医（正九品）、医师（从九品）。北周时则对医官及其官品进行了更为详细的分类，可参见《通典·职官》，"正四命，天官：……大医、小医等下大夫；正三命，天官：……小医、医正、疡医等上士；夏官：……兽医等上士。正二命，天官……医正、疡医……等中士；正一命，天官：……主药、正医、疡医等下士"。

综上所述，魏晋南北朝时期的医事制度，无论是在医官的分类上还是在品级的设置上都有了较为细致的划分，而且对于民间和军队的疾病处理也较为关注。根据《南史·王悦之传》中"以为侍中，在门下尽其心力。掌检校御府太官太医诸署"的记载，可知在南朝宋时期已经在门下省设置太医署，并以侍中领之。而太医署的设置也为后来隋唐时期所延续。这一时期的医官名目也极为繁杂，各史所见的医官名大致可分为两类：一是中央医官，包括太医、御医、高手医、金疮医、医寺、行病师、医工长、上省医、医师、侍御师、医正等；二是药政职官，包括司马药师、典药吏、尝药监、尝药典御、司医（掌方药卜筮）、尚药丞、司药丞、司药（掌医巫剂）、中尝药典御等。

第四节
隋唐医事制度

589年，隋文帝杨坚（581—604年在位）结束了南北朝时期四分五裂的局面，为了进一步加强中央集权，整顿和建立了一系列的典章制度，其中包括医事制度，为后代开创了典范。《隋书·百官志下》载："门下省……统城门、尚食、尚药、符玺、御府、殿内等六局。城门局，校尉二人，直长四人。尚食局，典御二人，直长四人，食医四人。尚药局，典御二人，侍御医、直长各四人，医师四十人。"门下省是中央最高政府机构之一，隋初作为侍奉谏议机关，此外还掌管皇帝衣食医药等日常生活事务，其所管理的医药机构包括尚食局和尚药局。也就是说尚食局和尚药局是直接负责皇帝的医药膳食工作的。至隋炀帝（604—618年在位）时，按《隋书·百官志下》记载，尚食局、尚药局合并其他四局并改为隶属于殿内省，而殿内省则隶属于门下省官。具体人员配备为"尚食直长六人，又有食医员。尚药直长四人，又有侍御医、司医、医佐员"。

除尚食局、尚药局外，还有太医署。太医署由太常寺管辖而统领医政，设有太医令、太医丞、主药、医师、药园师、医博士、助教、按摩博士、祝禁博士。隋炀帝时，太医署又置医监五人，医正十人。另据《隋书·百官志中》《隋书·百官志下》记载，隋朝沿袭旧制，亦设药藏局为太子服务，曰："（太子）门下坊……典膳、药藏，并置监、丞各二人。药藏又有侍医四人"。

综上可见，隋代的医事机构分为三类：一是为皇帝服务的尚食局和尚药局，二是为朝廷医疗服务的太医署，三是为太子服务的药藏局。所以说，隋朝的医事制度不仅十分完备，而且体制十分齐整，医官分工更加细化，成为后代医事制度的范本。

唐代医事制度基本依照隋朝，但对于太医署（图2-4）的建设更加完善，医政管理层次分明，医学分科合理，官品记录清晰，医学考核细致，具体如《旧唐书·职官志三》的记载。

"太医署：令二人，从七品下。丞二人，从八品下。府二人，史四人，主药八人，药童二十四人。医监四人，从八品下。医正八人，从九品下。药园师二人，药园生八人，掌固四人。太医令掌医疗之法。丞为之贰。其属有四，曰：医师、针师、

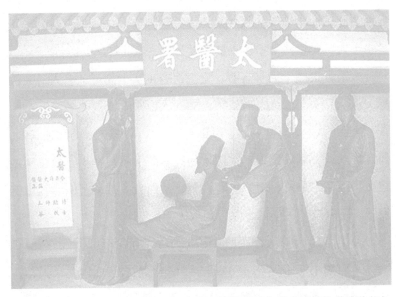

图2-4 唐太医署模型（上海中医药大学博物馆）

按摩师、咒禁师。皆有博士以教之。其考试登用，如国子之法。凡医师、医工、医正疗人疾病，以其全多少而书之，以为考课。药园师，以时种莳收采。

"诸药医博士一人，正八品上。助教一人。从九品下。医师二十人，医工一百人，医生四十人，典药二人。博士掌以医术教授诸生。医术，谓习本草、甲乙脉经，分而为业，一曰体疗，二曰疮肿，三曰少小，四曰耳目口齿，五曰角法也。

"针博士一人，从八品下。针助教一人，从九品下。针师十人，针工二十人，针生二十人。针博士掌教针生以经脉孔穴，使识浮沉涩滑之候，又以九针为补泻之法。其针名有九，应病用之也。

"按摩博士一人，从九品下。按摩师四人，按摩工十六人，按摩生十五人。按摩博士掌教按摩生消息导引之法。

"咒禁博士一人，从九品下。咒禁师二人，咒禁工八人，咒禁生十人。咒禁博士掌教咒禁生以咒禁，除邪魅之为厉者。"

太医署隶属于太常寺卿，设太医令（从七品下）二人，太医丞（从八品下）二人，府二人，史四人，主药八人，药童二十四人，医监（从八品下）四人，医正（从九品下）八人，药园师二人，药园生八人，掌固四人。太医署还设有医学各科博士，负责医术教授，除在中央外，地方也有设置，从而大大推动了医学教育的发展，所以说"医学博士以百药救民疾病"。

关于宫廷内的医疗事宜则由殿中省所辖尚食局、尚药局负责。《旧唐书·职官志三》载："尚食局：……食医八人，正九品下……若进御，必辨其时禁。春肝，夏心，秋肺，冬肾，四季之月脾王，皆不可食。当进，必先尝。……食医掌率主食王膳，以供其职"，又"尚药局：奉御二人，正五品下。直长四人，正七品上。书吏四人。侍御医四人，从六品上。主药十二人，药童三十人。司医四人，正八品下。医佐八人，正八品下。按摩师四人，咒禁师四人，合口脂匠四人，掌固四人。奉御掌合和御药及诊候方脉之事。直长为之贰。凡药有上、中、下三品，上药为君，中药为臣，下药为佐。合造之法，一君三臣九佐，别人五藏，分其五味，有汤丸膏散之用。诊脉有寸、关、尺之三部，医之大经。凡合和与监视其分剂，药成尝而进焉。侍御医，掌诊候调和。主药、药童，主刮削捣筛"。太子的医疗保健仍由"药藏局"负责，"药藏郎二人，正六品上。丞二人，正八品上。侍医典药九人，药童十八人，掌固六人。药藏郎掌和剂医药"（《旧唐书·职官志三》）。

　　此外，唐朝政府在地方设置医学，例如，"贞观三年，九月癸丑，诸州置医学"（《旧唐书·太宗纪第二上》），并配有医药博士、医学博士，负责教授医术；设置养病坊以救济贫苦，如《旧唐书·武宗纪第十八上》，"会昌五年十一月甲辰，敕："悲田养病坊，缘僧尼还俗，无人主持，恐残疾无以取给，两京量给寺田赈济。诸州府七顷至十顷，各于本管选耆寿一人勾当，以充粥料""。《新唐书·食货志第四十二》也有养病坊的记载："养病坊给寺田十顷，诸州七顷。"

第五节
宋辽金元医事制度

中国医事制度的发展始于秦汉，到了隋唐五代时期医事制度逐渐趋于完整，而宋朝的医事制度大抵沿袭前代。虽然宋朝医药政策措施继承于唐代，但在医药发展贡献及其对后世的影响层面上却大大超越前代。宋朝在王朝气象上虽较盛唐相去甚远，但在医学方面取得辉煌的成就。究其原因，医事制度的变革起了重要的作用。与前代相比，宋代实行医事行政与医学教育各设机构且分别管理的管理模式。一方面，翰林医官院掌管医政和医疗。另一方面，太医局为专门管理医学教育、培养医学人才的机构。这同唐代的太医署既为医疗行政机构又身兼国家医学教育的职责截然不同。宋代的医事制度改革，使得医事行政和医学教育分工明确，并行发展，极大地促进了医药行政管理的实施和医学人才的培养。医事制度的优越性在宋代得以淋漓尽致地体现。

依据清代徐松辑录的《宋会要辑稿》，统观两宋时期，宋代国家医药机构设置尚药局、尚食局、御药院、太医局、翰林医官院、和剂局、惠民局和收买药材所等。根据《宋史·职官志》记载，尚药局、尚食局隶属于殿中省（掌皇帝生活诸事），其中尚药局掌和剂诊候之事，尚食局掌膳馐之事。御药院隶属于入内内侍省，设勾当官四人，主要由入内内侍充任。"掌按验秘方、以时剂和药品，以进御及供奉禁中之用……典八人，药童十一人，匠七人"（《宋史·职官志》）。宋徽宗崇宁二年（1103

年），御药院并入殿中省。

太医局于宋神宗（图2-5）熙宁九年（1076年）设置，隶属于太常寺，主要负责医学教育，培养医学人才。据《宋史·职官志》记载："太医局有丞，有教授，有九科医生额三百人。岁终则会其全失而定其赏罚。太医局，熙宁九年置，以知制诰熊本提举，大理寺丞单骧管干。后诏勿隶太常寺，置提举一、判局二，判局选知医事者为之。科置教授一，选翰林医官以下与上等学生及在外良医为之。学生常以春

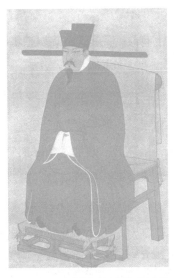

图2-5 宋神宗画像

试，取合格者三百人为额。太学、律学、武学生、诸营将士疾病，轮往治之。各给印纸，书其状，岁终稽其功绪，为三等第补之：上等月给钱十五千，毋过二十人；中等十千，毋过三十人；下等五千，毋过五十人。失多者罚黜之。受兵校钱物者，论如监临强乞取法。三学生原预者听受，而禁邀求者。又官制行，隶太常礼部，自政和以后，隶医学，详见选举志。孝宗隆兴元年，省并医官而罢局生。续以虞允文请，依旧存留医学科，逐举附试省试别试所，更不置局，权令太常寺掌行。绍熙二年，复置太医局，局生以百员为额，余并依未罢局前体例，仍隶太常寺。"

翰林医官院隶属于翰林院，掌管国家医政和朝廷医疗等事宜，

据马端临《文献通考》记载，翰林医官院设有"使""副使"各二人，并领院事，下设尚药奉御、直院、医官、医学等职。宋神宗元丰元年（1078 年），翰林医官院改名为"翰林医官局"，但其职能没有改变。宋徽宗政和元年（1111 年）之前，医官官阶比同于武阶，此后才改文官官阶。政和以前，医官官阶分为十四阶，即和安大夫、成安大夫、成全大夫、成和大夫、保和大夫、保安大夫、翰林良医、和安郎、成和郎、成安郎、成全郎、保和郎、保安郎、翰林医正。政和以后，增加了翰林医官、翰林医效、翰林医痊、翰林医愈、翰林医证、翰林医诊、翰林医候、翰林医学，共计二十二阶。关于他们的品级，据《宋史·职官志》《文献通考·职官志》并载，和安大夫、成安大夫、成和大夫为从六品，成全大夫、保和大夫、保安大夫及翰林良医为正七品，和安郎、成和郎、成安郎、成全郎、保和郎、保安郎、翰林医官、翰林医效、翰林医痊为从七品，翰林医愈、翰林医证、翰林医诊、翰林医候为从八品，翰林医学为从九品。此外，太医局令为从七品，太医局丞为正九品。

宋代医事制度的进步除上述之外，还体现在：一、在面向社会大众用药方面，独创了一整套官办药厂和药店。其中最值得关注的是太医局卖药所的创立，可以说是中国药学史上里程碑意义的大事。宋神宗熙宁五年（1072 年），王安石推行市易法，由政府统一管理市场，限制大商人对市场的控制，限制其牟取暴利，从而稳定物价。实行官卖制度，如茶、酒、盐等均由国家进行专卖。当时因为药商常常操纵药材，导致药品短缺，且成药的规格也不统一，基于此，宋神宗熙宁九年（1076 年），官方在开封首先设置了太医局卖药所，主要经营熟药的买卖，故又名熟药所。此后各地逐渐增设，则称为和剂惠民局，简称惠民局、和剂局。和剂惠民局除为老百姓带来价格优惠的药物外，还制定了施医给药、轮流值班、药品检验等制度，从而更好地帮助百姓，尤其是在疫病流行的时候。二、在医籍文献的校正整理方面，首次由政府成立专门的医书校正机构——校正医书局。由于唐末及五代时期的战乱，宋代以前的很多医籍已经亡佚或者因为辗转手抄而导致错讹、衍脱甚多。宋代开国不久就下诏征集、收购医书，进行修订、整理、编辑。宋仁宗嘉祐二年(1057年)，采纳枢密使韩琦的建议，于编集院下设置校正医书局，并组织学者对历代重要医籍进行校正，如掌禹锡、林亿、张洞、苏颂、孙奇、高保衡、孙兆等。校正医书局的主要任务是"正其讹谬，补其遗佚，文之重复者削之，事之不伦者缉之"（《新校备急千金要方序》），同时还为该书作序，并陈述校正，进行评价，于熙宁年间(1068—1077年)陆续雕版刊行。现代所见的《素问》《针灸甲乙经》《本草图经》《脉经》《伤寒论》《千金要方》《千金翼方》《金匮要略方论》《外台秘要》中精善的版本大多出于这一时期，可见，宋代医书校正对医学的传承与发展作出了巨大的贡献。三、在民间医疗救助方面，建设一批涉及医学救助的慈善机构。在各州县广泛设置"居养院"以存老者，建"安济坊"以养病者，开"漏泽园"以葬死者，创"慈幼局"以收弃婴，如《宋史·本纪第十九》记载，"崇宁元年八月辛未，置安济坊养民之贫病者，仍令诸郡县并置"。以上慈善机构的设置反映了宋代医事制度已经广泛渗透到民间，医政不单单是为政府、朝廷服务，也为民众服务。所以说，宋代这些医事制度的制定与实施大大促进了我国医药事业的发展，在中国医药学史上具有重大价值和意义。

辽代的职官制度设置北面官和南面官，属于双轨制的统治机构。北面官以契丹原有官制为基础，用于管理辽人自身的事务；而南面官则仿照唐宋官制，用于管理汉人等的事务。在医事制度上，根据《辽史·百官志》记载，设有太医局和汤药局，并分别设置局使、副使、都林牙使（北面官）、汤药小底（北面官）等职。此外，另据《辽史·本纪第二十九》载，"保大二年提举翰林医官李爽、陈秘十余人曾与大计，并赐进士及第，授官有差"，说明辽代仿宋，亦设有翰林医官。

金代的职官制度缺乏系统性，常常因事置官。在医事制度上，既有宋代医制的特点，亦有女真族自身的特点。根据《金史·百官志》记载，金代医疗机构的设置基本沿袭宋代，太医院（即宋代翰林医官院）、御药院、尚药局，隶属于宣徽院；惠民局隶属于礼部，负责药物专卖。关于太医院医官的品级，按《金史·百官志》记载，在天眷年间（1138—1140 年）有过一次改制，具体如，"太医官，旧自从六品而下止七阶，天眷制，自从四品而下，立为十五阶：从四品上曰保宜大夫，中曰保康大夫，下曰保平大夫。正五品上曰保颐大夫，中曰保安大夫，下曰保和大夫。从五品上曰保善大夫，中曰保嘉大夫，下曰保顺大夫。正六品上曰保合大夫，下曰保冲大夫。从六品上曰保愈郎，下曰保全郎。正七品上曰成正郎，下曰成安郎。从七品上曰成顺郎，下曰成和郎。正八品上曰成愈郎，下曰成全郎。从八品上曰医全郎，下曰医正郎。正九品上曰医效郎，下曰医候郎。从九品上曰医痊郎，下曰医愈郎"。太医院的职官设置，有提点、使、副使、判官、管勾、正奉上太医、副奉上太医、长行太医。《金史·百官志》对其品级职责具体记载如下："提点，正五品。使，从五品。副使，从六品。判官，从八品，掌诸医药，总判院事。管勾，从九品。随科至十人设一员，以术精者充。如不至十人并至十人置。不限资考。正奉上太医，一百二十月升除。副奉上太医，不算月日。长行太医，不算月日。十科额五十人。"御药院的医官设置及职能为"提点，从五品。直长，正八品，掌进御汤药"（《金史·百官志》）。尚药局的医官设置及职能为："提点，正五品。使，从五品。出职官内选除。副使，从六品。掌进汤药茶果"（《金史·百官志》）。

元代医事制度基本沿袭宋、金的制度，太医院亦隶属于宣徽院。《元史·本纪第十五·世祖十二》记载，元世祖中统五年，"以太医院、拱卫司、教坊司及尚食、尚果、尚酝三局隶宣徽院"，这与《新元史·百官志五》记载"至元五年以太医院隶宣徽院"在时间上不符，未详孰是。到了至元二十五年，又下诏令太医院"毋隶宣徽院"，太医院由此成为独立的机构，其原因可能在于太医院作为全国医政管理机构，其职权范围已经超过了宣徽院的职属。关于医官的官阶，《元史·百官志》载："太医院，秩正二品，掌医事，制奉御药物，领各属医职。中统元年，置宣差，提点太医院事，给银印。至元二十年，改为尚医监，秩正四品。

二十二年，复为太医院，给银印，置提点四员，院使、副使、判官各二员。大德五年，升正二品，设官十六员。十一年，增院使二员。皇庆元年，增院使二员。二年，增院使一员。至治二年，定置院使一十二员，正二品；同知二员，正三品；佥院二员，从三品；同佥二员，正四品；院判二员，正五品；经历二员，从七品；都事二员，从七品；照磨兼承发架阁库一员，正八品；令史八人，译史二人，知印二人，通事二人，宣使七人。"太医院，秩正二品而掌管全国医事，而且于"中统元年，置宣差，提点太医院事，给银印"，根据文献记载，当时只有三公、中书令等一品官职的才可以被授予"银印"，由此可知元代太医院的级别是非常高的。此外，在太医散官设置方面，据《元史·百官志》记载，有十五个官阶，由从三品至从八品分别是"保宜大夫，保康大夫，以上从三品。保安大夫，保和大夫，以上正四品。保顺大夫，从四品。保冲大夫，正五品。保全郎，从五品。成安郎，正六品。成和郎，从六品。成全郎，正七品。医正郎，从七品。医效郎，医候郎，以上正八品。医痊郎，医愈郎，以上从八品"。

除太医院外，元代还设有丰富的药政机构和教学机构，均由太医院管辖。据《元史·百官志》的记载，太医院下辖广惠司、大都及上都回回药物院、御药院、御药局、行御药局、御香局、大都惠民局、上都惠民局、医学提举司、官医提举司等机构。其中不乏有民族特色的医疗机构，如广惠司，秩正三品，掌修制御用回回药物及和剂以疗诸宿卫士及在京孤寒者，置司卿、少卿、司丞、经历、知事、照磨等职。又如回回药物院，据《元史·百官志》记载："大都、上都回回药物院二，秩从五品，掌回回药事。至元二十九年始置。至治二年，拨隶广惠司，定置达鲁花赤一员、大使二员、副使一员。"大都（北京）和上都（内蒙古自治区开平城，位于锡林郭勒盟正蓝旗境内）两家回回药物院是掌管阿拉伯等外来药物的机构。它们的创立显示出元朝统治者积极地汲取其他地区、其他民族的医药发展成果的开放胸怀。另据《元史·食货志》《元史·百官志》等记载，在大都、上都和地方亦设置惠民药局，掌管售卖药剂，并选良医负责，从而救济治疗贫苦病民。元代的医学教育形成了从中央到地方的体系，以太医院下辖的医学提举司为首，管理地方上的省、路、府、州、县各级医学教育机构。据《元史·百官志》记载："医学提举司，秩从五品。至元九年始置。十三年罢，十四年复置。掌考校诸路医生课义，试验太医教官，校勘名医撰述文字，辨验药材，训诲太医子弟，领各处医学。提举一员，副提举一员。"其职责主要有三个方面：一是对太医院及地方的医生和医学教官进行考核训诫，对地方医学进行管理；二是对医书进行校勘；三是辨验药材。

第六节
明清医事制度

　　明代医事制度的建设亦多直接沿袭前朝的制度，但是在职官设置以及机构职能等方面略有不同。明初，对于医官的设置进行了多次变易。据《明史·职官志》载："太祖初，置医学提举司，设提举，从五品，同提举，从六品，副提举，从七品，医学教授，正九品，学正、官医、提领，从九品，寻改为太医监，设少监，正四品，监丞，正六品。吴元年（洪武元年）改监为院，设院使，秩正三品，同知，正四品，院判，正五品，典簿，正七品。"洪武十四年医官及其品秩设置又发生了一次重大的变革，"改太医院为正五品，设令一人，丞一人，吏目一人。属官御医四人，俱如文职授散官"（《明史·职官志》）。至洪武二十二年，"复改令为院使，丞为院判"（同上），从此之后，太医院的职官设置基本固定，为"院使一人，正五品，院判二人，正六品。其属，御医四人，正八品，后增至十八人，隆庆五年定设十人。吏目一人，从九品，隆庆五年定设十人。生药库、惠民药局，各大使一人，副使一人"（同上）。

　　关于太医院"掌医疗之法"的具体职责，《明史·职官志》亦有详细的记载："凡医术十三科，医官、医生、医士，专科肄业：曰大方脉，曰小方脉，曰妇人，曰疮疡，曰针灸，曰眼，曰口齿，曰接骨，曰伤寒，曰咽喉，曰金镞，曰按摩，曰祝由。凡医家子弟，择师而教之。三年、五年一试、再试、三试，乃黜陟之。凡药，辨其土宜，择其良楛，慎其条制而用之。四方解纳药品，院官收贮生药库，时其燥湿，礼部委官一员稽察之。诊视御脉，使、判、御医参看校同，会内臣就内局选药，连名封记药剂，具本开写药性、证治之法以奏。烹调御药，院官与内臣监视。每二剂合为一，候熟，分二器，一御医、内臣先尝，一进御。仍置历簿，用内印钤记，细载年月缘由，以凭考察。王府请医，本院奉旨遣官或医士往。文武大臣及外国君长有疾，亦奉旨往视。其治疗可否，皆具本覆奏。外府州县置惠民药局。边关卫所及人聚处，各设医生、医士或医官，俱由本院试遣。岁终，会察其功过而殿最之，以凭黜陟。"可见，太医院除掌管医政、医学教育、医官考核外，更重要的是为皇帝以及王公大臣诊治疾病。若皇帝有疾，太医院院使、院判、御医等需要承诏"参看校同"，然后同内臣一起在御药房选药配方，同时将药性、证治之法写明后上奏，药剂则在联名签字之后封缄，最后送御药房煎制。御药需要太医院院使等医官连同提督太监等一起煎煮，煎药的全过程必须在双方的共同监视下进行。最后由主掌历簿的御药房太监进行详细记载，包括进药的年、月、日以及缘由，并用内印钤记，以备日后查验。在诸王府中则设有"良医所"，设良正（八品）、良医副（从八品）各一人，掌管王府医药事物，如明代李时珍就曾经被楚王召去，担任王府的"奉祠正"，兼管良医所的事务。若王府缺少良医或者文武大臣等有疾，太医院也须奉旨派遣太医前往诊治，而且对于治疗效果等必须具本覆奏，不得有误。此外，全国各府、州、县均设有惠民药局，凡边关要塞或者居民聚集之处，也都须由太医院派遣医生、医士或医官，负责疾病的诊疗。

关于太医院医官的俸禄待遇，总体来说是比较低的，底层的医士和医生更是如此。洪武二十五年（1392年）规定，"太医院院使月俸米十六石，院判月俸米十石，御医月俸米六石五斗，吏目月俸米五石"（《明太祖实录》）。《大明会典》记载："凡医士医生食粮。成化十年）奏定，医士有家小者，月支米七斗。无者，五斗。医生有家小者，四斗。无者，三斗。凡医官。旧例月支米二石。弘治间，令照医士例，止支七斗。"太医院院使、院判以及御医因其地位较高，有可能因为皇帝的宠信而获得高升或者赏赐，但是对于底层的医士、医生来说，他们的俸禄十分微薄，留在宫中为皇室诊治的也是少数。大多数医士、医生被外派到各地王府、惠民药局，甚至边关卫所，条件十分艰苦，而且升补年限长。此外，一旦进入太医院，便不能无故退职。关于医士的退休，当时的规定是"凡医士残疾及年七十以上，不堪应役者，放免"（《大明会典》）。正是由于待遇低微，工作压力大，风险较高，太医院医士经常会出现缺员的情况。正统六年（1441年），北京礼部报告称太医院医士缺员一百六十多名，遂行文各省取补应役，但两年"十无一二至者"（《明英宗实录》）。

在皇家药政机构的规章制度方面，《明史·职官志》载，"（洪武）六年，置御药局于内府，始设御医。御药局，秩正六品，设尚药、奉御二人，直长二人，药童十人，俱以内官、内使充之。设御医四人，以太医院医士充之。凡收受四方贡献名药及储蓄药品，奉御一人掌之。凡供御药饵，医官就内局修制，太医院官诊视"。又，

"嘉靖十五年改御药房为圣济殿，又设御药库，诏御医轮直供事"。为了充实大内的医疗实力，诏御医与太监轮值。御药房与太医院之间可谓是相辅相成的，据《明史·职官志》载，"提督太监正、副二员，分两班。近侍、医官无定员。职掌御用药饵，与太医院官相表里"。

在民间医事建设方面，一是大力扶持平民医药机构的设置。洪武三年（1370年），在京城以及地方府、州、县开办了惠民药局。李濂的《惠民药局记》中记载："凡抱病而至者，咸集栅外；而内科、外科各习其业，诊脉叩源，对证投药。"可见，惠民药局是为民众诊病、卖药的医药机构，涉及内外各科。除此之外，惠民药局还负责贮存药材，制作成药，然后出售给民众，以及承担政府防疫、治疫的职责。如嘉靖二十一年（1542年），京城疫病流行甚广，太医院及惠民药局立即依方备药，在京城都门各处免费发放。二是民间医学学术团体——一体堂宅仁医会成立。明隆庆二年（1568年）或稍前，一体堂宅仁医会创立，是目前发现记载的我国古代唯一的一个民间医学团体，一改明以前医学组织机构均为官方设置的历史面貌，展示了中国民间医学组织社团的最初形态。它的建立不仅反映了明代民间医学的发展水平，也为明代医事制度增添了崭新内涵。它由当时著名的医学家徐春甫等四十六人组成，均为当时住在北京的医家，而且多数来自安徽省。该医会成立的宗旨正如徐春甫在其《医学指南捷径六书》"一体堂宅仁医会录"中所倡导的，"探究医理、讲习方术，精益求精，克己行仁，深戒徇私谋利之弊，助善规过，患难相济"。其对会员的要求从治学内容、态度到行医处世都一一作了细致规定，共有二十二项，包括诚意、明理、格致、审证、规鉴、恒德、力学、讲学、辨脉、处方、存心、体仁、忘利、自重、法天、医学之大、戒贪鄙、恤贫、自得、知人、医箴、避晦疾。

在医药祭祀方面，《明史·礼志》记载："明初仍元制，以三月三日、九月九日通祀三皇。洪武元年令以太牢祀。二年命以句芒、祝融、风后、力牧左右配，俞跗、桐君、僦贷季、少师、雷公、鬼臾区、伯高、岐伯、少俞、高阳十大名医从祀。仪同释奠。四年，帝以天下郡邑通祀三皇为渎。礼臣议：'唐玄宗尝立三皇五帝庙于京师。至元成宗时，乃立三皇庙于府州县。春秋通祀，而以医药主之，甚非礼也。'帝曰：'三皇继天立极，开万世教化之原，讵于药师可乎？'命天下郡县毋得亵祀。正德十一年，立伏羲氏庙于秦州。秦州，古成纪地，从巡按御史冯时雄奏也。嘉靖间，建三皇庙于太医院北，名景惠殿。中奉三皇及四配。其从祀，东庑则僦贷季、岐伯、伯高、鬼臾区、俞跗、少俞、少师、桐君、雷公、马师皇、伊尹、扁鹊、淳于意、张机十四人，西庑则华佗、王叔和、皇甫谧、葛洪、巢元方、孙思邈、韦慈藏、王冰、钱乙、朱肱、李杲、刘完素、张元素、朱彦修十四人。岁仲春、秋上甲日，礼部堂上官行礼，太医院堂上官二员分献，用少牢。复建圣济殿于内，祀先医，以太医官主之。二十一年，帝以规制湫隘，命拓其庙。"

清代医事制度基本延续明代，设太医院、御药房统领全国及宫廷医药事务。太医院及其药库均配有铜印。其中，太医院印，

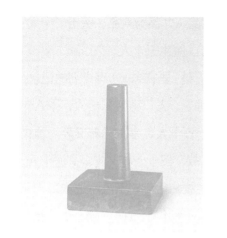

图 2-6　清代铜铸柱钮"太医院印"（左）及其印面（右）

柱钮，印面为 7.7×7.8 厘米，通高 10.8 厘米（图 2-6）。太医院由管理院事王大臣（一度为内府大臣）主管，设院使、左右院判负责具体事务，即"掌考九科之法，帅属供医事"；御医、吏目、医士分别各专一科，"曰大方脉、小方脉、伤寒科、妇人科、疮疡科、针灸科、眼科、咽喉科、正骨科，是为九科。初设十一科。后痘疹科归小方脉，咽喉、口齿并为一科"。此外，太医院还建立了御医值班制度，"掌分班侍直，给事宫中曰宫直，给事外廷曰六直。西苑寿乐房以本院官二人直宿"。具体见于《清史稿·职官志》记载："太医院，管理院事王大臣一人。特简。院使，初制正五品。宣统元年升正四品。左、右院判，初制正六品。宣统元年升正五品。俱汉一人。其属：御医十有三人，内兼首领厅事二人。初制正八品。雍正七年升七品，给六品冠带。宣统元年升正六品。吏目二十有六人，内兼首领厅事一人。初制八、九品各十有三人。宣统元年，改八品为七品，九品为八品。医士二十人，内兼首领厅事一人，给从九品冠带。医生三十人。"

关于太医院人员的设置，《清史稿·职官志》亦有详细的记录："顺治元年，置院使，左、右院判各一人，吏目三十人，十八年省二十人，康熙九年复故。十四年省十人，雍正元年又复。豫授吏目十人，十八年省。康熙九年复故，三十一年又省。御医十人，康熙五十三年省二人。雍正元年复故，七年增五人。道光二十三年省二人……凡药材出入隶礼部。十六年，改归本院。十八年，生药库复隶礼部。康熙三年，定直省岁解药材，并折色钱粮，由户部收储付库。雍正七年，定八品吏目十人，九品二十人。后定各十三人。乾隆五十八年，命内府大臣领院务。宣统元年，院使张仲元疏请变通旧制，特崇院使以次各官品秩。初制，入院肄业，考补恩粮，历时甚久，军营、刑狱医士悉由院简选。光绪末叶，民政部医官，陆军部军医司长，与院使、院判品秩相等。至是釐定，崇内廷体制也。又定制，院官迁转不离本署。同治间，曾议吏目食俸六年，升用按察司经历、州判。嗣以与素所治相刺，乃寝。"

太医院还负责祭祀工作，《清史稿·礼志》记载："群祀先医，初沿明旧，致祭太医院景惠殿，岁仲春上甲，遣官行礼。祀三皇，中伏羲，左神农，右黄帝。四配：句芒、风后、祝融、力牧。东庑僦贷季、岐伯、伯高、少师、雷公、伊尹、淳于意、华佗、皇甫谧、巢元方、韦慈藏、钱乙、刘完素、李杲十四人，西则鬼臾区、俞跗、少俞、桐君、马师皇、扁鹊、张机、王叔和、葛洪、孙思邈、王冰、朱肱、张元素、朱彦修十四人。礼部尚书承祭。两庑分献，以太医院官。礼用三跪九拜。三献。雍正中，命太医院官咸致斋陪祀。"

关于太医院医官的待遇，顺治二年（1645年），定各衙门官员每月支给公费银，据《太医院志》记载，"太医院院使、院判，月四串八百，御医、吏目、医士，月二串四百。太医院医士，顺治九年，定每名按四季给银四两五钱，米一石八斗，雍正八年改给二石七斗。粮生，旧定季银三两，米一石二斗，雍正八年改给季银六两。切造医生，旧定季银一两五钱，米一石五斗，雍正八年改给季银三两。咨调刑部医士，每名每半年给银二十四两，米二石四斗。盛京刑部医士，照京城刑部例支给"。咸丰元年以后，随着京官俸银、俸米和公费的不断下调，太医院医官收入自然也在缩减。虽然"光绪二十四年十二月，始经本院奏准将医士、恩粮、切造医生应得银两由五成还归十成"，有所恢复，但是仅过了两年，"光绪二十六年后，又改七成"，"其米，自咸丰年医士者，略折些微之银。光绪二十六年以后，亦竟裁之。其恩粮、切造之米，久于咸丰年停放无著"。除既定的俸银、俸米外，光绪三十二年起，"军机大臣面奉谕旨：着户部每节交进银二万两备赏内廷当差各项人员"，太医院颁发赏银的具体标准为"太医院院使、院判每节赏银各一百五十两，御医各六十两，两班吏目各三十两，医士各十两，恩粮生各四两五钱"，宣统元年（1909年）停止发放。

御药房于顺治十年（1653年）设立，设立时隶属于太医院，于顺治十八年（1661年）裁撤。康熙六年（1667年）复设，仍隶属于太医院。康熙十年（1671年），又不属太医院管辖。《清史稿·职官志》记载，御药房最初是由总管首领太监管理。康熙三十年（1691年）开始隶属于内务府。之所以隶属于内务府，可能与御药房的人员设置为太监有关。御药房的主要职责是"带领御医各宫请脉，煎制药饵，坐等更事"。此外，御药房对御药库也具有管理之责，如御药房设有管库首领、管库首领太监、掌库等太监担任的官职，所以说，即使御药房并不隶属于太医院，它与太医院的关系也是十分密切的。如清初仍沿用明制，烹调御药需要由太医院医官和御药房内臣一起完成，御药熬制好之后，由太医院医官与御药房内臣分别尝药。御药没有问题，才可以进献给皇上。直到乾隆五年（1740年）之后，才改为"凡药均由内臣烹调，自是医官不复制药"。

御药房的职官设置变动也较为频繁，根据《清会典》《清史稿》等记载：康熙十年（1671年），"设总管太监医生二名，管库首领二员，管库首领太监一名，笔帖式十六名，领催四名，首领太监六名，太监医生十名，太监十九名，夫役三十四名"；"（康熙）十二年五月，奉旨添设六品掌库二员；（康熙）三十年七月奉旨裁汰总管首领太监"；"（康熙）三十年定添设内管领、内副管领各一员，裁总管太监医生二名，管库首领二名，管库首领太监一名"；"（康熙）三十三年五月，呈准添管领下苏拉十名为合药医生"；"（康熙）三十三年增夫役二十六名"；"（康熙）三十四年五月，奉旨裁清字笔帖式一员"；"（康熙）三十八年裁笔帖式一员"。乾隆年间，又设"主事〔乾隆五年

（1740 年）始设]一人，七品衔库掌十有六人，委署主事[乾隆十三年（1748 年）始设]、催长各一人"，并且规定"自养心殿以下，并简大臣领之"，说明御药房等机构均选任大臣统领，不再由内廷太监担任最高长官。

清代末年，医事制度随着国家的发展逐步废弛，但是由于受到西学的影响，在医官设置上出现了新的医官职务，如在民政部设六、七品医官各一人，隶属于卫生司，主要负责检医防疫，并建置了病院。又在陆军部和海军部设置军医司，下设卫生科和医务科，负责防疫治疗以及军医升职教育，具体人员配备包括司长一人，科长一人，一、二、三等科员若干。陆军部军医十四人，海军部军医四人。在法部（1906 年改"刑部"）设监医正、监医副各一人。此外，在禁卫军、军制、镇制亦设有军医官，负责各处的医药事务。

第三章

薪火相传：
古代中医教育

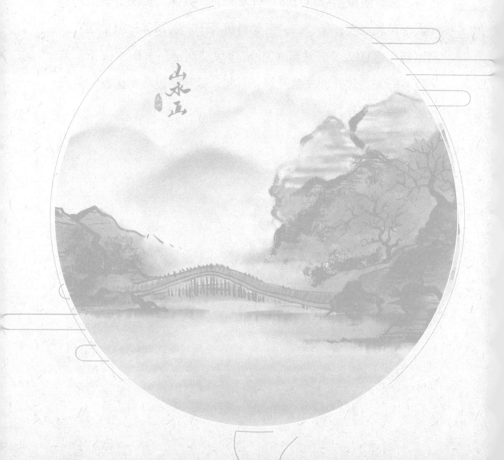

中医学在身体认识、疾病理论体系、治病手段以及预防养生等方面与建立在实验室科学基础之上的西方医学有着很大的差别，这也决定了其在传承教育方式和医学人才选拔考试制度上具有独特性。中国的医学教育具有悠久的传统，从古至今，其教育形式大略可分为两种：一种是民间医学教育，可细分为师徒传授、世医传习、私淑（即自学与师承相结合）等民间自发的医学传承模式，其中师徒传授是最主要的形式；另一种是官办医学教育，即采用医学院校教育的形式。中国是世界上最早设置医学教育与进行医学考试的国家，并在长期的历史实践中，在中医人才教育制度上屡有创新发展。

根据现有史料，早期的医学教育主要以家族世袭和师徒传授为主，如《黄帝内经》（图3-1）中有"鬼臾区自报家门业医已十余世"的记载，而岐伯正是黄帝的医学导师，传授黄帝医药理论知识。同时在医学传授方面，不仅要考虑学医者的悟性，还要考察其德行。《黄帝内经》中有"非其人勿教，非其真勿授，是谓得道"，"其人"就是指适当的人。又如扁鹊得遇长桑君，仓公受知公乘阳庆，华佗授业于吴普、樊阿诸人等都是典型的师徒传授，且师傅在授业之前都会对弟子的德行、志向、悟性、毅力等进行严格的考察，往往都有一个比较长时间的过程。

随着医学的发展以及社会的需求，尤其是官方的需要，师徒传授和世医传习已经很难满足所需，于是官办医学教育应运而生。按目前所见史料，官办医学校的源起可以追溯到南朝宋。元嘉二十年（443年），太医令秦承祖奏请设置"医学"，开创我国

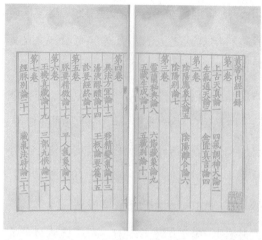

图 3-1 唐代王冰注《重广补注黄帝内经素问》二十四卷目录书影（明嘉靖二十九年顾从德覆宋刊本）

正式由政府设置医学教育的先河。另据《魏书·官氏志》记载，北魏时还设置了太医博士、太医助教等官职，应当是为培养医学生所设，但是，不久之后便被废止，直到隋朝才重新设置。以上只能说是官办医学教育的雏形，到了唐朝才正式出现了医学校——太医署，是最早的官方医学教育机构。此后，历朝官方医学教育体系基本是在太医署的基础上加以改进和完善的。

从南北朝开始，官方医学教育逐渐发展兴盛。不同时代医学教育的学校、管理机构、学制、教材，以及医学人才考试的门类、科目和方式等，都通过历朝历代的史籍记述而沉淀下来，为后世保存了见证中国传统中医教育的宝贵史料。需要指出的是，虽然大规模官办医学教育不断发展，培养了大批的医学生，但是，师徒传授仍然是古代中医教育的主要模式，一直承担着为朝廷、为社会培育医学人才的历史任务。本章将以断代研究的方法，截取隋代以前、隋唐时期、宋元时期和明清时期四个历史阶段进行概述，通过梳理记载于各类史籍中古代中医教育与中医人才选拔考试的相关资料，重点勾勒古代官方中医教育的大致面貌，总结各个历史时期的发展特点。

第一节
隋以前医学教育

夏、商、周三代，医、巫常混为一谈，"医"的异体字为"毉"，下面是个"巫"字，提示医、巫是同源的。西周时期，虽然未见明确医学教育的记载，但从《周礼·天官》可见当时已经设置了较为完备的医事考核制度，将医师分为四科，即食医、疾医、疡医以及兽医，并要求"岁终则稽其医事"。根据考核结果将医师分为四等，按考核等级进行薪俸的发放，而关于医师临床技能的考核也是后世官方医学教育的重要内容。春秋战国时期，"诸子蜂起，百家争鸣"。孔子因创立私学而使官学下移至民间，打破了"齐楚之医，皆为官也"的传统医学传承格局，大大推动了师徒传承的发展，如一些名医身边都带有徒弟，扁鹊有子阳、子豹、子同等，仓公有宋邑、王禹、杜信等弟子多人。所以说，中国医术传承流变过程中"师徒相传"的传统由此建立并发展起来。

秦汉时期的医学教育主要以民间师徒传承为主，而官办医学教育尚未形成。当时的医官应当主要来自民间，采用征召选拔的方式进行任用，如《汉书·平帝纪》记载，"元始五年征天下通知逸经、古记、天文、历算、钟律、小学、史篇、方术、本草及以五经、论语、孝经、尔雅教授者，在所为驾一封轺传，遣诣京师"，但是，有汉一代，征召选拔官医制度始终没能完善、健全起来。自古以来，一直被中医学界奉为圭臬的四大经典《黄帝内经》《难经》《神农本草经》《伤寒杂病论》在这一时期成书问世，成为后世医学教育与考试的教科书。直到今天，四大经典仍是学习中医学的必读经典。《黄帝内经》奠定了中医学的理论框架，是中医学的第一经典，被誉为"生命的百科全书"。《难经》对《黄帝内经》进行了详尽的阐释，还有一些独到的见解。《神农本草经》（图3-2）和《伤寒杂病论》则被誉为"本草学经典"和"医方之祖"。

三国魏晋南北朝时期，官方医学教育初露端倪，医学教育逐渐受到统治阶层的重视。《唐六典·卷十四·太常寺》太医署"医博士""助教"下注曰："晋代以上手医（指医术高超的医生）子弟代习者，令助教部教之。"其中"代习者"应作"世习者"，乃为避唐太宗李世民的讳而改。从这条文献记载，可以得知在晋朝时官方

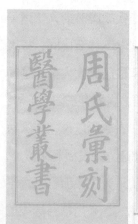
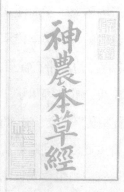

图3-2（三国魏）吴普等撰，（清）孙星衍、（清）孙冯翼辑，清光绪十七年（1891）周学海刻周氏医学丛书之《神农本草经》书影

已经设有医学教师，且所招收的学生倾向于来自世医家族，但此时还未见官方医学机构的记载。至南朝宋元嘉二十年（443年），时任太医令的秦承祖上奏朝廷，请求设置"医学"，从而开我国政府设置医学教育之先河。北魏时期，政府设置"太医博士""太医助教"等职务，继续推行官方医学教育。据《魏书·官氏志》记载，"太医博士"列从第七品下，"太医助教"列第九品中。另据《魏书·世宗纪》记载，北魏宣武帝元恪在永平三年（510年）颁布诏令曰："可敕太常于闲敞之处，别立一馆，使京畿内外疾病之徒，咸令居处。严敕医署，分师疗治，考其能否，而行赏罚。"虽然此令主要说明当时出现了国家管理性质的医疗机构，严格要求医署负责考核赏罚，但是，从中亦可透露出当时官方医学教育已经出现。从隋唐时期官方医学教育的发达情况来推测，魏晋南北朝时期的官方医学教育应当取得了一定的成果，才为后世的发展奠定了一定的基础。

第二节
隋唐医学教育

隋代国祚很短，只有三十八年，但其在政治、经济、文化、科技、教育等国家典章制度上进行了大量的改革和创新，影响深远。从医学发展来看，隋代医事制度更为健全，医学教育开创了崭新局面。隋代在吸取前代医学教育经验的基础上，不断建立和完善了太医署有关医学教育的职责。太医署除主管医事外，亦作为医学教育的主管机构，隶属于太常寺。隋代医学教育的人员设置主要有太医令、太医丞、医师、主药、药园师、医博士、助教、按摩博士、咒禁博士等。据《隋书·百官志》记载，太医令主管太医署的政令；太医丞作为太医令的助手，辅助管理日常事务；医博士和助教主要负责教授学生医学知识与技能。隋太医署教育分为医学教育和药学教育，并进行分科施教的教学模式，设有四个科系——医师科、按摩科、祝禁科、药学科。隋代出现的分科教学是一大创举，为唐代建立四科教学体制奠定了基础。所以说，隋代的官方医学教育起到了承前启后的作用。

唐代的医学教育是在隋代太医署建制的基础上不断发展而壮大的，成为我国乃至世界最早的先进医学院校教育模式。据《新唐书》《旧唐书》《唐六典》等史书记载，唐代太医署是全国最高的医药行政机构，主管全国医药行政和医学教育。太医署医学教育的地位相当于国家最高学府"国子监"，其建制主要发展了隋制，设置"四科一园"即医师科、针师科、按摩科、咒禁科、药园，编写统一的教材，制定相应的考试制度，师生人数达到二百一十余人。以下将对"四科一园"，进行详细介绍。

一、医师科

医师科相当于培养现代的中医内科、外科、儿科、五官科医师。据《旧唐书·职官志》记载："医博士一人，正八品上。助教一人，从九品下。医师二十人，医工一百人，医生四十人，典药二人。博士掌以医术教授诸生。"也就是说，唐代医师科设置医博士、助教各一人，主要由医博士负责"医术"教学，助教从旁协助，另配有医师二十人、医工一百人、典药（掌保管药物）二人协同配合。

医师科每届学生四十人，主要课程是讲授《本草》《脉经》《甲乙经》（包含《内经》知识）等。关于《本草》的学习，在唐代以前基本上都是以《神农本草经》及其注本为教材，但是到了唐代显庆（656—661年）年间，因为官修药典《新修本草》（图3-3）问世，遂改为以《新修本草》为教材。《新修本草》又名《唐本草》《英公本草》，五十四卷，由苏敬、李世绩、长孙无忌、孔志约等二十三人奉敕编撰，于显庆四年（659年）成书并颁行。《新修本草》是世界上最早的国家官修药典，比欧洲最早的《佛罗伦萨药典》(1498年）早八百三十九年，比世界著名的《纽伦堡药典》（1535年）早八百七十六年，比俄国最早的国家药典(1778年）早一千一百一十九年。该书于731年由日本学问僧带回日本并迅速在日本流传。据日本

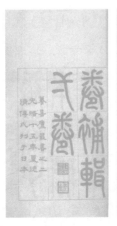
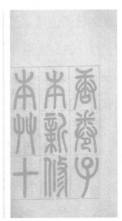

图3-3 纂喜庐丛书之《唐卷子本新修本草十卷补辑一卷》书影

平安时代（794—1192年）的《延喜式》记载，《新修本草》亦成为日本医学生的必读书目。

据《唐六典》记载："诸生既读诸经，乃分业教习。率二十人，以十一人学体疗，三人学疮肿，三人学少小，二人学耳目口齿，一人学角法。体疗者七年成，少小及疮肿五年，耳目口齿之疾并角法二年成。"医师科之下又可以细分为五个专业——体疗（内科）、疮肿（外科）、少小（儿科）、耳目口齿（五官科）以及角法（拔罐疗法）。角法，出于晋代葛洪的《肘后方》，主要因古代常用兽角制成的杯罐作为拔罐工具而得名。由此可见，除整体的"四科一园"的分科外，还对最主要的"医师科"进行了细分，这说明唐代医学分科已经十分细致。在教学过程中，对学生的课业也有严格的要求："其考试、登用如国子监之法。诸医、针生，读《本草》者，即令识药形，知药性；读《明堂》者，即令验图识其孔穴；读《脉诀》者，即令递相诊候，使知四时浮、沉、涩、滑之状；读《素问》《黄帝针经》《甲乙脉经》，皆使精熟。博士月一试，太医令、丞季一试，太常丞年终总试。若业术过于见任官者，即听补替。其在学九年无成者，退从本色"（《唐六典·卷十四》）。

二、针师科

针师科相当于培养现代的中医针灸科医师。据《旧唐书·职官志》记载："针博士一人，从八品下。针助教一人，从九品下。针师十人，针工二十人，针生二十人。针博士掌教针生以经脉孔穴，使识浮沉涩滑之候，又以九针为补泻之法。其针名有九，应病用之也。"也就是说，唐代针师科设置有针博士、针助教各一人，主要由针博士负责"针术"教学，针助教从旁协助，另配有针师十人、针工二十人协同配合。

针师科每届学生二十人，主要课程包括经脉、孔穴（腧穴），要求能够辨识"浮、沉、涩、滑之候"，学会"针刺补泻之法"。关于针师科学习所用的教科书在《唐六典》中有规定：除了各科医学生均须学习的《本草》《甲乙脉经》等基础内容之外，"针生习《素问》《黄帝针经》《明堂》《脉诀》，兼习《流注》《偃侧》等图、《赤乌神针》等经。业成者，试《素问》四条，《黄帝针经》《明堂》《脉诀》各二条"。临床技能方面则以"九针"为操作器械，进行因病施治。该科学习的最长期限为九年。

三、按摩科

按摩科相当于培养现代的中医推拿、骨伤科医师。据《旧唐书·职官志》记载："按摩博士一人，从九品下。按摩师四人，按摩工十六人，按摩生十五人。按摩博士掌教按摩生消息导引之法。"也就是说，唐代按摩科设置按摩博士一人，主要负责按摩、导引教学，另配有按摩师四人、按摩工十六人协同配合。

按摩科每届学生十五人，其所学内容按《唐六典》卷十四载，"按摩博士掌教按摩生消息导引之法，以除人八疾：一曰风，二曰寒，三曰暑，四曰湿，五曰饥，六曰饱，七曰劳，八曰逸。凡人支（肢）节府藏积而疾生，导而宣之，使内疾不留，外邪不入。

若损伤折跌者，以法正之"。可见按摩生不仅要学习"消息导引之法"以治疗风、寒、暑、湿、饥、饱、劳、逸八种疾病，还要学习骨伤科手法，为"损伤折跌者"正骨复筋、祛损扶伤。

四、咒禁科

咒禁科在古代亦称祝由科，现属于迷信、信仰方面的活动，据现代科学研究，具有一定的心理作用。根据《旧唐书·职官志》记载："咒禁博士一人，从九品下。咒禁师二人，咒禁工八人，咒禁生十人。咒禁博士掌教咒禁生以咒禁，除邪魅之为厉者。"也就是说，唐代咒禁科设置咒禁博士一人，主要负责教授"咒禁"之术，即以符咒除邪治病之术，另配有咒禁师二人、咒禁工八人协同配合。

咒禁科每届学生十人，学习的主要内容即咒禁之术，以"除邪魅之为厉者"。教学时，学生和博士须先禁食荤血，然后再斋戒于坛场，最后由咒禁博士进行讲授。这种治病除邪之术显然受到上古时代"祝由术"的影响，带有迷信色彩。此外，也可能与唐代佛、道二教的盛行有关系。《唐六典》"咒禁博士"条李林甫注言，"有道禁，出于山居方术之士；有禁咒，出于释氏"。

五、药园

太医署设置的药园主要是为了培养药园师，相当于今天的药师。据《旧唐书·职官志》记载，"太医署……药园师二人，药园生八人"。又《新唐书·卷四十八·百官志》记载，"京师以良田为园，庶人十六以上为药园生，业成者为师。凡药，辨其所出，择其良者进焉"。《唐六典·卷十四·太常寺》中有："药园师以时种莳，收采诸药。〔京师置药园一所，择良田三顷，取庶人十六已（以）上、二十已（以）下充药园生，业成，补药园师。〕凡药有阴阳配合，子母兄弟，根叶花实，草石骨肉之异，及有毒无毒，阴干曝干，采造时月，皆分别焉。（凡药八百五十种：三百六十种，《神农本经》；一百八十二，《名医别录》；一百一十四，《新修本草》新附；一百九十四，有名无用。）皆辨其所出州土，每岁贮纳，择其良者而进焉。"也就是说，唐代在京师长安城用三顷良田开辟了一个药园，设置药园师二人，主要负责教学及药园日常管理工作。

药园每届学生八人，从年龄十六到二十岁的平民子弟中选充。药园师的职责是"以时种莳，收采诸药"，所以，他们不仅要负责教授药园生药性、药味等理论知识，还要负责教授药物的种植、采收、炮制、贮藏等具体的实践。药园生在药园修成学业之后，即可升为药园师。从药园的设置以及药园生的培养，我们可以看到唐代药学已经从医学之中分离出来，承担独立培养药学人才的责任，此外，还应承担教授医师科、针师科、按摩科等各科学生识本草、辨药性的任务。唐代设置药园的本意应当是能更好地直接为官廷提供药材，但实则无意之中推进了药学人才的培养，从而推动了我国药学教育与研究的发展。

从"四科一园"的设置我们看到唐代太医署医学分科教育已经非常先进和完备。太医署对于各科所学的课程安排及培养目标十分明确，同时对学员人数、学习年限也有相关规定，体现了教学计划的严谨性与合理性。同样，在考试制度方面，太医署也制定了严格的入学考核、教学进程考试。按《新唐书·百官志》记载，医学生的入学考试与"国子监"考试一样，足见入学考核的严格。入学之后，各科须进行月考、季考、年终考，即"博士月一试，太医令、丞季一试，太常丞年终总试"（《唐六典·卷十四》）。考试成绩决定学生的升迁和降黜，"若业术过于见任官者，即听补替。其在学九年无成者，退从本色"（同上），学制最长为九年。同样，这一考核制度也应用于教师和教辅人员，如《旧唐书·百官志》载，"凡医师、医工、医正疗人疾病，以其全多少而书之，以为考课"。这样的考核考试制度，不仅大大促进了唐代医学的发展，保证了国家医学人才的培养质量，也对当代中医药学的教育具有重要的参考价值。

唐代除在中央建立了一个完整的医学教育体系之外，还大力发展地方的医学教育，如《唐会要·卷八十二·医术》记载，"贞观三年九月十六日，诸州治医学。至开元十一年七月五日，诏曰："远路僻州，医学全无，下人疾苦，将何恃赖！宜令天下诸州，各置职事医学博士一员，阶品同于录事，每州《本草》《百一集验方》，与经史同贮""。据《新唐书》《旧唐书》《唐六典》等记载，各地方医学院校设置情况大致如下（记载不同时取两者相同的数据）：一、在京兆（长安）、河南（洛阳）、太原三府，设医学博士、助教各一人，招收医学生二十人；二、在大都督府、中都督府、诸州上州，设医学博士、助教各一人，招收医学生十五人；三、在下都督府、诸州中州，设医学博士、助教各一人，招收医学生十二人；四、在诸州下州，设医学博士一人，招收医学生十人。在地方设置医学院校，其主要作用还是为地方的医疗服务，如《唐会要·卷八十二·医术》记载，"至（开元）二十七年二月七日，敕十万户以上州置医生二十人，十万户以下置十二人，各于当界巡疗"，要求医学生要到所在地区进行"巡疗"。

总而言之，唐代医学教育不仅将中国古代官方医学教育推上了正轨并构建了完整的体系，同时在世界医学教学史上也具有领先地位。唐代太医署医学校比西方最早的医科学校——意大利萨勒诺医学校早了二百多年，且对日本、朝鲜等国医学的发展也有一定的影响，促进了中外医学的交流。

第三节
宋元医学教育

宋元时期，政府对医学极为重视，较唐代而言，无论是在医学教育制度建设上还是在分科教学、考试制度等方面都有了长足的发展，将我国古代官办医学教育推向了高峰。两宋时期，历朝皇帝和政府都极其看重医药事业的发展，将医学视为"仁政"之一。宋徽宗赵佶（1100—1125年在位，图3-4）曾亲自撰写医书《圣济经》，又名《宋徽宗圣济经》，十卷。该书为医论著作，分体

真、化原、慈幼、达道、正纪、食
颐、守机、卫生、药理、审剂十篇，
涉及医学理论，如阴阳五行、运气、
体质、色脉诊，又有方剂、药物、
养生、食疗、气功、孕妇养护、婴
儿养护以及各种病证等。《圣济经》
成书后，曾诏颁全国，对中医学的
普及具有重要作用，从而提高了人
民的中医药文化素养。政府还颁布
"求医诏"，访求名医、搜罗医籍，
如北宋初年，宋太祖赵匡胤于开宝

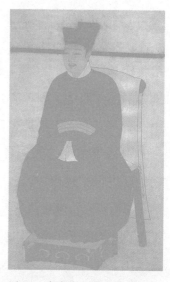

图3-4 宋徽宗赵佶画像

四年（971年）发布《访医术优长者诏》，访求天下名医；又于
太平兴国六年（981年）颁布《访求医书诏》，对进献医书之人
给予奖赏。宋仁宗赵祯于嘉祐二年（1057年）下诏建立校正医书局，
搜罗整理各类医书，为医学的传承与发展作出了巨大贡献。此外，
当时众多的文人贤士在医药养生等方面具有不凡造诣，包括苏轼、
范仲淹、苏颂、林忆。

宋代政府大力兴办医学教育，据《宋史·选举志》载，"医
学，初隶太常寺，神宗时始置提举判局官及教授一人，学生三百
人。设三科以教之，曰方脉科、针科、疡科"，宋神宗赵顼于熙
宁九年（1076年）置太医局，不再隶属太常寺，设有提举一人，
判局两人，教授一人，招收医学生三百人，分方脉科、针科和疡
科三科教学。各科学习内容："凡方脉以素问、难经、脉经为大经，

以巢氏病源、龙树论、千金翼方为小经，针、疡科则去脉经而增三部针灸经"（《宋史·选举志》）。

此后，三科改为九科，学生人数仍为三百人，正如《宋史·职官志》载，"太医局有丞，有教授，有九科医生，额三百人"。关于"九科"的具体情况，《元丰备对》有详细的记载，"太医局九科，学生额三百人。大方脉一百二十人，风科八十人，小方脉二十人，眼科二十人，疮肿兼折疡二十人，产科十人，口齿兼喉科十人，针兼灸科十人，金镞兼书禁科十人"。与三科相比，方脉科细分为大方脉（即现在的内科）、小方脉（即现在的儿科）；针科改为针兼灸科，相当于现在的针灸科；疡科改为疮肿兼折疡，相当于现在的皮肤科、外科、骨科；新设了风科，相当于现在的中风专科；还有眼科、口齿兼喉科、产科、金镞兼书禁（相当于祝由）科等专科。这几类疾病专科很受重视，应当与社会需求有关。

关于医学生的教育教学，据《宋史·选举志》记载，"崇宁间，改隶国子监，置博士、正、录各四员，分科教导，纠行规矩。立上舍四十人，内舍六十，外舍二百，斋各置长、谕一人"。上舍、内舍、外舍的设置采用了王安石变法所创立的"三舍法"分级教学。其法将医学生分为外舍、内舍、上舍三等，根据学习和考试结果，依次升入内舍、上舍学习。医学生除学习医学理论经义外，还要参加临床实践。《宋史·职官志》记载："太学、律学、武学生、诸营将士疾病，轮往治之。各给印纸，书其状，岁终稽其功绪，为三等第补之：上等月给钱十五千，毋过二十人；中等十千，毋过三十人；下等五千，毋过五十人。失多者罚黜之。

受兵校钱物者，论如监临强乞取法。"

关于医学考试制度，则有着严格的程序。医学生入学，按《宋史·职官志》记载，"学生常以春试，取合格者三百人为额"，即每年春天举行一次国家医学考试，招收学生三百人。然后分为外舍、内舍、上舍三等进行分级学习。经过理论学习和临床实践学习，完成所有学业之后，进行毕业考试。考试分为三场，据《宋史·选举志》记载，"第一场问三经大义五道，次场方脉试脉证、运气大义各二道，针、疡试小经大义三道，运气大义二道；三场假令治病法三道"，包括中医基础理论、各科核心理义以及模拟辨证论治。具体试题可见《太医局程文》中的记载，包括六类题型：一是墨义，"试以记问之博"；二是脉义，"试以察脉之精"；三是大义，"试以天地之奥与脏腑之源"；四是论方，"试以古人制方佐辅之法"；五是假令，"试以证候方治之宜"；六是运气，"试以一岁阴阳客主与人身感受之理"。由此可见，宋代对于医学生的考核是非常全面而扎实的。关于考试结果，《宋史·选举志》载，"中格高等，为尚药局医师以下职，余各以等补官，为本学博士、正、录及外州医学教授"，也就是说，成绩高者可以担任尚药局医师以下官职，其余则分配到太医局或各地州医学担任博士、教授等职。

到了南宋，医学考试有所不同，具体见《宋史·选举志》中的记载，"绍兴中，复置医学，以医师主之。翰林局医生并奏试人，并试经义一十二道，取六通为合格。乾道三年，罢局而存御医诸科，后更不置局而存留医学科，令每举附省闱别试所解发，太常寺掌行其事。淳熙十五年，命内外白身医士，经礼部先附铨闱，试脉义一场三道，取其二通者赴次年省试，经义三场一十二道，以五通为合格，五取其一补医生，俟再赴省试升补，八通翰林医学，六通祇候，其特补、荐补并停。绍熙二年，复置太医局，铨试依旧格。其省试三场，以第一场定去留，墨义、大义等题仿此"。总而言之，两宋医学教育无论是在教育教学上还是在考试制度上都有了极大的进步，推动了中医学的发展。

谈及宋代的医学教育实践，就不得不提到宋代针灸铜人（图3-5）。针灸铜人始铸于北宋天圣（1023—1032年）年间，后世称之为"宋天圣铜人"，由北宋著名针灸学家王惟一设计铸造。北宋初年，针灸书籍因在战乱中流传而出现诸多舛误，导致针刺取穴失去标准。宋仁宗赵祯（1022—1063年在位）有感于此，遂于天圣元年（1023年）诏令翰林医官院编撰《腧穴针灸图经》。时任翰林医官院医官、尚药奉御的王惟一系统总结了历代医家的针灸学成果，历经三年撰成《腧穴针灸图经》三卷。宋仁宗认为"传心岂如会目，著辞不若案形"，又令铸造铜人为式，"使观者烂然而有第，疑者涣然而冰释"。针灸铜人于天圣五年（1027年）铸成，共有两具，完全按照成年男子实际比例铸就，高175.5厘米，制造工艺精湛。宋代周密《齐东野语》载："以精铜为之，腑脏无一不具。其外腧穴，则错金书穴名于旁，凡背面二器相合，则浑然全身，盖旧都用此以试医者。其法外涂黄蜡，中实以水，俾医工以分折寸，案穴试针。中穴则针入而水出，稍差则针不可入矣。亦奇巧之器也。"根据周密的描述，针灸铜人的躯壳可分为前后

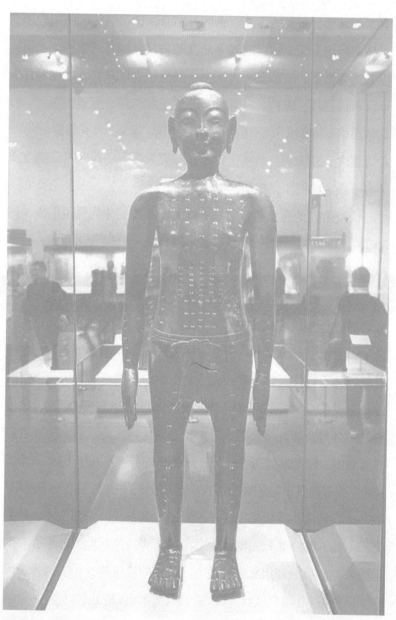

图 3-5 国家博物馆藏针灸铜人

两部分，利用特制的插头进行拆卸组合，体腔内置有脏腑模型，身体表面利用错金工艺刻写穴位名称。除应用于教学外，还可用于考试。将铜人外表涂抹黄蜡，将水或水银灌注铜人体内，然后进行针刺考试。若刺中穴位，则液体溢出，称为"针入而汞出"；若稍有偏差，则针不能刺入。现因为宋天圣针灸铜人早已遗失，"针入而汞出"还尚未得到证实，有待学术界进一步验证。宋天圣针灸铜人不仅开创了中国医学以实体模型为教具的先河，大大推动了针灸学的繁荣与发展，还展现了宋代的科技水平和超凡智慧，难怪周密称之为"奇巧之器"。

宋天圣针灸铜人的铸造，可以说是弥补了文字阐述和平面图像绘制的不足，以立体形象的视觉为人们学习经络腧穴带来了极大的便利。所以，此后针灸铜人便成为针灸教学的重要工具，为后世所沿用，历史上出现"明正统铜人""明嘉靖铜人""清乾隆铜人"等。直到现在，由于针灸铜人具有立体、直观、形象的良好教学效果，现代中医根据针灸铜人的设计，制造出便携的针灸人体模型，广泛地运用于针灸教习活动中，极大地推动了中医学的发展。针灸铜人已然成为中医药的象征和标志，也是各类中医药博物馆的必藏展品。

另外，针灸铜人对日本、韩国等地的针灸学均有深远影响，如东京国立博物馆藏江户时代针灸铜人（幕府医学馆针灸医官山崎次善于1809—1819年主持研制）、韩国昌德宫针灸铜人。然而，针灸铜人并非针灸学史上的第一具针灸人体模型，早在汉代就有了经脉人体模型，如1982年河南南阳医圣祠出土的东汉针灸女陶人、1995年在四川绵阳市永兴双包山西汉墓出土的人体经脉漆雕、2012年在四川成都老官山西汉墓出土的经穴髹漆人像。

此外，宋代政府成立校正医书局，校正整理医书并进行官方公开发行，也大大促进了医学的教育和普及。北宋官方编修医书十一种，即《素问》《难经》《针灸甲乙经》《脉经》《伤寒论》《金匮要略》《金匮玉函经》《诸病源候论》《千金要方》《千金翼方》《外台秘要》，此外还撰修了《嘉祐补注神农本草》和《本草图经》。这些医书经过校正，由国子监进行刊刻，均属上乘之作，为后世保存了中国医学的精华。校正医书局结束了宋代以前医学书籍传抄的混乱局面，为后世医学教育提供了教本，从某种意义上说稳固了中医学的传承与发展。

元代是由蒙古族统治者建立的王朝，统治者注重吸收汉族的文化传统，反映在医学教育上，就是在继承宋代医学教育制度的基础上，结合自身的政统，开创新的官方医学教育模式。元代著名政治家耶律楚材（图3-6），曾辅佐成吉思汗、窝阔台汗两代，并在窝阔台汗时任中书令。他在诗《赠高善长一百韵》中曰："一旦汴梁破，何足倚金汤。下诏求名医，先生隐药囊。驰轺来北阙，失措空仓惶。我于群鸡中，忽见孤凤凰。"该诗

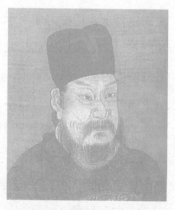

图3-6 耶律楚材画像

是耶律楚材写给学医友人高善长的赠别诗，形象生动地反映了在元朝初期统治者"求医若渴"的心情。

元代时，在各地设置医学校，称为"医学"。据《新元史·选举志》记载，"医学"始设于中统三年（1262年）。太医院使王猷、副使王安仁谏言，"医学久废，后进无所师友；窃恐朝廷取人，学非其传，为害甚大"，于是蒙哥大汗乃授王安仁金牌，使其前往各处设立"医学"。"医学"在体制上仿照儒学的逐级设置，《元典章·卷九·吏部三》载，"诸路教授、学录、学正各一员，上州、中州各设教授一员，下州设学正一员，诸县设教谕一员"。后来为了加强各地"医学"的管理，朝廷于至元九年（1272年）在太医院下设立医学提举司。关于医学提举司的职责，据《元史·百官志》记载，"医学提举司，秩从五品……掌考校诸路医生课义，试验太医教官，校勘名医撰述文字，辨验药材，训诲太医子弟，领各处医学"。至此，元朝从中央到地方都建立了医学教育体制，并由医学提举司专职管理。

元代的医学教育体制基本上沿袭宋代，但是在分科上，又进行了扩大，将原来的九科扩为十三科：大方脉、杂医科、小方脉、风科、产科、眼科、口齿科、咽喉科、正骨科、金疮肿科、针灸科、祝由科、禁科。关于医学的教学与考核，《新元史·选举志》有详细的记载。中统三年，"乃授安仁金牌，俾往各处设立医学。教授人员依例除免差发。医学生员亦免本身检医差占等杂役，俟学有所成，每月试以疑难，以所对优劣，量加惩劝。至元二十三年，命各过按察司检察医学，依每年降下十三科题目，令医生每月习课医义一道，年终本院考较优劣。大德九年，平阳路泽州知州王称言："窃闻为世切务惟医与刑，医者司命于人，刑者弼教于世。人以风寒暑遘其疾，以放僻邪侈陷其心，须用医以治，施刑以断。医欲明，须玩前贤之经训，刑不滥，在究本胡之典章。今各路虽有医师，学亦系有名无实，宜督责各处有司，广设学校，为医师者令一通晓经书，良医主之，集后进医生，讲习《素问》《难经》、仲景、叔和脉诀之类。然亦须通《四书》，不习《四书》者禁治不得行医。务要成材，以备试验擢用，实为官民便益。"于是太医院定考试之法：一，合设科目。一，各科合试经书。中书省依所议行之。是年，又定医学官罚俸例，各处学校应设大小学。今后有不令坐斋肄业，有名无实者，初次，教授罚俸一月，正、录罚中统钞七两；再次，教授罚俸两月，正、录倍罚；三次，教授、正、录取招别议。其提调官视学官例减等，初次罚俸半月，再次一月，三次两月。若大小生员在学，而训诲无法，苟应故事者，初次，教授罚俸半月，正、录各罚中统钞五两；再次，教授罚俸一月，正、录罚中统钞七两；三次，教授、正、录取招别议。提调官，初次罚俸十月，再次三月，三次一月。延祐三年，定试验医人条件依旧例，三年一遍设立科举试。太医，选举三十以上，医明行修、孝友忠信、为众所称者，保结贡试。乡试，不限员数，各科目通取一百人，会试取中三十人。所课医义，量减二道。第一场，本经义一道，治法一道。第二场，本经义一道，药性一道，不限字数。试中三十人内，一甲充太医，二甲副于举，三甲教授"。其中在大德九年（1305年），因王佑的上书，将医学十三科并为十科。《元典章》记载，"当时都省令太医院讲究到程试太医合科目一十三科，合为十科，各有所治经书篇卷、方论条目"。至元二十二年（1285年），政府下令："今欲后之学医，亦须精通四书，不精通者，禁治不得行医。夫四书实为学之本，进德之门。凡文、武、医、卜俱当习而知之，何止医者而已。且为医之，必须通晓天地运气、本草药性。运气，则必当洞晓易道之玄微；药性则博通毛诗、尔雅之名物。又医者论病以及因原诊以知证。凡尚书、春秋、三祀等书，固当通晓，若然，则岂独四书、诸子、史，俱当讲明。"医学生除了学习医学典籍之外，还须通达《毛诗》《尔雅》《尚书》《春秋》，以及《三礼》（《周礼》《仪礼》《礼记》）等。

此外，关于医学教学的监督和惩戒，据《元史·刑法》记载，"诸各路医学大小生员，不令坐斋肄业，有名无实，及在学而训诲无法，课讲卤莽，苟应故事者，教授、正、录、提调官罚俸有差。诸医人于十三科内，不能精通一科者，不得行医。太医院不精加考试，辄以私妄举充随朝太医及内外郡县医官，内外郡县医学不依法考试，辄纵人行医者，并从监察御史廉访司察之"，要求太医院必须严格考试制度，否则一律交监察御史廉访司处置。

第四节
明清医学教育

　　明代及清代早中期的官方医学教育制度主要沿袭元代，整体而言，在教育规模上有所收缩，在体制建设上少有创举。至清代晚期，由于国力衰微和西学的冲击，医学教育逐渐废弛。太医院是明代官方最高医学机构，除为宫廷服务外，还主管医学教育。据《明史·职官志》记载："太医院掌医疗之法。凡医术十三科，医官、医生、医士专科肄业：曰大方脉，曰小方脉，曰妇人，曰疮疡，曰针灸，曰眼，曰口齿，曰接骨，曰伤寒，曰咽喉，曰金镞，曰按摩，曰祝由。凡医家子弟，择师而教之。三年、五年一试、再试、三试，乃黜陟之。"明代太医院熏眼器见图3-7。

　　明孝宗（1487—1505年在位）朝文渊阁大学士丘浚在其著作《大学衍义补·卷五》中写道："我太祖内设太医院，外设府州县医学。医而学为名，盖欲聚其人以教学，既成功而试之，然后授以一方卫生之任。由是进之以为国医，其嘉惠天下生民也至矣。"这说明朝廷设有太医院，府、州、县设有医学，负责医学教育。

　　明代太医院的分科教学，依照医术十三科进行专科学习，其中"伤寒"独立成科，说明当时伤寒较为流行，医学对其较为重视并具备一定的治疗经验。太医院的医学生主要是从各地医户中考选，洪武二十六年（1393年）还曾下诏令礼部必须登记医药人员，从而可以凭登记册取用。明朝沿用元代的户籍制度，将户口分为医、民、军、儒、僧、道等，要求各户必须子承父业，所以一旦成为医户，其子孙就必须世代为医，称为"世医制度"。由于医户的社会地位较为低下，因此常出现医户逃户现象，为此太医院还会进行清查造册，如《大明会典》记载，太医院每三年都要清查造册，如果有冒增或者隐漏等情形，承行官和造册人

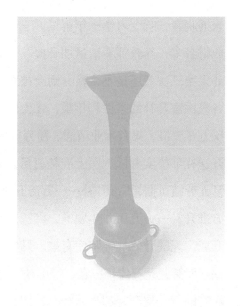

图 3-7 明代太医院熏眼器

等都会被治罪。正因如此，太医院才有源源不断的学生。那些被选入太医院学习的学生，被称为"医丁"。除了世医子弟经考核进入太医院学习外，地方也可以通过保举的方式推荐当地名医，但也必须经过太医院的考试。明代的医学课程设置与元朝相似，规定学习的教科书有《素问》《难经》《神农本草经》《脉诀》以及与各科相关的重要方书，医学生必须熟读记忆，通晓经义，考试时则主要在上述经典医书中出题，令医学生进行默写。

明代医学生考核制度亦十分严格，据《大明会典·户部六》记载，"凡医家子弟旧例选入本院教习医术，弘治五年（1492年）奏复行之，推堪任教师者二三人教习。每季考试，三年或五年，堂上官一员同医官二员考试。通晓本科者，收充医士，食粮当差。

未通晓者，听令习学一年再试。三试不中者，黜之。若五年考试成材者多，其教师奏请量加升授"，这说明大考只有三次机会，如果第三次考还是不合格，则会被黜免为民。另外，关于太医院各级医官升补的条件和年限，《大明会典》也有明确记载："隆庆五年奏准，果有术业精通、勤劳显著者，内殿三年，外差六年，开送礼部核实考试。医士准补吏目，吏目准升御医。如医业平常及无劳绩可据，不准升补……万历五年题准，内殿六年，外差九年，方准升补……万历九年题准，御医升堂上官者，限以九年，有缺升职，无缺升俸。惟院使有缺，姑将院判资深者续补。若院判有缺，而御医无资俸相应者，宁虚缺不补。"从以上记载可以看出，医官的每一次升补都必须经过礼部的考试，还要参考平时从医的业绩，是较为严谨的升补制度。

明代对于地方医学教育也很重视，历朝政府都颁行了不少行之有效的措施，从而更好地解决地方医学人才的需要。洪武十七年（1384年），规定各府、州、县均设置"医学"，负责兼管地方的医学教育和医药行政。在府设置"正科"一人，在州设置"典科"一人，在县设置"训科"一人，这些都属于低级官吏，虽设置官位但不给予俸禄。建文四年（1402年），明成祖朱棣即位之后，依然遵行旧制，在全国各郡县继续推行地方医学教育，设置郡县"医学"。在新设置的县、州，除设立儒学和阴阳学之外，还一定要设立"医学"。综上可见，明代对建设地方医学教育体制非常重视。

此外，明代民间医学学术团体——一体堂宅仁医会的创立在某种程度上推动了民间医学知识的传承。虽然它不属于具体的医学教育模式，但是它为医学人才的交流和学习提供了有利的平台，使得医学人才有机会一起探讨医学理论，互相交流医学经验与心得，促进了医学知识的传承、发展与创新。所以，从这个角度上来说，一体堂宅仁医会也具有医学教育功能，是民间医学知识传播的一个重要途径。

1840年，鸦片战争以前，清代的官方医学教育主要继承了宋代和明代以来的制度，但是，在医学分科、机构设置方面有所创新，医学考试制度依然严格，地方医学教育继续推进。鸦片战争以后，随着清代国势愈加衰微，医学教育逐渐废弛。由于西学的引入，京师大学堂于光绪二十八年（1902年）向政府申办"医学馆"，并于次年在地安门大街正式成立。光绪三十二年（1906年），"医学馆"脱离京师大学堂，并更名为"京师专门医学堂"，是北京大学医学部的前身之一。京师专门医学堂分别设置了中医、西医两门课程，为我国西方医学进入教育系统之始。可以说，京师专门医学堂的创立，奠定了我国中西医两种医学体系教育的基础。

清代的医学教育在医学分科方面，在清朝初年，分为大方脉、伤寒、妇人、小方脉、痘疹、疮疡、眼科、口齿、咽喉、针灸、正骨十一科。与明朝医学分科相比较，废除了按摩、金镞、祝由三科，增加了痘疹科。为何增设痘疹专科？根据史书记载，清代天花、麻疹较为流行，宫廷中还专门成立避痘所，如康熙皇帝（1661—1722年在位）曾得过天花，后来在道光、同治朝尤为严重，亦有学者研究认为同治皇帝（1861—1874年在位）死于天花，所以，增设痘疹科也就不足为奇了。到了嘉庆二年（1797年），太医院将痘疹科并入小方脉，将口齿和咽喉合并为一科，计为九科。嘉庆六年（1801年），又将正骨科划归上驷院。至道光二年（1822年），颁布谕旨，"针刺火灸，究非奉君之所宜，太医院针灸一科，着永远停止"，认为针灸时需要袒胸露腹，有伤大雅，下令太医院永远停止针灸一科。同治五年（1866年），将原来的"伤寒、妇人"并入大方脉，太医院的医学分科仅剩五科。分科设置的减少，能反映出清朝的逐渐没落，以及医学教育渐趋衰败。

清代太医院的教学机构分为内教习和外教习。内教习是指从御医、吏目中选取学识广博者二人，在东药房教御药房太监学医；外教习是指从御医、吏目中选取品学兼优者担任教师，常驻太医院所设的教习所，向太医院中的肄业生进行授课，并批阅未授职衔医士的月课。医学生的来源主要是医官子弟，据《太医院志》（图3-8）记载，"凡初进医生，令其随时取具六品以上同乡官印结，旗籍取具该管佐领图结，均仍取本院官保结，由首领官查明。粗知医书通晓京语加结，呈堂，面为考试，准其入院，听候肄业，

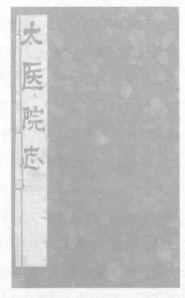

图 3-8 清代《太医院志》

是谓医生"。首先需要六品以上同乡和太医院院官共同盖章保举，然后，由首领官考察医学生是否具备习医的基本条件，包括医学基础理论、京语语言能力等，最后，再经过太医院堂官组织的面试。由此可以看出这种保举和考试相结合的选拔方式与宋元时期定期考试不同，可以随时进行。但也常因为是随时进行，在太医院医生没有缺额的情况下，即使面试通过，还得"听候肄业"。只有传其到太医院肄业时，才可以称为"肄业生"，进入太医院学习。学习的课程主要有《素问》《难经》《伤寒论》《金匮要略》《神农本草经》等经典医学著作以及各科相关医籍。乾隆四年（1739年），诏令太医院右院判吴谦主持编纂一套大型汉医丛书。于是吴谦遴选精通医学和文理的七十多位官员共同编纂丛书，经过三年的时间终于完成，乾隆皇帝赐书名为《医宗金鉴》，全名《御纂医宗金鉴》。该书于乾隆十四年（1749年）被定为太医院医学教育的教科书，"使为师者必由是而教，为弟子者必由是而学"（《医宗金鉴》）。

清代太医院的医学考试制度依然严格。《太医院志》对考试进行了详细记载。

定制：太医院肄业生由本院堂官每年分四季考试。于《内经》《难经》《脉经》《本草经》及各科要紧方书内出题作论，分别等第，申明礼部注册。每届三年，由礼部堂官来院考试。取中者曰医士；不取者仍照常肄业，以待再考。顺治九年（1652年），礼部奏准，医士四十名，月给银米，在院供事；粮生二十名，供缮写。由是凡肄业一年以上且季考三次一等者，遇有粮生缺出，签掣申明礼部充补。遇有医士缺出，即以粮生签掣申明礼部充补，不复考取。旧制医士未授吏目职以前，每月在教习厅交课二艺。改签补之后，医士、粮生均依此例，仍随四季考试。同治五年（1866年），改设医学馆后，改四季考为二季，仲春、仲秋为之。凡交月课之医士、恩粮生、肄业生，统由堂官面考二艺。出题多本《医宗金鉴》《伤寒论》《金匮要略》，间用《内经》《难经》。每届寅申年，本院院使、院判会同礼部堂官，除御医毋庸考试外，所有吏目以下各员生均一律会考。备卷、受卷均由收掌官批阅，由教习评定等第，由本院堂官封送礼部覆勘，到院拆封，咨行吏、礼部注册。遇有应升缺出，咨行吏部查核，由院奏咨补用。凡考取一二等者，如无处分事故，按名挨次拟补；三等者，照旧供职，暂停升转；四等者，罚停会考一次；不列等者，革职留院效力，下届仍准入考。此同治五年，礼部会同太医院奏定章程也。

考章附后：一、考试出题，务须明白显亮，不得割裂经文，批语亦宜从简质。二、试卷务照定式置办，不得长短不齐。卷面上印"太医院"字样，中填某班，即医士、医生各名目下粘浮签。接缝用教习厅印，卷面用堂印。考前由收掌官分"正大光明"四字填簿，照号填卷，折叠弥封，再用教习厅印。浮签楷书姓名，旁填坐号，仍钤教习厅印，半在卷半在签，用印毕，将号簿固封。首领厅于需用卷外，不得多备一卷。三、考试日，各员生黎明齐集，听候点名，照号入座。临点不到者扣除。四、入座后，由稽察官逐号详查，其有签坐不符者，立即扶出。五、题纸亦按"正大光明"分号粘悬明白，大书使诸生一览无遗。概不准离坐抄题。六、出题后，限时由稽察官挨号盖戳。其尚未得句者，印盖卷面不录。七、统限日落交卷，不准继烛。八、交卷自行揭去浮签。九、题目字句不得错落，誊真不得行草，涂抹不得至百字，不得越幅、曳白、油墨污。十、教习阅卷只用句圈句点，不许浓圈密点。收掌均分，呈堂批定。又康熙二十一年（1682年），礼部奏准，近年太医院咨送本衙门肄业生员考试，或监生，或并非监生，冒人监生姓名入场考试者，皆由不在本省起文，无凭稽察。嗣后，太医院及各馆有应考举之生监，俱令各该院、该馆具题移送，到日准其考试。按此条亦系考试事故，附载于此。又本院于光绪三十一年（1905年），奏办招考。俊秀以恩粮用，诸生以医士用，举人以九品吏目用。不过偶一为之，不为常例。又本院光绪三十四年（1908年），奏设之新医学馆。一切考试均与学部奏定中。学堂考试章程同，兹不复赘。

　　清代地方亦设置有"医学"，在府为"正科"，在州为"典科"，在县为"训科"，均由医士充任。对于地方医学的医生，也设置了相应的考试制度。据《钦定大清会典事例》记载，雍正元年（1723年），曾下令各省巡抚查明所属地区医生，并加以考试。考试合格者，则授予医学官教授。各省如果发现有精通医理者，如具有《内经》《伤寒论》《本草纲目》三书的学识，则发放路费到太医院参加考试，成绩高者授以官职。如果因为年老不能去北京的，则留作本省教授。

　　总而言之，清代的医学教育虽然主要借鉴宋明以来的教育制度，但是，随着国运的衰微而逐渐衰落，正如医学分科的发展，由最初的十一科缩减为五科，甚至下令太医院永远停止针灸科。虽然官方医学教育逐渐衰败，但是，民间家传与师徒相授的医学传承仍为社会培养了大批优秀医学人才。例如，福建名医陈念祖辞官归隐乡里之后，开始潜心医学研究与医学教育，撰写了十几种深入浅出、通俗易懂的医学著作，如《医学三字经》《医学实在易》《神农本草经读》，成为中医学入门的必读之作。所以从古至今，虽然历代朝廷一直不遗余力地兴办医学教育，但是民间师徒传授、世医传习、私淑等依然是中医学传承的重要途径，不曾断裂。

第四章

大医精诚：
杏林名医辈出

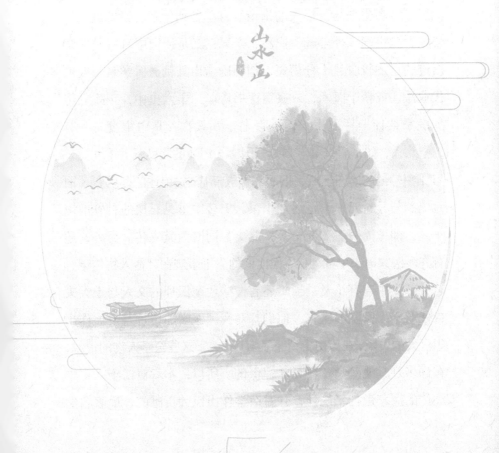

"药王"孙思邈在他的著作《千金要方》中提出"大医精诚",也就是说作为医者,要成为"大医",不仅要医术精湛,还必须医德高尚,而大医一般也会被载入史册。在历代史书中,都设有"列传"。例如,司马贞《史记索隐》曰,"列传者,谓列叙人臣事迹,令可传于后世";张守节《史记正义》云,"其人行迹可序列,故云列传"。所以,列传一般是用以记述帝王以外的人物事迹,而且可传于后世。我们根据两个原则对二十六史中有关医家的列传进行统计:一是明确为医家者,即记述了较多生平与医相关的事情,且单独列传者,诸如扁鹊、华佗、皇甫谧、孙思邈、钱乙、李杲;二是传记中有关其医学事迹的记述较少且十分简短,却明确指出其精通医学者,或世代业医,或精于医术,或撰写医书等。二十六史中,正式立传的医家共计一百五十人,一百七十八人次,其中重复者,有二十八人,如《后汉书》与《三国志》记述的陶弘景、《北史》与《隋书》记述的许智藏、《旧唐书》与《新唐书》记述的孙思邈、《旧元史》与《新元史》记述的李杲。史著中重见三次的有姚僧垣一人,即《周书》《南史》《北史》同时为其立传。另外,还有许多医家虽未单独列传,但他们的生平事迹在其他人物传记、有关部类中兼有论及。当然还有一些通晓医理的文人与士大夫或任职于太医院的医官,他们都对我国医学的传承与发展作出了巨大的贡献,在历史上留下了痕迹。关于这些医学人物的记载,有许多是其他医学资料无法提供的。所以,本章对二十六史中立传的医家进行了统计,并对医学作出巨大贡献的、最著名的二十一位医家专门介绍。二十六史医家传记统计表见表 4-1。

表 4-1　二十六史医家传记统计表

史著	医家	人数（重复不计）
《史记》	扁鹊、淳于意	2
《后汉书》	郭玉、华佗	2
《三国志》	华佗、虞翻（兼知医术）	1
《晋书》	皇甫谧、葛洪、裴頠（兼明医术）、范汪、殷浩、殷仲堪	6
《宋书》	羊欣（兼蓄医方）、王微（兼解医方）	2
《南齐书》	褚澄（善医术）	1
《梁书》	陶弘景	1
《魏书》	周澹（尤善医术）、李修（修恃针药）、徐謇（善医药）、徐之才（长于医术）、王显、崔彧、崔景哲（以医术知名）	7
《北齐书》	李元忠（专心医药，研习积年，善于方技）、徐之才、崔季舒（大好医术……锐意研精，遂为名手，多所全济）、祖珽（医药之术，尤是所长）、张子信（少以医术知名）、马嗣明	5

续表

《周书》	姚僧垣、姚最（效验甚多）、褚该（尤善医术，见称于时）	3
《南史》	王微、褚澄、羊欣、姚僧垣、陶弘景	0
《北史》	周澹、徐謇、王显、崔彧、马嗣明、姚僧垣、褚该、许智藏、李修、崔季舒、李元忠、祖珽、张子信、来和（《帝王养生方》二卷）、陆法和（为采药疗之，不过三服皆差）	3
《隋书》	许智藏	0
《旧唐书》	甄权、甄立言（撰《本草音义》七卷、《古今录验方》五十卷）、宋侠（以医术著名）、许胤宗、孙思邈、张文仲、孟诜（撰《补养方》《必效方》各三卷）	7
《新唐书》	王焘、于志宁、孙思邈、孟诜、甄权、李逢吉（自料医剂，遂通方书）、殷践猷（博学，尤通氏族、历数、医方）、王勃（尝谓人子不可不知医，时长安曹元有秘术，勃从之游，尽得其要）	5
《旧五代史》	段深、陈玄	2

《宋史》	刘翰、王怀隐、赵自化、冯文智、沙门洪蕴、许希、宠安时、钱乙、僧智缘、皇甫坦、王克明、高若讷、郎简（有《集验方》数十行于世）、掌禹锡（校正类篇神农本草载药石之名状为《图经》）、崔世明（每曰"不为良相，则为良医"，遂究心岐黄之书，贫者疗之不受直）、王忠民（世业医）、程德玄（善医术）、甄栖真（以药术济人，不取其报）、莎衣道人、王继先、杜生（择日卖药，一切不为）、朱动（遇异人得金及方书归，设肆卖药，病人服之辄效）、洪芹（采药著书）	23
《辽史》	直鲁古、耶律敌鲁、迭里特（尤神于医）、义宗（精医药砭焫之术）、韩匡嗣（善医）、耶律庶成（译方脉书行之）	6
《金史》	刘完素、张从正、李庆嗣、纪天锡、张元素、麻九畴、程辉、祁宰	8
《元史》	李杲、许国祯、许宷、刘哈剌八都鲁、爱薛、窦默（遇名医李浩，授以铜人针法）、李谦（以医著名）	7

续表

《新元史》	李杲、朱震亨、刘岳（宋名医）、刘哈剌八都鲁、许国祯、窦默、李元（父浩精于医术……诏元至京，赐宴万安阁，俾掌御药局）、韩政（习医术以自给）、李谦、爱薛、李鹏飞（誓学医以济人……时朱氏家方疫，鹏飞起之）	5
《明史》	滑寿、葛乾孙、吕复、倪维德、周汉卿（医兼内外科，针尤神）、王履、戴思恭、盛寅、吴杰、许绅、王纶、王肯堂、凌云、李玉（善针灸……兼善方剂）、李时珍、朱逊烇（尤善医，尝施药治瘟疫，全活无算）	16
《清史稿》	吴有性、戴天章、余霖、刘奎、喻昌、徐彬（喻昌之弟子）、张璐、高斗魁（素精医）、周学海、张志聪、高世栻、张锡驹、陈念祖、黄元御、柯琴、尤怡、叶桂、薛雪、缪遵义、吴瑭、吴贞（著《伤寒指掌》）、章楠、王士雄、徐大椿、王维德、吴谦、绰尔济、觉罗伊桑阿、张朝魁、陆懋修、王丙（著《伤寒论注》）、吕震（酷嗜医，诊疗辄有奇效）、邹澍、费伯雄、王清任、唐宗海、李景濂（明亡弃诸生，去为医）、郑明允（世业医）	38

第一节
扁鹊、仓公

《史记·扁鹊仓公列传》是我国第一篇医家传记，记述了战国名医扁鹊和西汉名医仓公淳于意的事迹。此列传中的《扁鹊传》不仅叙述了扁鹊的学医过程，还通过三个典型治病案例为后世塑造了一个"神医"的形象。扁鹊提出了"六不治"原则，即以下六种情况不予治疗：骄恣不论于理；重财轻身；衣食不能适；阴阳并，脏气不定；形羸不能服药；信巫不信医。其中，"信巫不信医"表明至扁鹊时代，我国"巫""医"已经逐渐分离。

此列传中的《仓公传》主要是以"奏对"的形式记录了二十五个病案，成为我国现存最早的且较为完整的"医案"，也充分展现了淳于意（仓公）的学术水平。令人惋惜的是，两位名医最终都因高超的医术而不幸遇难，但是他们的医学贡献为人们所铭记，并被司马迁记录了下来，流芳百世。

一、扁鹊

扁鹊（生卒年不详，图4-1），姓秦，名越人，齐国卢邑（今山东济南长清）人（一说为渤海郡郑人，即今河北任丘郑州镇人）。他

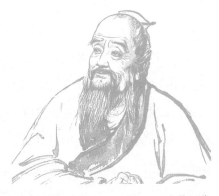

图 4-1 扁鹊画像

年轻时曾跟长桑君学医，学成之后，长期在民间行医，足迹遍及当时的齐、赵、卫、郑、秦等国。据《汉书·艺文志》记载，曾著有《扁鹊内经》十二卷，后失传。由于扁鹊医术高超，技艺精湛，遭到秦国太医令李醯的嫉妒而被谋害。人们始终怀念扁鹊，至今在河南、河北、陕西、山东等地还保留有不少与扁鹊有关的纪念遗迹。扁鹊是我国历史上第一位有正式传记的医家，除《史记》之外，《战国策》《韩非子》《列子》《韩诗外传》等书中亦有对扁鹊的生平及其事迹的相关记载。

扁鹊精通望闻问切，尤以望诊和切脉著称。据《史记》记载，扁鹊在几次见到齐桓侯时，都曾根据他的气色变化作出了病在腠理、在血脉、在脏腑、在骨髓的诊断，并提醒了他。但是齐桓侯始终都没有相信扁鹊的判断，从而延误了最佳的治疗时间，最终抱病而亡。《史记》还记载了扁鹊从脉断赵简子一病的例子，赵简子病重，"五日不知人"，导致众人惊慌失措，认为难以救治。但是扁鹊切脉之后说："血脉治也，而何怪！"即认为脉象正常，无须惊慌。后赵简子果然痊愈。所以，司马迁对他给予了高度的评价，"至今天下言脉者，由扁鹊也"。

扁鹊医术全面，兼通内、外、妇、儿各科，还能根据各地的风俗和疾病流行情况施以医术。如《史记》记载：扁鹊来到邯郸时，听说当地很重视妇女，便当"带下医"，即妇科医生；经过洛阳，得知当地很敬重老人，而患耳聋、眼花、肢体麻痹等病的老人较多，于是做了"耳目痹医"；进入咸阳，见秦国人十分喜爱小儿，他又当了儿科医生。扁鹊治病的方法亦多种多样，除用汤药外，还善于运用针灸、按摩、熨贴及手术治疗。他曾用综合治疗法治愈虢国太子尸厥（类似休克）的事迹广为流传。人们议论扁鹊有"起死回生"的本领，但扁鹊听后却谦虚地说："越人非能生死人也，此自当生者，越人能使之起耳。"扁鹊还反对鬼神迷信，提出"信巫不信医不治"，劝告人们不要受巫卜的欺骗，指出巫术在医学活动中是不可信的。

2012—2013 年，在四川成都金牛区天回镇西汉墓出土医书五部，即《脉书·上经》《脉书·下经》《治六十病和齐汤法》《刺数》《逆顺五色脉臧验精神》，另有《医马书》《经脉书（残简）》各一部。其中《脉书·上经》中有五处"敝昔曰"的记载，最早命名为《敝昔诊法》。"敝昔"为"扁鹊"之通假，因此认为该书记载为扁鹊之言，使得扁鹊的医学思想重现于世。

　　附：《扁鹊传》（节选自《史记》）

　　扁鹊者，勃海郡郑人也，姓秦氏，名越人。少时为人舍长。舍客长桑君过，扁鹊独奇之，常谨遇之。长桑君亦知扁鹊非常人也。出入十余年，乃呼扁鹊私坐，间与语曰："我有禁方，年老，欲传与公，公毋泄。"扁鹊曰："敬诺。"乃出其怀中药予扁鹊："饮是以上池之水，三十日当知物矣。"乃悉取其禁方书尽与扁鹊。忽然不见，殆非人也。扁鹊以其言饮药三十日，视见垣一方人。以此视病，尽见五藏症结，特以诊脉为名耳。为医或在齐，或在赵。在赵者名扁鹊。

　　当晋昭公时，诸大夫强而公族弱，赵简子为大夫，专国事。简子疾，五日不知人，大夫皆惧，于是召扁鹊。扁鹊入视病，出，董安于问扁鹊，扁鹊曰："血脉治也，而何怪！昔秦穆公尝如此，七日而寤。寤之日，告公孙支与子舆曰："我之帝所甚乐。吾所以久者，适有所学也。帝告我：晋国且大乱，五世不安。其后将霸，未老而死。霸者之子且令而国男女无别。"公孙支书而藏之，秦策于是出。夫献公之乱，文公之霸，而襄公败秦师于殽而归纵淫，此子之所闻。今主君之病与之同，不出三日必间，间必有言也。"

居二日半，简子寤，语诸大夫曰："我之帝所甚乐，与百神游于钧天，广乐九奏万舞，不类三代之乐，其声动心。有一熊欲援我，帝命我射之，中熊，熊死。有罴来，我又射之，中罴，罴死。帝甚喜，赐我二笥，皆有副。吾见儿在帝侧，帝属我一翟犬，曰：'及而子之壮也以赐之。'帝告我：'晋国且世衰，七世而亡。嬴姓将大败周人于范魁之西，而亦不能有也。'"董安于受言，书而藏之。以扁鹊言告简子，简子赐扁鹊田四万亩。

其后扁鹊过虢。虢太子死，扁鹊至虢宫门下，问中庶子喜方者曰："太子何病，国中治穰过于众事？"中庶子曰："太子病血气不时，交错而不得泄，暴发于外，则为中害。精神不能止邪气，邪气畜积而不得泄，是以阳缓而阴急，故暴蹶而死。"扁鹊曰："其死何如时？"曰："鸡鸣至今。"曰："收乎？"曰："未也，其死未能半日也。""言臣齐勃海秦越人也，家在于郑，未尝得望精光侍谒于前也。闻太子不幸而死，臣能生之。"中庶子曰："先生得无诞之乎？何以言太子可生也！臣闻上古之时，医有俞跗，治病不以汤液醴洒，镵石挢引，案扤毒熨，一拨见病之应，因五藏之输，乃割皮解肌，诀脉结筋，搦髓脑，揲荒爪幕，湔浣肠胃，漱涤五藏，练精易形。先生之方能若是，则太子可生也；不能若是而欲生之，曾不可以告咳婴之儿。"终日，扁鹊仰天叹曰："夫子之为方也，若以管窥天，以郄视文。赵人之为方也，不待切脉望色听声写形，言病之所在。闻病之阳，论得其阴；闻病之阴，论得其阳。病应见于大表，不出千里，决者至众，不可曲止也。子以吾言为不诚，试入诊太子，当闻其耳鸣而鼻张，循其两股以至于阴，当尚温也。"

中庶子闻扁鹊言，目眩然而不瞚，舌挢然而不下，乃以扁鹊言入报虢君。虢君闻之大惊，出见扁鹊于中阙，曰："窃闻高义之日久矣，然未尝得拜谒于前也。先生过小国，幸而举之，偏国寡臣幸甚。有先生则活，无先生则弃捐填沟壑，长终而不得反。"言未卒，因嘘唏服臆，魂精泄横，流涕长潸，忽忽承睫（音接），悲不能自止，容貌变更。扁鹊曰："若太子病，所谓'尸蹶'者也。夫以阳入阴中，动胃缠缘，中经维络，别下于三焦、膀胱，是以阳脉下遂，阴脉上争，会气闭而不通，阴上而阳内行，下内鼓而不起，上外绝而不为使，上有绝阳之络，下有破阴之纽，破阴绝阳，色废脉乱，故形静如死状。太子未死也。夫以阳入阴支兰藏者生，以阴入阳支兰藏者死。凡此数事，皆五藏蹙中之时暴作也。良工取之，拙者疑殆。"

扁鹊乃使弟子子阳厉鍼砥石，以取外三阳五会。有间，太子苏。乃使子豹为五分之熨，以八减之齐和煮之，以更熨两胁下。太子起坐。更适阴阳，但服汤二旬而复故。故天下尽以扁鹊为能生死人。扁鹊曰："越人非能生死人也，此自当生者，越人能使之起耳。"

扁鹊过齐，齐桓侯客之。入朝见，曰："君有疾在腠理，不治将深。"桓侯曰："寡人无疾。"扁鹊出，桓侯谓左右曰："医之好利也，欲以不疾者为功。"后五日，扁鹊复见，曰："君有疾在血脉，不治恐深。"桓侯曰："寡人无疾。"扁鹊出，桓侯不悦。后五日，扁鹊复见，曰："君有疾在肠胃间，不治将深。"桓侯不应。扁鹊出，桓侯不悦。后五日，扁鹊复见，望见桓侯而退走。桓侯使人问其故。扁鹊曰："疾之居腠理也，汤熨之所及也；在血脉，针石之所及也；其在肠胃，酒醪之所及也；其在骨髓，虽司命无奈之何。今在骨髓，臣是以无请也。"后五日，桓侯体病，使人召扁鹊，扁鹊已逃去。桓侯遂死。

使圣人预知微，能使良医得蚤从事，则疾可已，身可活也。人之所病，病疾多；而医之所病，病道少。故病有六不治：骄恣不论于理，一不治也；轻身重财，二不治也；衣食不能适，三不治也；阴阳并，藏气不定，四不治也；形羸不能服药，五不治也；信巫不信医，六不治。有此一者，则重难治也。

扁鹊名闻天下。过邯郸，闻贵妇人，即为带下医；过雒阳，闻周人爱老人，即为耳目痹医；来入咸阳，闻秦人爱小儿，即为小儿医：随俗为变。秦太医令李醯自知伎不如扁鹊也，使人刺杀之。至今天下言脉者，由扁鹊也。

二、仓公

淳于意（约前215—前150年），姓淳于，名意，临淄（今山东淄博市）人。因做过齐国的太仓长（主管国家仓库的官），故又被称为"太仓公"，简称"仓公"。他年轻时曾拜公孙光为师学医，后又投师公乘阳庆，习医三年，尽得其传，医术颇精。据《史记》记载，淳于意曾于汉文帝四年（据《史记·孝文本纪》，《汉书》应为汉文帝十三年，即前167年）被捕入狱，多赖女儿缇萦上书皇帝才得以释放，后来汉文帝召见他，详细询问其学医经过以及诊治疾病等具体情况，他一一回答，其中叙述了二十五位患者的姓名、性别、职业、里居、病理、诊断、治疗及预后等情况，当时称为"诊籍"。司马迁把这些内容记录在《史记·扁鹊仓公列传》中，这是我国现存最古老的比较完整的医案，是医学史上珍贵的历史资料。淳于意为人谦诚，从不掩饰自己的不足。当汉文帝问他"诊病决死生，能全无失乎？"时，他回答

"时时失之，臣意不能全也"。淳于意曾招有不少学生传授医术，见于史书记载的有宋邑、高期、王禹、杜信、唐安、冯信等。

从"诊籍"中可以看出，淳于意精于望诊和脉诊。在二十五例病案中，有十多例是经过望色和切脉后作出正确诊断的。如治齐丞相舍人奴一例，淳于意见其面色"杀然黄，察之如死青之兹"，便诊断为"内关之病"，认为产生的原因是"伤脾气也"，预后险恶，"法至夏泄血死"，后果如此。又如对宋建的"肾痹"病，亦是通过"见其色，太阳色干"而确诊的。"诊籍"中还提到二十多种脉象，如弦、大、深、平、代、紧、小、弱、急、滑、数、实、坚、散、涩等，其中多数脉象沿用至今。淳于意在脉诊方面，积累了丰富的经验，如齐淳于司马病，众医皆谓难治，淳于意切脉后认为"其病顺"，乃以火齐米汁饮之而愈，而齐章武里曹山跗病，淳于意诊脉后指出"肺消瘅也，加以寒热"，是死症，曹山跗果然于五天后死去。在治疗方面，善用汤药、丸剂、散剂、含漱剂等剂型。"诊籍"中记载了用莨荡催乳、芫花驱虫、酒发汗等方法。值得一提的是，淳于意对高热病人还用了物理降温的方法。在治菑川王"蹶证"一案中，针对其身热疟、头痛的主要症状，采用"寒水拊其头"，并配以针刺阳明脉而获显效。

附：《仓公传》（节选自《史记》）

太仓公者，齐太仓长，临菑人也，姓淳于氏，名意。少而喜医方术。高后八年，更受师同郡元里公乘阳庆。庆年七十余，无子，使意尽去其故方，更悉以禁方予之，传黄帝、扁鹊之脉书，五色诊病，知人死生，决嫌疑，定可治，及药论，甚精。受之三年，为人治病，决死生多验。然左右行游诸侯，不以家为家，或不为人治病，病家多怨之者。

文帝四年中，人上书言意，以刑罪当传西之长安。意有五女，随而泣。意怒，骂曰："生子不生男，缓急无可使者！"于是少女缇萦伤父之言，乃随父西。上书曰："妾父为吏，齐中称其廉平，今坐法当刑。妾切痛死者不可复生而刑者不可复续，虽欲改过自新，其道莫由，终不可得。妾愿入身为官婢，以赎父刑罪，使得改行自新也。"书闻，上悲其意，此岁中亦除肉刑法。

意家居，诏召问所为治病死生验者几何人也，主名为谁。

诏问故太仓长臣意："方伎所长，及所能治病者？有其书无有？皆安受学？受学几何岁？尝有所验，何县里人也？何病？医药已，其病之状皆何如？具悉而对。"臣意对曰：

自意少时，喜医药，医药方试之多不验者。至高后八年，得见师临菑元里公乘阳庆。庆年七十余，意得见事之。谓意曰："尽去而方书，非是也。庆有古先道遗传黄帝、扁鹊之脉书，五色诊病，知人生死，决嫌疑，定可治，及药论书，甚精。我家给富，心爱公，欲尽以我禁方书悉教公。"臣意即曰："幸甚，非意之所敢望也。"臣意即避席再拜谒，受其脉书上下经、五色诊、奇咳术、揆度阴阳外变、药论、石神、接阴阳禁书，受读解验之，可一年所。明岁即验之，有验，然尚未精也。要事之三年所，即尝已为人治，诊病决死生，有验，精良。今庆已死十年所，臣意年尽三年，年三十九岁也。

齐侍御史成自言病头痛，臣意诊其脉，告曰："君之病恶，不可言也。"即出，独告成弟昌曰："此病疽也，内发于肠胃之间，后五日当臃肿，后八日呕脓死。"成之病得之饮酒且内。成即如期死。所以知成之病者，臣意切其脉，得肝气。肝气浊而静，此内关之病也。脉法曰"脉长而弦，不得代四时者，其病主在于肝。和即经主病也，代则络脉有过"。经主病和者，其病得之筋髓里。其代绝而脉贲者，病得之酒且内。所以知其后五日而臃肿，八日呕脓死者，切其脉时，少阳初代。代者经病，病去过人，人则去。络脉主病，当其时，少阳初关一分，故中热而脓未发也，及五分，则至少阳之界，及八日，则呕脓死，故上二分而脓发，至界而臃肿，尽泄而死。热上则熏阳明，烂流络，流络动则脉结发，脉结发则烂解，故络交。热气已上行，至头而动，故头痛。

齐王中子诸婴儿小子病，召臣意诊切其脉，告曰："气鬲病。病使人烦懑，食不下，时呕沫。病得之忧，数忔食饮。"臣意即为之作下气汤以饮之，一日气下，二日能食，三日即病愈。所以知小子之病者，诊其脉，心气也，浊躁而经也，此络阳病也。脉法曰"脉来数疾去难而不一者，病主在心"。周身热，脉盛者，为重阳。重阳者，逿心主。故烦懑食不下则络脉有过，络脉有过则血上出，血上出者死。此悲心所生也，病得之忧也。

齐郎中令循病，众医皆以为蹙入中，而刺之。臣意诊之，曰："涌疝也，令人不得前后溲。"循曰："不得前后溲三日矣。"臣意饮以火齐汤，一饮得前溲，再饮大溲，三饮而疾愈。病得之内。所以知循病者，切其脉时，右口气急，脉无五藏气，右口脉大而数。数者中下热而涌，左为下，右为上，皆无五藏应，故曰涌疝。中热，故溺赤也。

齐中御府长信病，臣意入诊其脉，告曰："热病气也。然暑汗，脉少衰，不死。"曰："此病得之当浴流水而寒甚，已则热。"信曰："唯，然！往冬时，为王使于楚，至莒县阳周水，而莒桥梁颇坏，信则揽车辕未欲渡也，马惊，即堕，信身入水中，几死，吏即来救信，出之水中，衣尽濡，有间而身寒，已热如火，至今不可以见寒。"臣意即为之液汤火齐逐热，一饮汗尽，再饮热去，三饮病已。即使服药，出入二十日，身无病者。所以知信之病者，切其脉时，并阴。脉法曰"热病阴阳交者死"。切之不交，并阴。并阴者，脉顺清而愈，其热虽未尽，犹活也。肾气有时间浊，在太阴脉口而希，是水气也。肾固主水，故以此知之。失治一时，即转为寒热。

齐王太后病，召臣意入诊脉，曰："风瘅客脬，难于大小溲，溺赤。"臣意饮以火齐汤，一饮即前后溲，再饮病已，溺如故。病得之流汗出滫。滫者，去衣而汗晞也。所以知齐王太后病者，臣意诊其脉，切其太阴之口，湿然风气也。脉法曰"沈之而大坚，浮之而大紧者，病主在肾"。肾切之而相反也，脉大而躁。大者，膀胱气也；躁者，中有热而溺赤。

齐章武里曹山跗病，臣意诊其脉，曰："肺消瘅也，加以寒热。"即告其人曰："死，不治。适其共养，此不当医治。"法曰"后三日而当狂，妄起行，欲走；后五日死"。即如期死。山跗病得之盛怒而以接内。所以知山跗之病者，臣意切其脉，肺气热也。脉法曰"不平不鼓，形弊"。此五藏高之远数以经病也，故切之时不平而代。不平者，血不居其处；代者，时参击并至，乍躁乍大也。此两络脉绝，故死不治。所以加寒热者，言其人尸夺。尸夺者，形弊；形弊者，不当关灸镵石及饮毒药也。臣意未往诊时，齐太医先诊山跗病，灸其足少阳脉口，而饮之半夏丸，病者即泄注，腹中虚；又灸其少阴脉，是坏肝刚绝深，如是重损病者气，以故加寒热。所以后三日而当狂者，肝一络连属结绝乳下阳明，故络绝，开阳明脉，阳明脉伤，即当狂走。后五日死者，肝与心相去五分，故曰五日尽，尽即死矣。

齐中尉潘满如病少腹痛，臣意诊其脉，曰："遗积瘕也。"臣意即谓齐太仆臣饶、内史臣繇曰："中尉不复自止于内，则三十日死。"后二十余日，溲血死。病得之酒且内。所以知潘满如病者，臣意切其脉深小弱，其卒然合合也，是脾气也。右脉口气至紧小，见瘕气也。以次相乘，故三十日死。三阴俱抟者，如法；不俱抟者，决在急期；一抟一代者，近也。故其三阴抟，溲血如前止。

阳虚侯相赵章病，召臣意。众医皆以为寒中，臣意诊其脉曰："迵风。"迵风者，饮食下嗌而辄出不留。法曰"五日死"，而后十日乃死。病得之酒。所以知赵章之病者，臣意切其脉，脉来滑，是内风气也。饮食下嗌而辄出不留者，法五日死，皆为前分界法。后十日乃死，所以过者，其人嗜粥，故中藏实，中藏实故过期。师言曰"安谷者过期，不安谷者不及期"。

济北王病，召臣意诊其脉，曰："风蹶胸满。"即为药酒，尽三石，病已。得之汗出伏地。所以知济北王病者，臣意切其脉时，风气也，心脉浊。病法"过入其阳，阳气尽而阴气入"。阴气入张，则寒气上而热气下，故胸满。汗出伏地者，切其脉，气阴。阴气者，病必入中，出及瀺水也。

齐北宫司空命妇出于病，众医皆以为风入中，病主在肺，刺其足少阳脉。臣意诊其脉，曰："病气疝，客于膀胱，难于前后溲，而溺赤。病见寒气则遗溺，使人腹肿。"出于病得之欲溺不得，因以接内。所以知出于病者，切其脉大而实，其来难，是蹶阴之动也。脉来难者，疝气之客于膀胱也。腹之所以肿者，言蹶阴之络结小腹也。蹶阴有过则脉结动，动则腹肿。臣意即灸其足蹶阴之脉，左右各一所，即不遗溺而溲清，小腹痛止。即更为火齐汤以饮之，三日而疝气散，即愈。

故济北王阿母自言足热而懑，臣意告曰："热蹶也。"则刺其足心各三所，案之无出血，病旋已。病得之饮酒大醉。

济北王召臣意诊脉诸女子侍者，至女子竖，竖无病。臣意告永巷长曰："竖伤脾，不可劳，法当春呕血死。"臣意言王曰："才人女子竖何能？"王曰："是好为方，多伎能，为所是案法新，往年市之民所，四百七十万，曹偶四人。"王曰："得毋有病乎？"臣意对曰："竖病重，在死法中。"王召视之，其颜色不变，以为不然，不卖诸侯所。至春，竖奉剑从王之厕，王去，竖后，王令人召之，即仆于厕，呕血死。病得之流汗。流汗者，法病内重，毛发而色泽，脉不衰，此亦内之病也。

齐中大夫病龋齿，臣意灸其左大阳明脉，即为苦参汤，日嗽三升，出入五六日，病已。得之风，及卧开口，食而不嗽。

菑川王美人怀子而不乳，来召臣意。臣意往，饮以莨荡药一撮，以酒饮之，旋乳。臣意复诊其脉，而脉躁。躁者有余病，即饮以消石一齐，出血，血如豆比五六枚。

齐丞相舍人奴从朝入宫，臣意见之食闺门外，望其色有病气。臣意即告宦者平。平好为脉，学臣意所，臣意即示之舍人奴病，告之曰："此伤脾气也，当至春鬲塞不通，不能食饮，法至夏泄血死。"宦者平即往告相曰："君之舍人奴有病，病重，死期有日。"相君曰："卿何以知之？"曰："君朝时入宫，君之舍人奴尽食闺门外，平与仓公立，即示平曰，病如是者死。"相即召舍人而谓之曰："公奴有病不？"舍人曰："奴无病，身无痛者。"至春果病，至四月，泄血死。所以知奴病者，脾气周乘五藏，伤部而交，故伤脾之色也，望之杀然黄，察之如死青之兹。众医不知，以为大虫，不知伤脾。所以至春死病者，胃气黄，黄者土气也，土不胜木，故至春死。所以至夏死者，脉法曰："病重而脉顺清者曰内关"，内关之病，人不知其所痛，心急然无苦。若加以一病，死中春；一愈顺，及一时。其所以四月死者，诊其人时愈顺。愈顺者，人尚肥也。奴之病得之流汗数出，于火而以出见大风也。

菑川王病，召臣意诊脉，曰："蹶上为重，头痛身热，使人烦懑。"臣意即以寒水拊其头，刺足阳明脉，左右各三所，病旋已。病得之沐发未干而卧。诊如前，所以蹶，头热至肩。

齐王黄姬兄黄长卿家有酒召客，召臣意。诸客坐，未上食。臣意望见王后弟宋建，告曰："君有病，往四五日，君要胁痛不可俯仰，又不得小溲。不亟治，病即入濡肾。及其未舍五藏，急治之。病方今客肾濡，此所谓'肾痹'也。"宋建曰："然，建故有要脊痛。往四五日，天雨，黄氏诸倩见建家京下方石，即弄之，建亦欲效之，效之不能起，即复置之。暮，要脊痛，不得溺，至今不愈。"建病得之好持重。所以知建病者，臣意见其色，太阳色干，肾部上及界要以下者枯四分所，故以往四五日知其发也。臣意即为柔汤使服之，十八日所而病愈。

济北王侍者韩女病要背痛，寒热，众医皆以为寒热也。臣意诊脉，曰："内寒，月事不下也。"即窜以药，旋下，病已。病得之欲男子而不可得也。所以知韩女之病者，诊其脉时，切之，肾脉也，啬而不属。啬而不属者，其来难，坚，故曰月不下。肝脉弦，出左口，故曰欲男子不可得也。

临菑氾里女子薄吾病甚，众医皆以为寒热笃，当死，不治。臣意诊其脉，曰："蛲瘕。"蛲瘕为病，腹大，上肤黄粗，循之戚戚然。臣意饮以芫华一撮，即出蛲可数升，病已，三十日如故。病蛲得之于寒湿，寒湿气宛笃不发，化为虫。臣意所以知薄吾病者，切其脉，循其尺，其尺索刺粗，而毛美奉发，是虫气也。其色泽者，中藏无邪气及重病。

齐淳于司马病，臣意切其脉，告曰："当病迵风。迵风之状，饮食下嗌辄后之。病得之饱食而疾走。"淳于司马曰："我之王家食马肝，食饱甚，见酒来，即走去，驱疾至舍，即泄数十出。"臣意告曰："为火齐米汁饮之，七八日而当愈。"时医秦信在旁，臣意去，信谓左右阁都尉曰："意以淳于司马病为何？"曰："以为迵风，可治。"信即笑曰："是不知也。淳于司马病，法当后九日死。"即后九日不死，其家复召臣意。臣意往问之，尽如意诊。臣即为一火齐米汁，使服之，七八日病已。所以知之者，诊其脉时，切之，尽如法。其病顺，故不死。

齐中郎破石病，臣意诊其脉，告曰："肺伤，不治，当后十日丁亥溲血死。"即后十一日，溲血而死。破石之病，得之堕马僵石上。所以知破石之病者，切其脉，得肺阴气，其来散，数道至而不一也。色又乘之。所以知其堕马者，切之得番阴脉。番阴脉入虚里，乘肺脉。肺脉散者，固色变也乘之。所以不中期死者，师言曰"病者安谷即过期，不安谷则不及期"。其人嗜黍，黍主肺，故过期。所以溲血者诊脉法曰"病养喜阴处者顺死，养喜阳处者逆死"。其人喜自静，不躁，又久安坐，伏几而寐，故血下泄。

齐王侍医遂病，自练五石服之。臣意往过之，遂谓意曰："不肖有病，幸诊遂也。"臣意即诊之，告曰："公病中热。论曰：'中热不溲者，不可服五石'。石之为药精悍，公服之不得数溲，亟勿服。色将发臃。"
遂曰："扁鹊曰'阴石以治阴病，阳石以治阳病'。夫药石者有阴阳
水火之齐，故中热，即为阴石柔齐治之；中寒，即为阳石刚齐治之。"
臣意曰："公所论远矣。扁鹊虽言若是，然必审诊，起度量，立规矩，
称权衡，合色脉表里有余不足顺逆之法，参其人动静与息相应，乃可
以论。论曰：'阳疾处内，阴形应外者，不加悍药及镵石'。夫悍药
入中，则邪气辟矣，而宛气愈深。诊法曰'二阴应外，一阳接内者，
不可以刚药'。刚药入则动阳，阴病益衰，阳病益箸，邪气流行，为
重困于俞，忿发为疽。"意告之后百余日，果为疽发乳上，入缺盆，死。
此谓论之大体也，必有经纪。拙工有一不习，文理阴阳失矣。

齐王故为阳虚侯时，病甚，众医皆以为蹶。臣意诊脉，以为痹，
根在右胁下，大如覆杯，令人喘，逆气不能食。臣意即以火齐粥且饮，
六日气下；即令更服丸药，出入六日，病已。病得之内。诊之时不能
识其经解，大识其病所在。

臣意尝诊安阳武都里成开方，开方自言以为不病，臣意谓之病苦
沓风，三岁四支不能自用，使人瘖，瘖即死。今闻其四支不能用，瘖
而未死也。病得之数饮酒以见大风气。所以知成开方病者，诊之，其
脉法奇咳言曰"藏气相反者死"。切之，得肾反肺，法曰"三岁死"也。

安陵阪里公乘项处病，臣意诊脉，曰："牡疝。"牡疝在鬲下，
上连肺。病得之内。臣意谓之："慎毋为劳力事，为劳力事则必呕血
死。"处后蹴踘（音促拘），要蹶寒，汗出多，即呕血。臣意复诊之，曰：
"当旦日日夕死。"即死。病得之内。所以知项处病者，切其脉得番阳。
番阳入虚里，处旦日死。一番一络者，牡疝也。

臣意曰：他所诊期决死生及所治已病众多，久颇忘之，不能尽识，不敢以对。

问臣意："所诊治病，病名多同而诊异，或死或不死，何也？"对曰："病名多相类，不可知，故古圣人为之脉法，以起度量，立规矩，县权衡，案绳墨，调阴阳，别人之脉各名之，与天地相应，参合于人，故乃别百病以异之，有数者皆异之，无数者同之。然脉法不可胜验，诊疾人以度异之，乃可别同名，命病主在所居。今臣意所诊者，皆有诊籍。所以别之者，臣意所受师方适成，师死，以故表籍所诊，期决死生，观所失所得者合脉法，以故至今知之。"

问臣意曰："所期病决死生，或不应期，何故？"对曰："此皆饮食喜怒不节，或不当饮药，或不当针灸，以故不中期死也。"

问臣意："意方能知病死生，论药用所宜，诸侯王大臣有尝问意者不？及文王病时，不求意诊治，何故？"对曰："赵王、胶西王、济南王、吴王皆使人来召臣意，臣意不敢往。文王病时，臣意家贫，欲为人治病，诚恐吏以除拘臣意也，故移名数，左右不修家生，出行游国中，问善为方数者事之久矣，见事数师，悉受其要事，尽其方书意，及解论之。身居阳虚侯国，因事侯。侯入朝，臣意从之长安，以故得诊安陵项处等病也。"

问臣意："知文王所以得病不起之状？"臣意对曰："不见文王病，然窃闻文王病喘，头痛，目不明。臣意心论之，以为非病也。以为肥而蓄精，身体不得摇，骨肉不相任，故喘，不当医治。脉法曰'年二十脉气当趋，年三十当疾步，年四十当安坐，年五十当安卧，年六十已上气当大董'。文王年未满二十，方脉气之趋也而徐之，不应天道四时。后闻医灸之即笃，此论病之过也。臣意论之，以为神气争而邪气入，非年少所能复之也，以故死。所谓气者，当调饮食，择晏日，车步广志，以适筋骨肉血脉，以泻气。故年二十，是谓'易賁'。法不当砭灸，砭灸至气逐。"

问臣意："师庆安受之？闻于齐诸侯不？"对曰："不知庆所师受。庆家富，善为医，不肯为人治病，当以此故不闻。庆又告臣意曰：'慎毋令我子孙知若学我方也。'"

问臣意："师庆何见于意而爱意，欲悉教意方？"对曰："臣意不闻师庆为方善也。意所以知庆者，意少时好诸方事，臣意试其方，皆多验，精良。臣意闻菑川唐里公孙光善为古传方，臣意即往谒之。得见事之，受方化阴阳及传语法，臣意悉受书之。臣意欲尽受他精方，公孙光曰：'吾方尽矣，不为爱公所。吾身已衰，无所复事之。是吾年少所受妙方也，悉与公，毋以教人。'臣意曰：'得见事侍公前，悉得禁方，幸甚。意死不敢妄传人。'居有间，公孙光闲处，臣意深论方，见言百世为之精也。师光喜曰：'公必为国工。吾有所善者皆疏，同产处临菑，善为方，吾不若，其方甚奇，非世之所闻也。吾年中时，尝欲受其方，杨中倩不肯，曰"若非其人也"。胥与公往见之，当知公喜方也。其人亦老矣，其家给富。'时者未往，会庆子男殷来献马，因师光奏马王所，意以故得与殷善。光又属意于殷曰：'意好数，公必谨遇之，其人圣儒。'即为书以意属阳庆，以故知庆。臣意事庆谨，以故爱意也。"

问臣意曰："吏民尝有事学意方，及毕尽得意方不？何县里人？"对曰："临菑人宋邑。邑学，臣意教以五诊，岁余。济北王遣太医高期、王禹学，臣意教以经脉高下及奇络结，当论俞所居，及气当上下出入邪逆顺，以宜镵石，定砭灸处，岁余。菑川王时遣太仓马长冯信正方，臣意教以案法逆顺，论药法，定五味及和齐汤法。高永侯家丞杜信，喜脉，来学，臣意教以上下经脉五诊，二岁余。临菑召里唐安来学，臣意教以五诊上下经脉，奇咳，四时应阴阳重，未成，除为齐王侍医。"

问臣意："诊病决死生，能全无失乎？"臣意对曰："意治病人，必先切其脉，乃治之。败逆者不可治，其顺者乃治之。心不精脉，所期死生视可治，时时失之，臣意不能全也。"

太史公曰：女无美恶，居宫见妒；士无贤不肖，入朝见疑。故扁鹊以其伎见殃，仓公乃匿迹自隐而当刑。缇萦通尺牍，父得以后宁。故老子曰"美好者不祥之器"，岂谓扁鹊等邪？若仓公者，可谓近之矣。

第二节
华佗、郭玉

华佗是东汉著名医家，与张仲景、董奉合称为"建安三神医"。《后汉书》《三国志》中均有其传记，他精通临证各科，尤其是创制了麻沸散，具有高超的外科技术。华佗还善于养生保健，创编了五禽戏，一直沿用至今，成为国家级非物质文化遗产。郭玉亦为东汉著名医家，担任过太医丞。《后汉书》为其作传，他不仅精通脉诊、针灸，还具有高尚的医德，热心为贫苦百姓治病。

一、华佗

华佗（？—208，图4-2），字元化，沛国谯（今安徽亳州）人。华佗淡泊名利，不慕富贵，多次推辞朝廷的征召，长期坚持在民间行医，足迹遍及今江苏、山东、河南、安徽一带，深受百姓的推崇和爱戴。华佗晚年因不愿做曹操的侍医，而被曹操杀害。临死前，他欲把医术传下去，遂拿出自己的医书给看押他的狱卒，说此书可以救人，但狱卒害怕受到牵连而不敢接受，于是华佗只好把医书给烧了。又有传说医书装于"青囊"

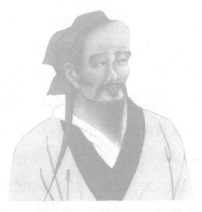

图4-2 华佗画像

之中，后人为纪念华佗，就以"青囊"来代称医书，如唐代诗人刘禹锡的《闲坐忆乐天以诗问酒熟未》："案头开缥帙，肘后检青囊。唯有达生理，应无治老方。减书存眼力，省事养心王。君酒何时熟，相携入醉乡。"因此，华佗的著作未曾流传下来。传说现存的《中藏经》为华佗所作，但后人疑其系六朝人假托华佗之名而作。

华佗精通内、外、妇、儿、针灸各科，尤以外科著称。特别是他创用麻沸散进行全身麻醉，施行剖腹手术。据《后汉书》记载："若疾发结于内，针药所不能及者，乃令先以酒服麻沸散。既醉无所觉，因刳破腹背，抽割积聚。若在肠胃，则断截湔洗，除去疾秽，既可缝合，傅以神膏，四五日创愈，一月间皆平复。"这种全身麻醉术在我国医学史上是空前的，比西方全身麻醉外科手术的记录早了一千六百多年，在世界麻醉学和外科手术史上占有重要地位，故华佗被后世尊为"外科鼻祖"。

华佗在疾病的诊治上，也有高超的技术。史书上载有多例华佗治病的医案。在诊断上，华佗长于望诊和脉诊。府吏儿寻、李延"头痛身热，所苦正同"，华佗看过病症后认为"寻外实，延内实"，分别采用汗法和下法而奏效。李将军妻子伤于妊娠，华佗切脉后诊断为双胞胎，认为一胎产后，另一胎未能生出，留在腹内成为死胎，从而导致发病。这是史书中有关母腹内长期留有死胎的最早记载。华佗还在治疗寄生虫方面有着丰富的经验。史书记载，有一次华佗路遇一"病咽塞"的病人，判断是肠虫病，让其服"蒜齑（音机）大酢（音促）"，病人服后吐一蛇（蛔虫）而病愈。广陵太守陈登胸中烦闷、面赤、不食，华佗为其诊脉后认为是胃中有虫，当即制汤药两升，连服两次，不久吐出虫三升。华佗还断定此病三年后会复发，后果然如此。

在针灸方面，华佗也有很深的造诣。曹操经久不治的头风病，经华佗针刺后即能止痛。据《三国志·华佗传》记载，华佗的针和灸取穴甚少，但疗效明显，"若当灸，不过一两处，每处不过七八壮，病亦应除。若当针，亦不过一两处"。后人为纪念华佗在针灸上的贡献，特将脊椎两旁的二十四个穴位命名为"华佗夹脊穴"。华佗还善于应用心理疗法治病，如设计激太守大怒而吐黑血，使病痊愈。这是最早见于记载的心理疗法的具体病案。

华佗注重养生，提倡体育锻炼。他说："人体欲得劳动，但不当使极尔。动摇则谷气得消，血脉流通，病不得生。譬犹户枢不朽是也。"他在继承古代气功导引的基础上，模仿虎、鹿、熊、猿、鸟五种动物的活动姿态，创制了一套体操，名为"五禽之戏"。这种五禽戏可使头、身、腰、四肢及各个关节都得到活动。华佗本人由于通晓并练习这种养生之术，故"年且百岁，而犹有壮容"。其弟子吴晋依此法长期坚持锻炼，至九十岁还"耳目聪明，齿牙完坚"。五禽戏开创了我国医疗体育的先河，对后世影响很大，而且在中国史上也有相当的地位。华佗是东汉杰出的医学家，他对我国医学的发展有着重大的贡献，他淡泊功名利禄，有着高尚的品德，千百年来为人们所称道，在中国医学史上占有重要地位，并被国外称为"中国的希波克拉底"。

附：《华佗传》（节选自《三国志》）

华佗，字元化，沛国谯人也，一名旉（音夫）。游学徐土，兼通数经。沛相陈珪（音归）举孝廉，太尉黄琬辟，皆不就。晓养性之术，时人以为年且百岁而貌有壮容。又精方药，其疗疾，合汤不过数种，心解分剂，不复称量，煮熟便饮，语其节度，舍去辄愈。若当灸，不过一两处，每处不过七八壮，病亦应除。若当针，亦不过一两处，下针言"当引某许，若至，语人"。病者言"已到"，应便拔针，病亦行差。若病结积在内，针药所不能及，当须刳割者，便饮其麻沸散，须臾便如醉死无所知，因破取。病若在肠中，便断肠湔洗，缝腹膏摩，四五日差，不痛，人亦不自寤，一月之间，即平复矣。

故甘陵相夫人有娠六月，腹痛不安，佗视脉，曰："胎已死矣。"使人手摸知所在，在左则男，在右则女。人云"在左"，于是为汤下之，果下男形，即愈。

县吏尹世苦四支烦，口中干，不欲闻人声，小便不利。佗曰："试作热食，得汗则愈；不汗，后三日死。"即作热食而不汗出，佗曰："藏气已绝于内，当啼泣而绝。"果如佗言。

府吏儿寻、李延共止，俱头痛身热，所苦正同。佗曰："寻当下之，延当发汗。"或难其异，佗曰："寻外实，延内实，故治之宜殊。"即各与药，明旦并起。

盐渎严昕与数人共候佗，适至，佗谓昕曰："君身中佳否？"昕曰："自如常。"佗曰："君有急病见于面，莫多饮酒。"坐毕归，行数里，昕卒头眩堕车，人扶将还，载归家，中宿死。

故督邮顿子献得病已差，诣佗视脉，曰："尚虚，未得复，勿为劳事，御内即死。临死，当吐舌数寸。"其妻闻其病除，从百余里来省之，止宿交接，中间三日发病，一如佗言。

督邮徐毅得病，佗往省之。毅谓佗曰："昨使医曹吏刘租针胃管讫，便苦咳嗽，欲卧不安。"佗曰："刺不得胃管，误中肝也，食当日减，五日不救。"遂如佗言。

东阳陈叔山小男二岁得疾，下利常先啼，日以羸困。问佗，佗曰："其母怀躯，阳气内养，乳中虚冷，儿得母寒，故令不时愈。"佗与四物女宛丸，十日即除。

彭城夫人夜之厕，虿螫其手，呻呼无赖。佗令温汤近热，渍手其中，卒可得寐，但旁人数为易汤，汤令暖之，其旦即愈。

军吏梅平得病，除名还家，家居广陵，未至二百里，止亲人舍。有顷，佗偶至主人许，主人令佗视平，佗谓平曰："君早见我，可不至此。今疾已结，促去可得与家相见，五日卒。"应时归，如佗所刻。

佗行道，见一人病咽塞，嗜食而不得下，家人车载欲往就医。佗闻其呻吟，驻车往视，语之曰："向来道边有卖饼家蒜齑大酢，从取三升饮之，病自当去。"即如佗言，立吐蛇一枚，悬车边，欲造佗。佗尚未还，小儿戏门前，逆见，自相谓曰："似逢我公，车边病是也。"疾者前入坐，见佗北壁悬此蛇辈约以十数。

又有一郡守病，佗以为其人盛怒则差，乃多受其货而不加治，无何弃去，留书骂之。郡守果大怒，令人追捉杀佗。郡守子知之，属使勿逐。守瞋恚既甚，吐黑血数升而愈。

又有一士大夫不快，佗云："君病深，当破腹取。然君寿亦不过十年，病不能杀君，忍病十岁，寿俱当尽，不足故自割裂。"士大夫不耐痛痒，必欲除之。佗遂下手，所患寻差，十年竟死。

广陵太守陈登得病，胸中烦懑，面赤不食。佗脉之曰："府君胃中有虫数升，欲成内疽，食腥物所为也。"即作汤二升，先服一升，斯须尽服之。食顷，吐出三升许虫，赤头皆动，半身是生鱼脍也，所苦便愈。佗曰："此病后三期当发，遇良医乃可济救。"依期果发动，时佗不在，如言而死。

太祖闻而召佗，佗常在左右。太祖苦头风，每发，心乱目眩，佗针鬲，随手而差。

李将军妻病甚，呼佗视脉，曰："伤娠而胎不去。"将军言："闻实伤娠，胎已去矣。"佗曰："案脉，胎未去也。"将军以为不然。佗舍去，妇稍小差。百余日复动，更呼佗，佗曰："此脉故事有胎。前当生两儿，一儿先出，血出甚多，后儿不及生。母不自觉，旁人亦不寤，不复迎，遂不得生。胎死，血脉不复归，必燥著母脊，故使多脊痛。今当与汤，并针一处，此死胎必出。"汤针既加，妇痛急如欲生者。佗曰："此死胎久枯，不能自出，宜使人探之。"果得一死男，手足完具，色黑，长可尺许。

佗之绝技，凡类此也。然本作士人，以医见业，意常自悔。后太祖亲理得病笃重，使佗专视。佗曰："此近难济，恒事攻治，可延岁月。"佗久远家思归，因曰："当得家书，方欲暂还耳。"到家，辞以妻病，数乞期不反。太祖累书呼，又敕郡县发遣。佗恃能厌食事，犹不上道。太祖大怒，使人往检。若妻信病，赐小豆四十斛，宽假限日；若其虚诈，便收送之。于是传付许狱，考验首服。荀彧（音玉）请曰："佗术实工，人命所悬，宜含宥（音右）之。"太祖曰："不忧，天下当无此鼠辈耶？"遂考竟佗。佗临死，出一卷书与狱吏，曰："此可以活人。"吏畏法不受，佗亦不强，索火烧之。佗死后，太祖头风未除。太祖曰："佗能愈此。小人养吾病，欲以自重，然吾不杀此子，亦终当不为我断此根原耳。"及后爱子仓舒病困，太祖叹曰：

"吾悔杀华佗，令此儿强死也。"

初，军吏李成苦咳嗽，昼夜不寐，时吐脓血，以问佗。佗言："君病肠臃，咳之所吐，非从肺来也。与君散两钱，当吐二升余脓血讫，快自养，一月可小起，好自将爱，一年便健。十八岁当一小发，服此散，亦行复差。若不得此药，故当死。"复与两钱散。成得药，去五六岁，亲中人有病如成者，谓成曰："卿今强健，我欲死，何忍无急去药，以待不祥？先持贷我，我差，为卿从华佗更索。"成与之。已故到谯，适值佗见收，匆匆不忍从求。后十八岁，成病竟发，无药可服，以至于死。

广陵吴普、彭城樊阿皆从佗学。普依准佗治，多所全济。佗语普曰："人体欲得劳动，但不当使极尔。动摇则谷气得消，血脉流通，病不得生，譬犹户枢不朽是也。是以古之仙者为导引之事，熊颈鸱顾，引挽腰体，动诸关节，以求难老。吾有一术，名五禽之戏，一曰虎，二曰鹿，三曰熊，四曰猿，五曰鸟，亦以除疾，并利蹄足，以当导引。体中不快，起作一禽之戏，沾濡汗出，因上着粉，身体轻便，腹中欲食。"普施行之，年九十余，耳目聪明，齿牙完坚。阿善针术。凡医咸言背及胸藏之间不可妄针，针之不过四分，而阿针背入一二寸，巨阙胸藏针下五六寸，而病辄皆瘳。阿从佗求可服食益于人者，佗授以漆叶青黏散。漆叶屑一升，青黏屑十四两，以是为率，言久服去三虫，利五藏，轻体，使人头不白。阿从其言，寿百余岁。漆叶处所而有，青黏生于丰、沛、彭城及朝歌云。

二、郭玉

郭玉（约1—2世纪），广汉郡雒县（今四川广汉市北）人，东汉著名医学家，曾任汉和帝的太医丞。他医术高超，尤善脉诊和针灸。据《后汉书》记载，和帝曾令美手腕之嬖臣，与女子杂处帷中，然后让郭玉切脉。郭玉诊脉后说："左阳右阴，脉有男女，状若异人，臣疑其故"，故汉和帝非常钦佩他的高超技术。

郭玉热心为劳苦大众治病，"虽贫贱厮养，必尽其心力"，疗效很好。而给达官贵人治疗，效果却差多了。和帝曾宣召郭玉，问其原委。郭玉回答，医生给人看病要无拘无束，才能充分发挥他的才智。假如医生面对病人时恐惧紧张，惕惕不安，就无法施展其才能和技术了。郭玉还指出，给贵族治病有四难，即"自用意而不任臣，一难也；将身不谨，二难也；骨节不强，不能使药，三难也；好逸恶劳，四难也"，深刻指出了权贵久病难以治愈的原因。

附：《郭玉传》（节选自《后汉书》）

郭玉者，广汉雒人也。初，有老父不知何出，常渔钓于涪水，因号涪翁。乞食人间，见有疾者，时下针石，辄应时而效，乃著针经、诊脉法传于世。弟子程高寻求积年，翁乃授之。高亦隐迹不仕。玉少师事高，学方诊六微之技、阴阳隐侧之术。和帝时，为太医丞，多有效应。帝奇之，仍试令嬖臣美手腕者与女子杂处帷中，使玉各诊一手，问所疾苦。玉曰："左阳右阴，脉有男女，状若异人。臣疑其故。"帝叹息称善。

玉仁爱不矜，虽贫贱厮养，必尽其心力，而医疗贵人，时或不愈。帝乃令贵人羸服变处，一针即差。召玉诘问其状。对曰："医之为言意也。腠理至微，随气用巧。针石之间，毫芒即乖。神存于心手之际，可得解而不可得言也。夫贵者处尊高以临臣，臣怀怖慑以承之。其为疗也，有四难焉：自用意而不任臣，一难也；将身不谨，二难也；骨节不强，不能使药，三难也；

好逸恶劳，四难也。针有分寸，时有破漏，重以恐惧之心，加以裁慎之志，臣意且犹不尽，何有于病哉！此其所为不愈也。"帝善其对。年老卒官。

第三节
皇甫谧、葛洪

皇甫谧是魏晋时期著名学者、医家，著有《针灸甲乙经》。《晋书》为其作传，记载了他的品格、志向、才识及成就。因他对后世针灸学的发展具有深远的影响，被称为"针灸学之祖"。葛洪是东晋著名的医家、炼丹家，其主要著作有《肘后方》《抱朴子》。《晋书》中亦有其传记。他是我国最早观察和记录结核病的医学家，此外，他还第一次记载了天花和恙虫病等传染病。他所编撰的《肘后备急方》，原名《肘后救卒方》，简称《肘后方》，是中医史上第一部临床急救手册。

一、皇甫谧

皇甫谧（215—282 年，图 4-3），字士安，幼年名静，自号玄晏先生，安定朝那（今甘肃省灵台县朝那镇）人。

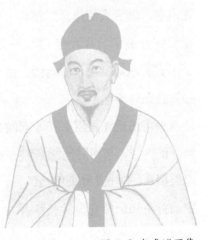

图 4-3 皇甫谧画像

皇甫谧小时候不爱学习，每日游荡玩耍，人们笑他是个傻瓜。之后在叔母任氏的教诲下，二十岁才开始发愤读书。因为家境贫寒，不能专门读书，只好经常带书下地，边耕作边学习。四十二岁时，他不幸患风痹症，半身不遂，肉体遭受了极大的痛苦。然而，他没有被病魔吓倒，仍手不释卷，在病榻上开始自修医学。五十四岁时，他因服寒石散，得了一场大病，身心受到重创，甚至一度有自杀的念头。

皇甫谧在病榻上，遍读《内经》《明堂孔穴针灸治要》《针经》等医书，寻求治愈自己风痹症的针灸疗法。为了体验"得气"的感觉，他让儿子在自己身上一次次试针，切身感觉到了酸、麻、胀的针感。经过一段时间的针刺，他的风痹症有了明显的好转。一天，他拄着拐杖外出，看到美丽的河山，大为兴奋。当时正值初春，阳光明媚，万木吐翠，百鸟争鸣，一派生机勃勃的景象。他激动地对儿子和弟子们说："我要用有生之年，把针灸资料整理出来，供后人使用。"在弟子们的帮助下，浩繁的针灸资料整理工作开始了。晋武帝（265—290年在位）得知了他的才学，下诏书聘他做皇太子的老师。他为了医学事业，谢绝了高禄，一心倾注在针灸学上。

皇甫谧把《灵枢》和《素问》中有关经脉、腧穴、针法等几部分的内容，与当时他所见到的《明堂孔穴针灸治要》综合起来，以类相从，撰成《针灸甲乙经》十二卷。这样便将《灵枢》《素问》中的针灸知识转变为针灸专著。《针灸甲乙经》也体现了晋代针灸学的最高水平，对后世针灸学的发展具有重要影响。特别是他把胸、腹、头、背部的腧穴均从体表划分出几条线来排列。这样寻找腧穴，不仅便利，而且准确。自从皇甫谧创此先例以来，唐代甄权《明堂图》、孙思邈《千金方》均宗其例，实为腧穴图之一大改变。《针灸甲乙经》对阐述经络理论，统一古代针灸的名称、位置、取穴方法，总结针灸学的成就等，都作出了重大的贡献。此外，他在史学方面也颇有造诣，著作有《帝王世纪》《高士传》《逸士传》《列女传》《玄晏春秋》等。

附：《皇甫谧传》（节选自《晋书》）

皇甫谧，字士安，幼名静，安定朝那人，汉太尉嵩之曾孙也。出后叔父，徙居新安。年二十，不好学，游荡无度，或以为痴。尝得瓜果，辄进所后叔母任氏。任氏曰："孝经云：'三牲之养，犹为不孝。'汝今年余二十，目不存教，心不入道，无以慰我。"因叹曰："昔孟母三徙以成仁，曾父烹豕以存教，岂我居不卜邻，教有所阙，何尔鲁钝之甚也！修身笃学，自汝得之，于我何有！"因对之流涕。谧乃感激，就乡人席坦受书，勤力不怠。居贫，躬自稼穑，带经而农，遂博综典籍百家之言。沈静寡欲，始有高尚之志，以著述为务，自号玄晏先生。著礼乐、圣真之论。后得风痹疾，犹手不辍卷。

或劝谧修名广交，谧以为"非圣人孰能兼存出处，居田里之中亦可以乐尧舜之道，何必崇接世利，事官鞅掌，然后为名乎"。作玄守论以答之，曰："或谓谧曰：'富贵人之所欲，贫贱人之所恶，何故委形待于穷而不变乎？且道之所贵者，理世也；人之所美者，及时也。先生年迈齿变，饥寒不赡，转死沟壑，其谁知乎？'谧曰：'人之所至惜者，命也；道之所必全者，形也；性形所不可犯者，疾病也。若扰全道以损性命，安得去贫贱存所欲哉？吾闻食人之禄者怀人之忧，形强犹不堪，况吾之弱疾乎！且贫者士之常，贱者道之实，处常得实，没齿不忧，孰与富贵扰神耗精者乎！又生为人所不知，死为人所不惜，至矣！暗聋之徒，天下之有道者也。夫一人死而天下号者，以为损也；一人生而四海笑者，以为益也。然则号笑非益死损生也。是以至道不损，至德不益。何哉？体足也。如回天下之念以追损生之祸，运四海之心以广非益之病，岂道德之至乎！夫唯无损，则至坚矣；夫唯无益，则至厚矣。坚故终不损，厚故终不薄。苟能体坚厚之实，居不薄之真，立乎损益之外，游乎形骸之表，则我道全矣。'"遂不仕。耽玩典籍，忘寝与食，时人谓之"书淫"。或有箴其过笃，将损耗精神。谧曰："朝闻道，夕死可矣，况命之修短分定悬天乎！"

叔父有子既冠，谧年四十丧所生后母，遂还本宗。

城阳太守梁柳，谧从姑子也，当之官，人劝谧饯之。谧曰："柳为布衣时过吾，吾送迎不出门，食不过盐菜，贫者不以酒肉为礼。今作郡而送之，是贵城阳太守而贱梁柳，岂中古人之道，是非吾心所安也。"

时魏郡召上计掾，举孝廉；景元初，相国辟，皆不行。其后乡亲劝令应命，谧为释劝论以通志焉。其辞曰：

相国晋王辟余等三十七人，及泰始登禅，同命之士莫不毕至，皆拜骑都尉，或赐爵关内侯，进奉朝请，礼如侍臣。唯余疾困，不及国宠。宗人父兄及我僚类，咸以为天下大庆，万姓赖之，虽未成礼，不宜安寝，纵其疾笃，犹当致身。余唯古今明王之制，事无巨细，断之以情，实力不堪，岂慢也哉！乃伏枕而叹曰："夫进者，身之荣也；退者，命之实也。设余不疾，执高箕山，尚当容之，况余实笃！故尧舜之世，士或收迹林泽，或过门不敢入。咎繇之徒两遂其愿者，遇时也。故朝贵致功之臣，野美全志之士。彼独何人哉！今圣帝龙兴，配名前哲，仁道不远，斯亦然乎！客或以常言见逼，或以逆世为虑。余谓上有宽明之主，下必有听意之人，天网恢恢，至否一也，何尤于出处哉！"遂究宾主之论，以解难者，名曰释劝。

客曰："盖闻天以悬象致明，地以含通吐灵。故黄钟次序，律吕分形。是以春华发萼，夏繁其实，秋风逐暑，冬冰乃结。人道以之，应机乃发。三材连利，明若符契。故士或同升于唐朝，或先觉于有莘，或通梦以感主，或释钓于渭滨，或叩角以干齐，或解褐以相秦，或冒谤以安郑，或乘驷以救屯，或班荆以求友，或借术于黄神。故能电飞景拔，超次迈伦，腾高声以奋远，抗宇宙之清音。由此观之，进德贵乎及时，何故屈此而不伸？今子以英茂之才，游精于六艺之府、散意于众妙之门者有年矣。既遭皇禅之朝，又投禄利之际，委圣明之主，偶知己之会，时清道真，可以冲迈，此真吾生濯发云汉、鸿渐之秋也。韬光逐薮（音薮），含章未曜，龙潜九泉，坚焉执高，弃通道之远由，守介人之局操，无乃乖于道之趣乎？

且吾闻招摇昏回则天位正，五教班叙则人理定。如今王命切至，委虑有司，上招迕主之累，下致骇众之疑。达者贵同，何必独异？群贤可从，何必守意？方今同命并臻，饥不待餐，振藻皇涂，咸秩天官。子独栖迟衡门，放形世表，逊遁丘园，不眄华好，惠不加人，行不合道，身婴大疢（音趁），性命难保。若其羲和促辔，大火西颓，临川恨晚，将复何阶！夫贵阴贱璧，圣所约也；颠倒衣裳，明所箴也。子其鉴先哲之洪范，副圣朝之虚心，冲灵翼于云路，浴天池以濯鳞，排阊阖，步玉岑，登紫阁，侍北辰，翻然景曜，杂沓英尘。辅唐虞之主，化尧舜之人，宣刑错之政，配殷周之臣，铭功景钟，参叙彝伦，存则鼎食，亡为贵臣，不亦茂哉！而忽金白之辉曜，忘青紫之班瞵，辞容服之光粲，抱弊褐之终年，无乃勤乎！"

主人笑而应之曰："吁！若宾可谓习外观之晖晖，未睹幽人之仿佛也；见俗人之不容，未喻圣皇之兼爱也；循方圆于规矩，未知大形之无外也。故曰，天玄而清，地静而宁，含罗万类，旁薄群生，寄身圣世，托道之灵。若夫春以阳散，冬以阴凝，泰液含光，元气混蒸，众品仰化，诞制殊征。故进者享天禄，处者安丘陵。是以寒暑相推，四宿代中，阴阳不治，运化无穷，自然分定，两克厥中。二物俱灵，是谓大同了彼此无怨，是谓至通。

若乃衰周之末，贵诈贱诚，牵于权力，以利要荣。故苏子出而六主合，张仪入而横势成，廉颇存而赵重，乐毅去而燕轻，公叔没而魏败，孙膑刖而齐宁，蠡种亲而越霸，屈子疏而楚倾。是以君无常籍，臣无定名，损义放诚，一虚一盈。故冯以弹剑感主，女有反赐之说，项奋拔山之力，蒯陈鼎足之势，东郭劫于田荣，颜阖耻于见逼。斯皆弃礼丧真，苟荣朝夕之急者也，岂道化之本与！

若乃圣帝之创化也，参德乎二皇，齐风乎虞夏，欲温温而和畅，不欲察察而明切也；欲混混若玄流，不欲荡荡而名发也；欲索索而条解，不欲契契而绳结也；欲芒芒而无垠际，不欲区区而分别也；欲暗然而内章，不欲示白若冰雪也；欲醇醇而任德，不欲琐琐而执法也。是以见机者以动成，好遁者无所迫。故曰，一明一昧，得道之概；一弛一张，合礼之方；一浮一沉，兼得其真。故上有劳谦之爱，下有不名之臣；朝有聘贤之礼，野有遁窜之人。是以支伯以幽疾距唐，李老寄迹于西邻，颜氏安陋以成名，原思娱道于至贫，荣期以三乐感尼父，黔娄定谥于布衾，干木偃息以存魏，荆莱志迈于江岑，君平因著以道著，四皓潜德于洛滨，郑真躬耕以致誉，幼安发令乎今人。皆持难夺之节，执不回之意，遭拔俗之主，全彼人之志。故有独定之计者，不借谋于众人；守不动之安者，不假虑于群宾。故能弃外亲之华，通内道之真，去显显之明路，入昧昧之埃尘，宛转万情之形表，排托虚寂以寄身，居无事之宅，交释利之人。轻若鸿毛，重若泥沈，损之不得，测之愈深。真吾徒之师表，余迫疾而不能及者也。子议吾失宿而骇众，吾亦怪子较论而不折中也。

夫才不周用，众所斥也。寝疾弥年，朝所弃也。是以胥克之废，丘明列焉；伯牛有疾，孔子斯叹。若黄帝创制于九经，岐伯剖腹以蠲（音捐）肠，扁鹊造虢而尸起，文挚徇命于齐王，医和显术于秦晋，仓公发秘于汉皇，华佗存精于独识，仲景垂妙于定方。徒恨生不逢乎若人，故乞命诉乎明王。求绝编于天录，亮我躬之辛苦，冀微诚之降霜，故俟罪而穷处。

其后武帝频下诏敦逼不已，谧上疏自称草莽臣，曰："臣以尪（音汪）弊，迷于道趣，因疾抽簪，散发林阜，人纲不闲，鸟兽为群。陛下披榛采兰，并收蒿艾。是以皋陶振褐，不仁者远。臣惟顽蒙，备食晋粟，犹识唐人击壤之乐，宜赴京城，称寿阙外。而小人无良，致灾速祸，久婴笃疾，躯半不仁，右脚偏小，十有九载。又服寒食药，违错节度，辛苦茶毒，于今七年。隆冬裸袒食冰，当暑烦闷，加以咳逆，或若温疟，或类伤寒，浮气流肿，四肢酸重。于今困劣，救命呼嗡，父兄见出，妻息长诀。仰迫天威，扶舆就道，所苦加焉，不任进路，委身待罪，伏枕叹息。臣闻韶卫不并奏，雅郑不兼御，故邻（音细）子入周，祸延王叔；虞丘称贤，樊姬掩口。君子小人，礼不同器，况臣糠麸（音巩），粺之雕胡？庸夫锦衣，不称其服也。窃闻同命之士，咸以毕到，唯臣疾疢，抱衅床蓐，虽贪明时，惧毙命路隔。设臣不疾，已遭尧舜之世，执志箕山，犹当容之。臣闻上有明圣之主，下有输实之臣；上有在宽之政，下有委情之人。唯陛下留神垂恕，更旌瑰俊，索隐于傅岩，收钓于渭滨，无令泥滓久浊清流。"谧辞切言至，遂见听许。

岁余，又举贤良方正，并不起。自表就帝借书，帝送一车书与之。谧虽羸疾，而披阅不怠。初服寒食散，而性与之忤，每委顿不伦，尝悲恚，叩刃欲自杀，叔母谏之而止。

济阴太守蜀人文立，表以命士有赞为烦，请绝其礼币，诏从之。谧闻而叹曰："亡国之大夫不可与图存，而以革历代之制，其可乎！夫'束帛戋戋'，易之明义，玄纁（音熏）之赞，自古之旧也。故孔子称夙夜强学以待问，席上之珍以待聘。士于是乎三揖乃进，明致之难也；一让而退，明去之易也。若殷汤之于伊尹，文王之于太公，或身即莘野，或就载以归，唯恐礼之不重，岂吝其烦费哉！且一礼不备，贞女耻之，况命士乎！孔子曰：'赐也，尔爱其羊，我爱其礼。'弃之如何？政之失贤，于此乎在矣。"

咸宁初，又诏曰："男子皇甫谧沈静履素，守学好古，与流俗异趣，其以谧为太子中庶子。"谧固辞笃疾。帝初虽不夺其志，寻复发诏征为议郎，又召补著作郎。司隶校尉刘毅请为功曹，并不应。著论为葬送之制，名曰笃终，曰：

> 玄晏先生以为存亡天地之定制，人理之必至也。故礼六十而制寿，至于九十，各有等差，防终以素，岂流俗之多忌者哉！吾年虽未制寿，然婴疢弥纪，仍遭丧难，神气损劣，困顿数矣。常惧天陨不期，虑终无素，是以略陈至怀。

夫人之所贪者，生也。所恶者，死也。虽贪，不得越期；虽恶，不可逃遁。人之死也，精歇形散，魂无不之，故气属于天；寄命终尽，穷体反真，故尸藏于地。是以神不存体，则与气升降；尸不久寄，与地合形。形神不隔，天地之性也；尸与土并，反真之理也。今生不能保七尺之躯，死何故隔一棺之土？然则衣衾所以秽尸，棺椁所以隔真，故桓司马石椁不如速朽；季孙玙璠（音于凡）比之暴骸，文公厚葬，春秋以为华元不臣；杨王孙亲土，汉书以为贤于秦始皇。如令魂必有知，则人鬼异制，黄泉之亲，死多于生，必将备其器物，用待亡者。今若以存况终，非即灵之意也。如其无知，则空夺生用，损之无益，而启奸心，是招露形之祸，增亡者之毒也。

夫葬者，藏也。藏也者，欲人之不得见也。而大为棺椁，备赠存物，无异于埋金路隅而书表于上也。虽甚愚之人，必将笑之。丰财厚葬以启奸心，或剖破棺椁，或牵曳形骸，或剥臂捋金环，或扪肠求珠玉。焚如之形（刑），不痛于是？自古及今，未有不死之人，又无不发之墓也。故张释之曰："使其中有欲，虽固南山犹有隙；使其中无欲，虽无石椁，又何戚焉！"斯言达矣，吾之师也。夫赠终加厚，非厚死也，生者自为也。遂生意于无益，弃死者之所属，知者所不行也。易称"古之葬者，衣之以薪，葬之中野，不封不树"。是以死得归真，亡不损生。

故吾欲朝死夕葬，夕死朝葬，不设棺椁，不加缠敛，不修沐浴，不造新服，殡唅之物，一皆绝之。吾本欲露形入坑，以身亲土，或恐人情染俗来久，顿革理难，今故牺（音粗）为之制。奢不石椁，俭不露形。气绝之后，便即时服，幅巾故衣，以蘧篨（音渠除）裹尸，麻约二头，置尸床上。择不毛之地，穿坑深十尺，长一丈五尺，广六尺，

坑讫，举床就坑，去床下尸。平生之物，皆无自随，唯赍（音机）孝
经一卷，示不忘孝道。籧篨之外，便以亲土。土与地平，还其故草，
使生其上，无种树木、削除，使生迹无处，自求不知。不见可欲，则
奸不生心，终始无怵惕，千载不虑患。形骸与后土同体，魂爽与元气
合灵，真笃爱之至也。若亡有前后，不得移祔（音付）。祔葬自周公来，
非古制也。舜葬苍梧，二妃不从，以为一定，何必周礼。无问师工，
无信卜筮，无拘俗言，无张神坐，无十五日朝夕上食。礼不墓祭，但
月朔于家设席以祭，百日而止。临必昏明，不得以夜。制服常居，不
得墓次。夫古不崇墓，智也。今之封树，愚也。若不从此，是戮尸地下，
死而重伤。魂而有灵，则冤悲没世，长为恨鬼。王孙之子，可以为诫。
死誓难违，幸无改焉！

而竟不仕。太康三年卒，时年六十八。子童灵、方回等遵其遗命。

谧所著诗赋诔颂论难甚多，又撰帝王世纪、年历、高士、逸士、列女等传、
玄晏春秋，并重于世。门人挚虞、张轨、牛综、席纯，皆为晋名臣。

方回（即皇甫方回，皇甫谧之子）少遵父操，兼有文才。永嘉初，博士征，
不起。避乱荆州，闭户闲居，未尝入城府。蚕而后衣，耕而后食，先人后己，
尊贤爱物，南土人士咸崇敬之。刺史陶侃礼之甚厚。侃每造之，著素士服，
望门辄下而进。王敦遣从弟廙（音义）代侃，迁侃为广州。侃将诣敦，方回
谏曰："吾闻敌国灭，功臣亡。足下新破杜弢（音涛），功莫与二，欲无危，
其可得乎！"侃不从而行。敦果欲杀侃，赖周访获免。廙既至荆州，大失物
情，百姓叛廙迎杜弢。廙大行诛戮以立威，以方回为侃所敬，责其不来诣己，
乃收而斩之。荆土华夷，莫不流涕。

二、葛洪

葛洪（283—363年），字稚川，自号抱朴子，晋代丹阳郡句容（今江苏省句容县）人。他出身于士族家庭，祖父葛系是东吴的大鸿胪，父亲葛悌担任过吴国的中书郎。到了葛洪时，家道渐衰。据《晋书·葛洪传》记载，家里无法供养葛洪念书，于是葛洪白天到山里砍柴卖钱，夜间则抄写别人的书本，足见葛洪的精勤好学。即使家里条件很差，他仍然坚持苦读学习，时间久了，学问也大有长进。葛洪虽然为人较为木讷，亦不善言谈，但为了寻求真谛，会不远千里去拜访名师。青年时，葛洪就对神仙导引很感兴趣，于是跟随叔祖父葛玄的弟子郑隐学炼丹术。303年，葛洪因平息农民起义有功而被封为"关内侯"。后来，葛洪还拒绝了晋元帝（317年—323年在位）、晋成帝（325—342年在位）赏赐的高官厚禄，而一心致力于炼丹术的研究。

葛洪晚年在广东的罗浮山中隐居，一边炼丹，一边著述，主要有《抱朴子》内外篇、《金匮药方》（一作《玉函方》）、《肘后备急方》（简称《肘后方》）等。其中《肘后方》是《金匮药方》的简编，以便随身携带检索，在传染病方面，如狂犬病、恙虫病、天花，具有较为科学的认识。《肘后方》记载了人工呼吸法、洗胃术、救溺倒水法、腹穿放水法、灌肠术、导尿法等急症治疗技术，说明我国古代中医学在急症治疗方面具有较高的水平。此外，该书在方药、针灸等方面也有独到的见解，如最早记载了青蒿抗疟、隔物灸。

附：《葛洪传》（节选自《晋书》）

葛洪，字稚川，丹阳句容人也。祖系，吴大鸿胪（音卢）。父悌，吴平后入晋，为邵陵太守。洪少好学，家贫，躬自伐薪以贸纸笔，夜辄写书诵习，遂以儒学知名。性寡欲，无所爱玩，不知棋局几道，摴蒲（音出蒲，古代博戏）齿名。为人木讷，不好荣利，闭门却扫，未尝交游。于余杭山见何幼道、郭文举，目击而已，各无所言。时或寻书问义，不远数千里崎岖冒涉，期于必得，遂究览典籍，尤好神仙导养之法。从祖玄，吴时学道得仙，号曰葛仙公，以其炼丹秘术授弟子郑隐。洪就隐学，悉得其法焉。后师事南海太守上党鲍玄。玄亦内学，逆占将来，见洪深重之，以女妻洪。洪传玄业，兼综练医术，凡所著撰，皆精核是非，而才章富赡。

太安中，石冰作乱。吴兴太守顾秘为义军都督，与周玘等起兵讨之，秘檄洪为将兵都尉，攻冰别率，破之，迁伏波将军。冰平，洪不论功赏，径至洛阳，欲搜求异书以广其学。

洪见天下已乱，欲避地南土，乃参广州刺史嵇含军事。及含遇害，遂停南土多年，征镇檄命一无所就。后还乡里，礼辟皆不赴。元帝为丞相，辟为掾。以平贼功，赐爵关内侯。咸和初，司徒导召补州主簿，转司徒掾，迁谘议参军。干宝深相亲友，荐洪才堪国史，选为散骑常侍，领大著作，洪固辞不就。以年老，欲炼丹以祈遐寿，闻交阯（音止）出丹，求为句漏令。帝以洪资高，不许。洪曰："非欲为荣，以有丹耳。"帝从之。洪遂将子侄俱行。至广州，刺史邓岳留不听去，洪乃止罗浮山炼丹。岳表补东官太守，又辞不就。岳乃以洪兄子望为记室参军。在山积年，优游闲养，著述不辍。其自序曰：

洪体乏进趣之才，偶好无为之业。假令奋翅则能陵厉玄霄，骋足则能追风蹑景，犹欲戢劲翮于鷦鹉（音交艳）之群，藏逸迹于跛驴之伍，岂况大块禀我以寻常之短羽，造化假我以至骀之蹇足？自卜者审，不能者止，又岂敢力苍蝇而慕冲天之举，策跛鳖而追飞兔之轨；饰嫫母之笃陋，求媒阳之美谈；推沙砾之贱质，索千金于和肆哉！夫僬侥之步而企及夸父之踪，近才所以踬（音质）碍也；要离之羸而强赴扛鼎之势，秦人所以断筋也。是以望绝于荣华之途，而志安乎穷圮之域；藜藿有八珍之甘，蓬荜有藻梲之乐也。故权贵之家，虽咫尺弗从也；知道之士，虽艰远必造也。考览奇书，既不少矣，率多隐语，难可卒解，自非至精不能寻究，自非笃勤不能悉见也。

道士弘博洽闻者寡，而意断妄说者众。至于时有好事者，欲有所修为，仓卒不知所从，而意之所疑又无足咨。今为此书，粗举长生之理。其至妙者不得宣之于翰墨，盖粗言较略以示一隅，冀悱愤之徒省之可以思过半矣。岂谓暗塞必能穷微畅远乎，聊论其所先觉者耳。世儒徒知服膺周孔，莫信神仙之书，不但大而笑之，又将谤毁真正。故予所著子言黄白之事，名曰内篇；其余驳难通释，名曰外篇，大凡内外一百一十六篇。虽不足藏诸名山，且欲缄之金匮，以示识者。

自号抱朴子，因以名书。其余所著碑诔（音磊）诗赋百卷，移檄章表三十卷，神仙、良吏、隐逸、集异等传各十卷，又抄五经、史、汉、百家之言、方技杂事三百一十卷，金匮药方一百卷，肘后要急方四卷。

洪博闻深洽，江左绝伦。著述篇章富于班马，又精辩玄赜（音责），析理入微。后忽与岳疏云：“当远行寻师，克期便发。”岳得疏，狼狈往别。而洪坐至日中，兀然若睡而卒，岳至，遂不及见。时年八十一。视其颜色如生，体亦柔软，举尸入棺，甚轻，如空衣，世以为尸解得仙云。

史臣曰：景纯笃志绨缃，洽闻强记，在异书而毕综，瞻往滞而咸释；情源秀逸，思业高奇；袭文雅于西朝，振辞锋于南夏，为中兴才学之宗矣。夫语怪征神，伎成则贱，前修贻训，鄙乎兹道。景纯之探策定数，考往知来，迈京管于前图，轶梓灶于遐篆。而宦微于世，礼薄于时，区区然寄客傲以申怀，斯亦伎成之累也。若乃大块流形，玄天赋命，吉凶修短，定乎自然。虽稽象或通，而厌胜难恃，禀之有在，必也无差，自可居常待终，颓心委运，何至衔刀被发，遑遑于幽秽之间哉！晚抗忠言，无救王敦之逆；初惭智免，竟毙"山宗"之谋。仲尼所谓攻乎异端，斯害也已，悲夫！稚川束发从师，老而忘倦。绅奇册府，总百代之遗编；纪化仙都，穷九丹之秘术。谢浮荣而捐杂艺，贱尺宝而贵分阴，游德栖真，超然事外。全生之道，其最优乎！

赞曰：景纯通秀，凤振宏材。沈研鸟册，洞晓龟枚。匪宁国衅，坐致身灾。稚川优洽，贫而乐道。载范斯文，永传洪藻。

第四节
陶弘景、孙思邈

陶弘景历经南朝宋、齐、梁三个朝代，在医药、养生、化学、炼丹、天文等诸多领域都有精深的研究，可谓"上知天文，下知地理"，乃中国古代文化之集大成者，更有"山中宰相"之美誉，《南史》《梁书》均为其作传。其在医药方面的主要成就是撰有《补阙肘后百一方》《本草经集注》《陶隐居本草》《药总诀》《导

引养生图》《养性延命录》《辅行诀脏腑用药法要》等。孙思邈
是隋唐时期著名的医药学家，精通经史，知晓百家，《旧唐书》
《新唐书》均有传。他勤求古训，博采群经，著《备急千金要方》
《千金翼方》，合称《千金方》，被誉为"唐代医学百科全书"，
其本人则被后世尊为"药王"。

一、陶弘景

陶弘景（456—536年），字通明，号华阳隐居、华阳真逸、
华阳陶隐、华阳真人等，谥贞白先生，丹阳秣陵（今江苏南京）
人。陶弘景幼而好学，十岁时读葛洪《神仙传》，爱不释手而
昼夜钻研，并立志研究养生之学。稍长一些，读书万余卷，而
且善于琴、棋，长于草书、隶书。还不到20岁，就被引荐给
诸王做陪读，任命为"奉朝请"。永明十年（492年），陶弘
景上奏辞官，于江苏句容句曲山（即茅山）华阳洞隐居，一心
修道，精研道术与医药。梁武帝萧衍（502—549年在位）仰慕
陶弘景的才识，多次邀请他出仕，但均被其拒绝。梁武帝并没
有因此而放弃，每当遇到国家大事时，都会派人送信给陶弘景，
咨询请教，这也就是"山中宰相陶弘景"的由来。

在道术方面，陶弘景主要整理并弘扬"上清经法"，总结上
清教派的修炼技术，撰写有关著作《真诰》《登真隐诀》《太清
诸丹集要》《养性延命录》等，使"茅山"成了上清教派的核心。
在医药方面，重点对《神农本草经》进行了整理研究，撰写了《本
草经集注》七卷。对葛洪《肘后备急方》进行了增补，编撰了《补
阙肘后百一方》。此外，还有相关医药著作数十种，如《效验施

用药方》《服草木杂药法》，可惜均已失传。

《本草经集注》是在对《神农本草经》进行考订的基础上，结合《名医别录》的药物记载以及陶弘景自身的用药经验编撰而成的，该书载药七百三十种，按照"诸病通用药"的方法进行分类，将七百三十味药分成玉石、草木、虫鱼、禽兽、果菜、米食及有名无用等七个大部。这种分类方法比《神农本草经》的上、中、下三品分类法有了很大的进步，并为后世本草学著作所沿用，如唐代的《新修本草》、宋代的《证类本草》。此外，该书对药物的采收时间、产地、服药法、药物剂型、古今中药度量衡等均有考订，具有重要的参考价值。

附：《陶弘景传》（节选自《梁书》）

陶弘景，字通明，丹阳秣陵人也。初，母梦青龙自怀而出，并见两天人手执香炉来至其所，已而有娠，遂产弘景。幼有异操。年十岁，得葛洪神仙传，昼夜研寻，便有养生之志。谓人曰："仰青云，睹白日，不觉为远矣。"及长，身长七尺四寸，神仪明秀，朗目疏眉，细形长耳。读书万余卷。善琴棋，工草隶。未弱冠，齐高帝作相，引为诸王侍读，除奉朝请。虽在朱门，闭影不交外物，唯以披阅为务。朝仪故事，多取决焉。永明十年，上表辞禄，诏许之，赐以束帛。及发，公卿祖之于征虏亭，供帐甚盛，车马填咽，咸云宋、齐已来，未有斯事。朝野荣之。

于是止于句容之句曲山。恒曰："此山下是第八洞宫，名金坛华阳之天，周回一百五十里。昔汉有咸阳三茅君得道，来掌此山，故谓之茅山。"乃中山立馆，自号华阳隐居。始从东阳孙游岳受符图经法。遍历名山，寻访仙乐。每经涧谷，必坐卧其间，吟咏盘桓，不能已已。时沈约为东阳郡守，高其志节，累书要之，不至。

弘景为人，圆通谦谨，出处冥会，心如明镜，遇物便了，言无烦舛，有亦辄觉。建武中，齐宜都王铿为明帝所害，其夜，弘景梦铿告别，因访其幽冥中事，多说秘异，因著梦记焉。

永元初，更筑三层楼，弘景处其上，弟子居其中，宾客至其下，与物遂绝，唯一家僮得侍其旁。特爱松风，每闻其响，欣然为乐。有时独游泉石，望见者以为仙人。

性好著述，尚奇异，顾惜光景，老而弥笃。尤明阴阳五行，风角星算，山川地理，方图产物，医术本草。著帝代年历，又尝造浑天象，云"修道所须，非止史官是用"。

义师平建康，闻议禅代，弘景援引图谶，数处皆成"梁"字，令弟子进之。高祖既早与之游，及即位后，恩礼逾笃，书问不绝，冠盖相望。

天监四年，移居积金东涧。善辟谷导引之法，年逾八十而有壮容。深慕张良之为人，云"古贤莫比"。曾梦佛授其菩提记，名为胜力菩萨。乃诣鄮（音贸）县阿育王塔自誓，受五大戒。后太宗临南徐州，钦其风素，召至后堂，与谈论数日而去，太宗甚敬异之。大通初，令献二刀于高祖，其一名善胜，一名成胜，并为佳宝。

大同二年，卒，时年八十五。颜色不变，屈申如恒。诏赠中散大夫，谥曰贞白先生，仍遣舍人监护丧事。弘景遗令薄葬，弟子遵而行之。

二、孙思邈

孙思邈（581—682年，图4-4），唐代京兆华原（今陕西省铜川市耀州区孙家塬）人。北宋崇宁三年（1104年）被敕为"妙

应真人"。孙思邈自幼多病而
竭尽家产，但却没有放弃学习，
博涉经史及各家学术，被称为
"圣童"。可能是与自身体弱
多病有关，孙思邈淡泊名利，
潜心医学，拒绝了周宣帝（578—
579 年在位）、唐太宗（626—
649 年在位）、唐高宗（650—
683 年在位）等的征召。他刻苦
钻研医学，修道炼丹，亲自采

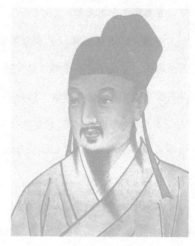

图 4-4 孙思邈画像

药制药，为人们治病，积累了丰富的医药知识。作为医者，行医
过程中也收获了丰富的人生经历，与太医令谢季卿，针灸学家甄
权、甄立言，养生名士孟诜，医药学家韦慈藏，知名学士魏徵、
宋令文、卢照邻等关系密切。

他晚年隐居于陕西省铜川市耀州区五台山（后为纪念孙思邈，
改名为"药王山"），继续悬壶济世并专心著述，撰写医书三十余部，
可惜多亦亡佚。其所撰《备急千金要方》《千金翼方》各三十卷，
成为后世学医者的必读之书，为中医学的传承与发展作出了重大
贡献。《备急千金要方》成书于永徽三年（652 年），当时孙思
邈已经七十一岁，他认为"人命至贵，有贵千金，一方济之，德
逾于此"，故以"千金"为名。而后他继续钻研，又集三十年的
临床经验与学习，完成《千金翼方》的撰写，以补《备急千金要方》
之不足。"翼方"取"羽翼交飞"之义，如《易传》又名《十翼》。

《备急千金要方》分二百三十二门，载方四千五百余，涉及内科、外科、妇科、产科、儿科、五官科、针灸、按摩、急救、脉学、解毒、食治等内容。《千金翼方》载方两千余，大篇幅记载了本草、伤寒、中风、杂病、疮痈等内容，对《备急千金要方》所论不足进行了补充。后世遂将二书合称为《千金方》。总的来说，《千金方》载方六千五百余，乃集唐以前医方之大成，为后世保留了大量医方，为方剂学的发展提供了基础。宋人叶梦得在《避暑录话》中评价说："妙尽古今方书之要……今通天下言医者，皆以二书为司命。"

在药物学方面，《千金方》记载药物八百余种，记录了一百三十三个州的五百一十九种地道药材，详细论述了药物产地、采收时节、采收部位、加工炮制、性味功效、主治病症以及药物别名等。这当与孙思邈身处于"秦地无闲草"的秦岭巴山有关，这里的药材品种极为丰富，堪称天然的药库。无怪后世称孙思邈为"药王"。

在临床上，孙思邈极为重视妇、儿疾病，并将妇儿病列于卷首，系统归纳了妇人、小儿的生理病理特点及其常见病的诊治，为后世妇科、儿科的确立提供了基础。古人将"女性"称为"千金"，故有人认为书名或与孙思邈重视妇儿病有关。在针灸方面，他主张针药并用，"若针而不灸，灸而不针，皆非良医也；针灸不药，药不针灸，尤非良医也"。

在食疗方面，孙思邈极为倡导"食疗"之法，并专门设有"食治"门，记录了用动物肝脏治疗夜盲症，用谷白皮煎汤、煮粥可以预防脚气，不仅有效还很安全。

在养生方面，孙思邈从养性、劳形、房中、禁忌、按摩等方面构建了一套较为完善的养生学体系。难能可贵的是，在《备急千金要方》的总论中，"大医习业"篇论述了业医者若想成为"大医"，不仅要熟悉《素问》《甲乙》《黄帝针经》等医学典籍，还要涉猎易学、五经、三史、诸子、佛典、道家、天文历法等方面的知识。"大医精诚"篇则阐述了业医者的职业道德规范，不仅要精通医术，还必须诚心救人，具有高尚的品德，曰："凡大医治病，必当安神定志，无欲无求，先发大慈恻隐之心，誓愿普救含灵之苦。若有疾厄来求救者，不得问其贵贱贫富，长幼妍蚩，怨亲善友，华夷愚智，普同一等，皆如至亲之想。亦不得瞻前顾后，自虑吉凶，护惜身命。见彼苦恼，若己有之，深心凄怆。勿避险巇、昼夜寒暑、饥渴疲劳，一心赴救，无作功夫形迹之心。如此可为苍生大医，反此则是含灵巨贼。"所以，"大医精诚"篇也被誉为"东方的希波克拉底誓言"。

附：《孙思邈传》（节选自《旧唐书》）

孙思邈，京兆华原人也。七岁就学，日诵千余言。弱冠，善谈庄、老及百家之说，兼好释典。洛州总管独孤信见而叹曰："此圣童也。但恨其器大，适小难为用也。"周宣帝时，思邈以王室多故，乃隐居太白山。隋文帝辅政，征为国子博士，称疾不起。尝谓所亲曰："过五十年，当有圣人出，吾方助之以济人。"及太宗即位，召诣京师，嗟其容色甚少，谓曰："故知有道者诚可尊重，羡门、广成，岂虚言哉！"将授以爵位，固辞不受。显庆四年，高宗召见，拜谏议大夫，又固辞不受。

上元元年，辞疾请归，特赐良马，及鄱阳公主邑司以居焉。当时知名之士宋令文、孟诜、卢照邻等，执师资之礼以事焉。思邈尝从幸九成宫，照邻留在其宅。时庭前有病梨树，照邻为赋，其序曰："癸酉之岁，余卧疾长安光德坊之官舍。父老云：'是鄱阳公主邑司。昔公主未嫁而卒，故其邑废。'时有孙思邈处士居之。邈道合古今，学殚数术。高谈正一，则古之蒙庄子；深入不二，则今之维摩诘耳。其推步甲乙，度量乾坤，则洛下闳、安期先生之俦（音愁）也。"照邻有恶疾，医所不能愈，乃问思邈："名医愈疾，其道何如？"思邈曰："吾闻善言天者，必质之于人；善言人者，亦本之于天。天有四时五行，寒暑迭代，其转运也，和而为雨，怒而为风，凝而为霜雪，张而为虹霓，此天地之常数也。人有四支五藏，一觉一寝，呼吸吐纳，精气往来，流而为荣卫，彰而为气色，发而为音声，此人之常数也。阳用其形，阴用其精，天人之所同也。及其失也，蒸则生热，否则生寒，结而为瘤赘，陷而为痈疽，奔而为喘乏，竭而为焦枯，诊发乎面，变动乎形。推此以及天地亦如之。故五纬盈缩，星辰错行，日月薄蚀，孛彗飞流，此天地之危诊也。寒暑不时，天地之蒸否也；石立土踊，天地之瘤赘也；山崩土陷，天地之痈疽也；奔风暴雨，天地之喘乏也；川渎竭涸，天地之焦枯也。良医导之以药石，救之以针剂，圣人和之以至德，辅之以人事，故形体有可愈之疾，天地有可消之灾。"又曰："胆欲大而心欲小，智欲圆而行欲方。诗曰：'如临深渊，如履薄冰'，谓小心也；'纠纠武夫，公侯干城'，谓大胆也。'不为利回，不为义疚'，行之方也；'见机而作，不俟终日'，智之圆也。

思邈自云开皇辛酉岁生，至今年九十三矣，询之乡里，咸云数百岁人。话周、齐间事，历历如眼见，以此参之，不啻百岁人矣。然犹视听不衰，神采甚茂，可谓古之聪明博达不死者也。

初，魏徵等受诏修齐、梁、陈、周、隋五代史，恐有遗漏，屡访之，思邈口以传授，有如目睹。东台侍郎孙处约将其五子俍（音挺）、儆、俊、佑、佺以谒思邈，思邈曰："俊当先贵；佑当晚达；佺最名重，祸在执兵。"后皆如其言。太子詹事卢齐卿童幼时，请问人伦之事，思邈曰："汝后五十年位登方伯，吾孙当为属吏，可自保也。"后齐卿为徐州刺史，思邈孙溥果为徐州萧县丞。思邈初谓齐卿之时，溥犹未生，而预知其事。凡诸异迹，多此类也。

永淳元年卒。遗令薄葬，不藏冥器，祭祀无牲牢。经月余，颜貌不改，举尸就木，犹若空衣，时人异之。自注老子、庄子，撰千金方三十卷，行于代。又撰福禄论三卷，摄生真录及枕中素书、会三教论各一卷。

子行，天授中为凤阁侍郎。

第五节
庞安时、钱乙

庞安时是宋代著名医家，被誉为"北宋医王"。他医术精湛，医德高尚，能急病人之所急。庞安时不仅能融会《灵枢》《太素》《针灸甲乙经》等各家经典，阐发新意，还十分擅长"伤寒"之学。苏轼赞其曰"精于伤寒，妙得长沙遗旨"，《宋史》为其立传。钱乙是宋代著名的儿科医家，被授予翰林医学士，担任过"太医院丞"。他所撰写的《小儿药证直诀》是我国现存的第一部儿科学专著，补阴名方"六味地黄丸"（原名"地黄圆"）就出自此书。由于钱乙的儿科学成就，后世尊称其为"儿科之圣""幼科之鼻祖"，《宋史》亦为其立传。

一、庞安时

庞安时（1042—1099年，图4-5），字安常，号蕲水道人，蕲州蕲水（今湖北省黄冈市浠水县）人。他出身于医学世家，博览医书，精于伤寒，不仅医术精湛，而且医德高尚。他为远道慕名而来求医的人安置了房舍以便于医治，被认为是我国最早的私人"住院部"。苏轼评价庞氏说："庞安常为医，

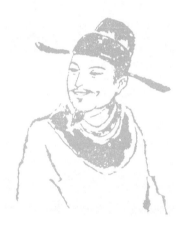

图4-5 庞安时画像

不志于利。"据文献记载，庞安时所著医书有《伤寒总病论》《难经辨》《脉法》《主对集》《本草补遗》《验方书》《庞氏家藏秘宝方》，但仅《伤寒总病论》存世，其余均已佚失。

庞安时一生淡泊名利，潜心钻研岐黄之术。因其博学且医术高超，与苏轼、黄庭坚、张耒（音磊）等均有来往，尤其与苏轼交往甚密。据《东坡志林》记载，庞安时用针刺治愈了苏东坡"臂肿"之疾。病愈之后，二人同游清泉寺。此后，二人成了挚友。除自身医术精湛外，庞安时还广收弟子，其中名气较大的有王实、张扩、胡洞微、魏炳、李几道等。庞安时代表

作《伤寒总病论》约成书于北宋元符三年（1100年）。全书共分六卷，总计六十八篇，另有苏轼序言两篇和黄庭坚序言一篇，是一部有创见的伤寒学专著，如在寒毒、温病（传染病）等方面均有创新，具有较高的临床参考价值。

附：《庞安时传》（节选自《宋史》）

庞安时，字安常，蕲州蕲水人。儿时能读书，过目辄记。父，世医也，授以脉诀。安时曰："是不足为也。"独取黄帝、扁鹊之脉书治之，未久，已能通其说，时出新意，辨诘不可屈，父大惊，时年犹未冠。已而病聩，乃益读灵枢、太素、甲乙诸秘书，凡经传百家之涉其道者，靡不通贯。尝曰："世所谓医书，予皆见之，惟扁鹊之言深矣。盖所谓难经者，扁鹊寓术于其书，而言之不详，意者使后人自求之欤！予之术盖出于此。以之视浅深，决死生，若合符节。且察脉之要，莫急于人迎、寸口。是二脉阴阳相应，如两引绳，阴阳均，则绳之大小等。故定阴阳于喉、手，配覆溢于尺、寸，寓九候于浮沉，分四温于伤寒。此皆扁鹊略开其端，而予参以内经诸书，考究而得其说。审而用之，顺而治之，病不得逃矣。"又欲以术告后世，故著难经辨数万言。观草木之性与五藏之宜，秩其职任，官其寒热，班其奇偶，以疗百疾，著主对集一卷。古今异宜，方术脱遗，备阴阳之变，补仲景论。药有后出，古所未知，今不能辨，尝试有功，不可遗也，作本草补遗。

为人治病，率十愈八九。踵门求诊者，为辟邸舍居之，亲视饘（音沾）粥、药物，必愈而后遣；其不可为者，必实告之，不复为治。活人无数。病家持金帛来谢，不尽取也。

尝诣舒之桐城，有民家妇孕将产，七日而子不下，百术无所效。安时之弟子李百全适在傍舍，邀安时往视之。才见，即连呼不死，令其家人以汤温其腰腹，自为上下拊（音抚）摩。孕者觉肠胃微痛，呻吟间生一男子。其家惊喜，而不知所以然。安时曰："儿已出胞，而一手误执母肠不复能脱，故非符药所能为。吾隔腹扪儿手所在，针其虎口，既痛即缩手，所以遽（音巨）生，无他术也。"取儿视之，右手虎口针痕存焉。其妙如此。

有问以华佗之事者，曰："术若是，非人所能为也。其史之妄乎！"年五十八而疾作，门人请自视脉，笑曰："吾察之审矣。且出入息亦脉也，今胃气已绝。死矣。"遂屏却药饵。后数日，与客坐语而卒。

二、钱乙

钱乙（约1035—1117年，图4-6），字仲阳，北宋郓州（今山东省东平县）人。他三岁时，母亲去世，父亲又嗜酒喜游，东游海上追求成仙之术而不返，故由其姑母收养。后随姑父吕氏学医，并继承其医业，尤擅长儿科疾病治疗。北宋元丰（1078—1085年）年间，钱乙因治愈长公主之女而被授予医官"翰林医学"，后又以黄土汤治愈宋神宗第九子

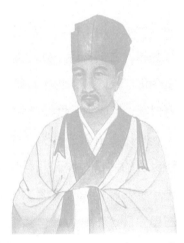

图4-6 钱乙画像

赵佖（音必）的病，被提拔为太医局丞。钱乙治学严谨，即所谓"为方不名一师，于书无不窥，不靳靳守古法"（《宋史·钱乙传》），可归纳为三法：一是多向名师、名家请教；二是广泛阅读医籍；

三是不可拘泥于古法。其著作有《伤寒论指微》五卷、《婴孺论》百篇，但二书已经亡佚。现存《小儿药证直诀》三卷，主要由他的学生阎孝忠整理编辑而成，收录了钱乙的医学理念和临床经验，是我国现存第一部完整而系统的儿科专著。《四库全书总目提要》评价曰："小儿经方，千古罕见，自乙始别为专门，而其书亦为幼科之鼻祖。后人得其绪论，往往有回生之功。"

钱乙在继承《黄帝内经》以及历代医家学说的基础上，结合自身的小儿科临床实践，提出了诸多创见。在生理病理方面，认为小儿具有脏腑柔弱、血气未实的生理特点和易虚易实、易寒易热的病理特点，主张以"柔润"为治疗原则，反对"妄攻误下"。如果一定须用下法时，则"量其大小虚实而下之"，并常用益黄散等和胃之剂善后。钱乙善于化裁古方，大胆创新方，所创方剂至今仍广泛应用于临床，如六味地黄丸、异功散、导赤散、升麻葛根汤，皆成为后世经典名方。

儿科在古代亦称为"哑科"，主要因为孩童难以清楚地描述自己的病情，因此儿科病症难以诊治。针对这一难题，钱乙进一步发展了儿科望诊，提出"面上证"和"目内证"。面上证：左腮为肝，右腮为肺，额上为心，鼻为脾，颏为肾。目内证：赤者心热，淡红者心虚热；青者肝热，浅淡者虚；黄者脾热；无精光者肾虚。他还归纳了常见的六种儿科脉象：脉乱不治，气不和弦急，伤食沉缓，虚惊促急，风浮，冷沉细。钱乙又在《黄帝内经》《难经》《金匮要略》《千金方》等论述脏腑分证的基础上，确立了儿科五脏辨证纲领，即"心主惊，肝主风，脾主困，肺主喘，肾主虚"。此外，他还明确了儿科常见传染病，包括天花、麻疹、水痘的鉴别诊断；区别了"惊"和"痫"的不同，并将"惊风"分为急惊风和慢惊风，提出"急惊宜服凉泻之药，慢惊宜服温补之方"。总而言之，钱乙当为我国儿科学之奠基人。

附：《钱乙传》（节选自《宋史》）

钱乙，字仲阳，本吴越王俶支属，祖从北迁，遂为郓州人。父颖善医，然嗜酒喜游，一旦，东之海上不反。乙方三岁，母前死，姑嫁吕氏，哀而收养之，长诲之医，乃告以家世。即泣，请往迹寻，凡八九反。积数岁，遂迎父以归，时已三十年矣。乡人感慨，赋诗咏之。其事吕如事父，吕没无嗣，为收葬行服。

乙始以《颅囟方》著名，至京师视长公主女疾，授翰林医学。皇子病瘛疭（音赤纵，意指痉挛、抽搐），乙进黄土汤而愈。神宗召问黄土所以愈疾状，对曰："以土胜水，水得其平，则风自止。"帝悦，擢（音浊）太医丞，赐金紫。由是公卿宗戚家延致无虚日。

广亲宗子病，诊之曰："此可毋药而愈。"其幼在傍，指之曰："是且暴疾惊人，后三日过午，可无恙。"其家志，不答。明日，幼果发痫甚急，召乙治之，三日愈。问其故，曰："火色直视，心与肝俱受邪。过午者，所用时当更也。"王子病呕泄，他医与刚剂，加喘焉。乙曰："是本中热，脾且伤，奈何复燥之？将不得前后溲。"与之石膏汤，王不信，谢去。信宿浸剧，竟如言而效。

士病咳，面青而光，气哽哽。乙曰："肝乘肺，此逆候也。若秋得之，可治；今春，不可治。"其人祈哀，强予药。明日，曰："吾药再泻肝，而不少却；三补肺，而益虚；又加唇白，法当三日死。今尚能粥，当过期。"居五日而绝。

孕妇病，医言胎且堕。乙曰："娠者五藏传养，率六旬乃更。诚能候其月，偏补之，何必堕？"已而母子皆得全。又乳妇因悸而病，既愈，目张不得瞑。乙曰："煮郁李酒饮之使醉，即愈。所以然者，目系内连肝胆，恐则气结，胆衡不下。郁李能去结，随酒入胆，结去胆下，则目能瞑矣。"饮之，果验。

乙本有嬴疾，每自以意治之，而后甚，叹曰："此所谓周痹也。入藏者死，吾其已夫。"既而曰："吾能移之使在末。"因自制药，日夜饮之。左手足忽挛不能用，喜曰："可矣！"所亲登东山，得茯苓大逾斗。以法啖之尽，由是虽偏废，而风骨悍坚如全人。以病免归，不复出。

乙为方不名一师，于书无不窥，不靳靳守古法。时度越纵舍，卒与法会。尤邃本诸书，辨正阙误。或得异药，问之，必为言生出本末、物色、名貌差别之详，退而考之皆合。末年挛痹寝剧，知不可为，召亲戚诀别，易衣待尽，遂卒，年八十二。

第六节
刘完素、张元素、张从正

刘完素、张元素、张从正均为金代著名医家，《金史》载有三人传记。刘完素主要提出"六气皆从火化"的观点，擅长用"寒凉"治疗火热病，被称为"寒凉派"，又因其为河间人而被称为"河间学派"。张元素是易水学派的创始人，创立了较为系统的"脏腑寒热虚实辨证"体系。他提出"运气不齐，古今异轨，古方新病，不相能也"的观点，是一种尊重实践、敢于破旧立新，号召医家治病时辨证论治，倡导不可胶柱鼓瑟、不可执方昧法的创新思维。张从正私淑于刘完素，主张"邪去则正安"，治病首先应当"攻邪"，运用"汗吐下"，即发汗、催吐、泻下三法，克制病邪，被称为"攻邪派"。

一、刘完素

刘完素（约1110—1200年，图4-7），字守真，号通玄处士，金代河间（今河北省河间县）人，被称为刘河间、河间先生。关于他的学医经历，有"尝遇异人"之说。据《金史·刘完素传》记载，他曾遇到一位"异人"陈先生，陈拿酒给刘完素喝，并把他灌醉了。等刘完素酒醒之后，便觉得自己对医学有了透彻的理解，如

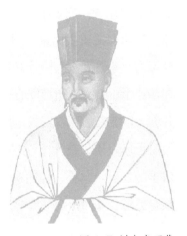

图4-7 刘完素画像

同有人指点、传授过一般。这当然带有神秘色彩，不足为信，但也从一个侧面反映出，正是由于大家对刘完素医术的认可，才会创造出具有传奇色彩的学医故事。他的著作有《素问玄机原病式》《医方精要宣明论》《三消论》《素问病机气宜保命集》（作者仍有待考证），而《伤寒直格》《伤寒医鉴》《伤寒心

要》《伤寒标本心法类萃》等书虽署其名，但当为后人所著。刘完素一生为百姓治病，不受金代朝廷征召，深受人们的爱戴。后人为了纪念他，在河间县城东的刘守村建有坟墓和庙宇。明正德二年（1507年），敕封刘完素为"刘守真君"。

刘完素生长于动乱年代，经历了异族入侵、天灾人祸、疫疠流行，因此立志学习医药。他精研《黄帝内经》，致力于病机理论的研究，提出了"脏腑六气病机说"。又根据《黄帝内经》中有关"玄府"的论述，提出"玄府气液说"，主张开发郁结，宣通气液。在多年的临床实践的基础上，刘完素认为"火热"是导致人体疾病的重要因素，因此提出了"六气皆从火化""五志过极皆为热象""六经传受皆为热证"等观点，即所谓"火热论"。在治疗上，刘完素重视降心火、益肾水，善于使用"寒凉"药物，开创了"寒凉派"。刘完素创制的防风通圣散、双解散、凉膈散等，为后世所习用，在外感热病的治疗方面具有突出疗效，推动了温病学的发展。此外，他还在运气学说、"亢害承制"理论等方面颇有见解。《四库全书提要》对其评价："作是书，亦因地因时，各明一义，补前人所未及。"

附：《刘完素传》（节选自《金史》）

刘完素，字守真，河间人。尝遇异人陈先生，以酒饮守真，大醉，及寤洞达医术，若有授之者。乃撰运气要旨论、精要宣明论，虑庸医或出妄说，又著素问玄机原病式，特举二百八十八字，注二万余言。然好用凉剂，以降心火、益肾水为主。自号"通元处士"云。

二、张元素

张元素（生卒年月不详，约生活于 12 世纪），字洁古，金代易州（今河北省易县）人。他原本致力于考进士，但因犯庙讳（封建时代称皇帝父祖的名讳）而落榜，于是放弃考科举，而专心学习医药。据《金史》记载，张元素因治愈刘完素所患"伤寒"而声名显世，刘完素大服其能。在治学上，张元素提出"运气不齐，古今异轨，古方新病，不相能也"（《金史》）的观点，其文意为古时候的方剂不适用于现今的疾病。正如《医学启源·张序》记载："洁古治病，不用古方，但云，古方新病，甚不相宜，反以害人。每自从病处方，刻期见效，药下如攫，当时目之曰神医。"张元素这种创新思想，亦对当代中医学者有所启示。张元素著作颇多，现存有《医学启源》《珍珠囊》《脏腑标本寒热虚实用药式》《洁古家珍》，而《医方》《药注难经》《洁古本草》《产育保生方》《补阙钱氏方》等已经佚失。传其学者有李杲、王好古、罗天益、张璧等。

张元素以脏腑为中心，详细论述脏腑的生理、虚实寒热、脉证、常用方药以及演变和预后，总结成一套完整的脏腑辨证体系。他又对药物的气味厚薄与升降沉浮、药类法象、苦欲补泻、药物归经等进行了深入的研究和发挥，丰富了中药学理论，同时还重视扶养脾胃，确定了治脾宜守、宜补、宜升，治胃宜和、宜攻、宜降的治疗原则。总之，张元素在前人研究的基础上，结合自身的临床经验，形成了独具特色的"易水学派"。李时珍曾评价他，"大扬医理，《灵》《素》之下，一人而已"，足见评价之高。

后世宗其学者的李杲，创立了"补土派"，赵献可、张景岳等开创了"温补派"，可见张元素的影响极为深远。可以说，"易水"与"河间"两大医学学派的创立，开创了我国医学学派争鸣的先声，为后世学派的发展奠定了基础。

附：《张元素传》（节选自《金史》）

张元素，字洁古，易州人。八岁试童子举。二十七试经义进士，犯庙讳下第。乃去学医，无所知名，夜梦有人用大斧长凿凿心开窍，纳书数卷于其中，自是洞彻其术。河间刘完素病伤寒八日，头痛脉紧，呕逆不食，不知所为。元素往候，完素面壁不顾，元素曰："何见待之卑如此哉。"既为诊脉，谓之曰："脉病云云，"曰："然。""初服某药，用某味乎？"曰："然。"元素曰："子误矣。某味性寒，下降走太阴，阳亡汗不能出。今脉如此，当服某药则效矣。"完素大服，如其言遂愈，元素自此显名。

平素治病不用古方，其说曰："运气不齐，古今异轨，古方新病不相能也。"自为家法云。

三、张从正

张从正（1156—1228年），字子和，号戴人，金代睢州考城（今河南省兰考县）人。又因其曾在宛丘（今河南省淮阳县东南）住过很长一段时间，亦有人称之为"宛丘"。他曾于兴定（1217—1222年）年间担任过金廷的太医，但不久便辞去了。据《金史》记载，"张从正精于医，贯穿《素》《难》之学，其法宗刘守真，用药多寒凉，然起疾救死多取效"，可知其学宗于刘完素，亦善于使用寒凉药物。在临床中，张从正重视"祛邪"，精于使用汗、吐、下三种祛邪法。他著有《儒门事亲》一书，其中有些内容由时人麻九畴、常仲明编辑而成。传张从正之学者有麻九畴、常德（常仲明之子）、李子范等。

张从正潜心研究《黄帝内经》《伤寒论》等医经之旨，提出"夫病之一物，非人身素有之也，或自外而入，或由内而生，皆邪气也。邪气加诸身，速攻之可也，速去之可也"，即所谓"邪去则正安"。不论是内因还是外因，治病应首先攻击病邪，主张发汗、催吐、泻下，即"所论三法，至精至熟，有得无失，所以敢为来者言也"（《儒门事亲》），大大丰富了三法的理论内涵与临床运用，开创了"攻邪派"。后人认为张从正祛邪三法的观点有些偏激，因而后世遵其法者较少。此外，张从正还重视食疗补虚，"养生当论食补，治病当论药攻"（《儒门事亲》），攻邪不可伤败胃气；强调情志疗法，"悲可以治喜，怒可以治思，思可以治恐"，在医学心理学方面具有一定的贡献。

附：《张从正传》（节选自《金史》）

张从正，字子和，睢州考城人。精于医，贯穿难、素之学，其法宗刘守真，用药多寒凉，然起疾救死多取效。古医书有汗下吐法，亦有不当汗者汗之则死，不当下者下之则死，不当吐者吐之则死，各有经络脉理，世传黄帝、岐伯所为书也。从正用之最精，号"张子和汗下吐法"。妄庸浅术习其方剂，不知察脉原病，往往杀人，此庸医所以失其传之过也。其所著有"六门、二法"之目，存于世云。

第七节
李杲、朱震亨

　　李杲是金元时期著名医家，师从易水学派创始人张元素，《元史》《新元史》为其作传。他提出"内伤脾胃，百病由生"的观点，创立脾胃内伤学说，主张补益脾胃，被称为"补土派"。朱震亨是元代著名医学家，其效如桴鼓，被称为朱一贴、朱半仙，《新元史》为其作传。他倡导"阳常有余，阴常不足"之说，提出了"相火论"，即认为人体阴精难以充足，而相火妄动，治病须以"滋阴降火"为主，被称为"滋阴派"。《四库全书总目提要·子部·医家类》提出，"儒之门户分于宋，医之门户分于金元"，就是说中医学发展到金元时期，逐渐形成了极具代表性的四个医学流派，即"金元四大家"，刘完素的"寒凉派"、张从正的"攻下派"、李杲的"补土派"和朱震亨的"滋阴派"。

一、李杲

　　李杲（1180—1251年），字明之，晚号东垣老人，世称"东垣先生"，金代真定（今河北省正定县）人。他出身于豪门贵族，书香门第，饱读诗书。二十岁时，因母亲死于庸医之手而立志学医。李杲听说易州张元素医术高超，于是捐千金从之学医，并尽得其传。曾以进纳得官，监察济源的税收，但不久就退居家中。李杲著有《内外伤辨惑论》《脾胃论》《兰室秘藏》等，提出"内伤脾胃，百病由生"的观点，形成脾胃内伤学说，被称为"补土派"。

王好古、罗天益传李杲之学。

李杲在继承张元素脏腑辨证的基础上，结合《黄帝内经》《难经》等医经理论，阐发脾胃与元气的关系，提出脾胃为元气的根本，强调脾胃为精气升降之枢纽。在治疗内伤热中证方面，提出了甘温除热和升阳散火之法，创制的补中益气汤、升阳散火汤、补脾胃泻阴火升阳汤，至今仍具有重要的临床价值。李杲之所以重视脾胃，当与其所处的客观环境有关，其时正值金廷与蒙古对战时期，人民生活困苦，精神恐惧，饱受饥饿，容易出现脾胃内伤病证。此外，据《元史》记载，"其学于伤寒、痈疽、眼目病为尤长"，并附案例，且多为疑难重症，所以时人把他当作"神医"看待。

附：《李杲传》（节选自《元史》）

李杲，字明之，镇人也，世以赀雄乡里。杲幼岁好医药，时易人张元素以医名燕赵间，杲捐千金从之学，不数年，尽传其业。家既富厚，无事于技，操有余以自重，人不敢以医名之。大夫士或病其资性高謇，少所降屈，非危急之疾，不敢谒也。其学于伤寒、痈疽、眼目病为尤长。

北京人王善甫，为京兆酒官，病小便不利，目睛凸出，腹胀如鼓，膝以上坚硬欲裂，饮食且不下，甘淡渗泄之药皆不效。杲谓众医曰："疾深矣。内经有之：膀胱者，津液之府，必气化乃出焉。今用渗泄之剂而病益甚者，是气不化也。启玄子云：'无阳者阴无以生，无阴者阳无以化。'甘淡渗泄皆阳药，独阳无阴，其欲化得乎？"明日，以群阴之剂投，不再服而愈。

西台掾萧君瑞，二月中病伤寒发热，医以白虎汤投之，病者面黑如墨，本证不复见，脉沉细，小便不禁。杲初不知用何药，及诊之，曰："此立夏前误用白虎汤之过。白虎汤大寒，非行经之药，止能寒腑藏，不善用之，则伤寒本病隐曲于经络之间。或更以大热之药救之，以苦阴邪，则他证必起，非所以救白虎也。有温药之升阳行经者，吾用之。"有难者曰："白虎大寒，非大热何以救，君之治奈何？"杲曰："病隐于经络间，阳不升则经不行，经行而本证见矣。本证又何难焉。"果如其言而愈。

魏邦彦之妻，目翳暴生，从下而上，其色绿，肿痛不可忍。杲云："翳从下而上，病从阳明来也。绿非五色之正，殆肺与肾合而为病邪。"乃泻肺肾之邪，而以入阳明之药为之使。既效矣，而他日病复作者三，其所从来之经，与色各异。乃曰："诸脉皆属于目，脉病则目从之。此必经络不调，经不调，则目病未已也。"问之果然，因如所论而治之，疾遂不作。

冯叔献之侄栎，年十五六，病伤寒，目赤而顿渴，脉七八至，医欲以承气汤下之，已煮药，而杲适从外来，冯告之故。杲切脉，大骇曰："几杀此儿。内经有言：'在脉，诸数为热，诸迟为寒。'今脉八九至，是热极也。而会要大论云：'病有脉从而病反者何也？脉而从，按之不鼓，诸阳皆然。'此传而为阴证矣。令持姜、附来，吾当以热因寒用法处之。"药未就而病者爪甲变，顿服者八两，汗寻出而愈。

陕帅郭巨济病偏枯，二指著足底不能伸，杲以长针刺骷中，深至骨而不知痛，出血一二升，其色如墨，又且谬刺之。如此者六七，服药三月，病良已。

裴择之妻病寒热，月事不至者数年，已喘嗽矣。医者率以蛤蚧、桂、附之药投之，杲曰："不然，夫病阴为阳所搏，温剂太过，故无益而反害。投以寒血之药，则经行矣。"已而果然。杲之设施多类此。当时之人，皆以神医目之。所著书，今多传于世云。

二、朱震亨

朱震亨（1281—1358 年，图
4-8），字彦修，元代婺州义乌（今
浙江省义乌县）人，又因世居丹
溪，故人称朱丹溪，或尊称丹溪
翁。他自幼好学，初习举子业（为
应科举考试而准备的学业），能
日记千言，文章词赋一挥而就。
三十岁时，他母亲身患脾病，而

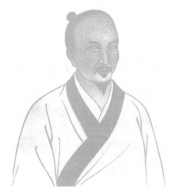

图 4-8 朱震亨画像

后开始自学《素问》，有志于医。三十六岁时，朱震亨跟随著名
理学家朱熹四传弟子许谦学习理学。四十岁时，许谦病久，勉励
朱震亨学医，以为医学更有利于仁民爱物，于是弃儒从医，访求
名师。朱震亨从学于刘完素的再传弟子罗知悌，深入研究《素问》
《难经》等古典医籍，并涉猎刘完素、张从正、李杲、王好古等
人之书。朱震亨著述很多，主要有《格致余论》《局方发挥》《金
匮钩玄》《本草衍义补遗》《脉因证治》，此外流传的《丹溪心法》
《丹溪心法附余》乃由其门人整理而成。传其学者有戴思恭、王履、
赵良仁、王纶、虞抟、汪机等。

朱震亨不仅遵经善变，而且博采众长，结合临床实践，提出
了"相火论""阳有余阴不足论""阴升阳降学说"等理论，开
创滋阴降火、升补阴血以制阳的治疗方法，即后世所谓"滋阴派"。
这一学说的创立与朱震亨所处的生活环境有关，他生活在南方，
气候湿热，且由于战乱，百姓身体柔弱，因此湿热相火，为病较多，

病家多易伤阴，因此丹溪所倡滋阴之法，颇能起效。虽然丹溪重视养阴，但其亦是医学之集大成者，还擅长治疗杂病，如在血证、痰证、郁证等的治疗上都有创见，而非只拘于滋阴一端，遂后学亦有"杂病宗丹溪"之说。朱震亨对祖国医学的发展具有较大的贡献，深受后世医家的推崇，有"丹溪学派"之称。朱震亨学说还流传到日本，"丹溪学社"在日本成立。

　　附：《朱震亨传》（节选自《新元史》）

　　朱震亨，字彦修，婺州义乌人。天资爽朗，读书即了大义。闻同郡许谦之学，抠衣至门师事之。谦为开明圣贤大旨，震亨心解，抑其豪迈归于纯粹，不以一毫苟且自恕，其清修苦节，绝类古笃引士，所至人多化之。

　　一日，母病延医，因自悟曰："人子不知医，或委之庸之，宁无有失。"于是，研究医理，博求名师，得罗知悌之传，治症多奇效。尝著《格致余论》《局方发挥》《伤寒辨疑》《外科精要》《本草衍补》《丹溪心法》诸书行世，学者称丹溪先生。

第八节
滑寿、戴思恭、李时珍

　　滑寿是元末明初著名医家，戴思恭、李时珍是明代著名医家，《明史》载有三人传记。滑寿精通《素问》《难经》，且精研针灸经络理论，著《十四经发挥》，使针灸盛于元代。他又绘制了针灸挂图——明堂图，便于针灸经络、腧穴的学习，促进了针灸学的发展。戴思恭出身于医学世家，后师从朱震亨，医术精湛，被朝廷征召，担任御医，后升为太医院使，明朝后期大臣、学者朱国桢称其为"国朝之圣医"，后人誉其为"明代医学之冠"。中华医德的核心内涵"医乃仁术"的提出最早见于戴思恭所著的《推求师意》。他在序言中写道："医乃仁术也，笔之于书，欲天下同归于仁也。"李时珍亦出身于医学世家，曾任楚王朱英裣王府的"奉祠正"（官名）和太医院御医。他的最大成就是"考古证今、穷究物理"，历二十七年，完成中国药学史上的巨著《本草纲目》，被后世尊为"药圣"。《本草纲目》是我国本草学集大成之作，在国外亦具有巨大影响，英国著名生物学家、博物学家达尔文(Charles Robert Darwin)称之为"古代中国百科全书"，并在自己的著作中多次引用该书资料。英国著名科学技术史学家李约瑟(Joseph Needham)在其《中国科学技术史》中评价："毫无疑问，明代最伟大的科学成就，是李时珍那部在本草书中登峰造极的著作《本草纲目》。李时珍作为科学家，达到了同伽利略、维萨里的科学活动隔绝的任何人所不能达到的最高水平。"2011年，《本草纲目》被列入《世界记忆名录》。

一、滑寿

滑寿（1304—1386 年），字伯仁，又字伯休，晚号撄宁生。他祖籍襄城（今河南许昌市襄城县），出生于仪真（今江苏省仪征市），后徙居余姚（今浙江省余姚市）。滑寿自幼聪慧好学，博览群书，善文能诗。据《余姚县志》记载，"（滑寿）学儒于韩说。习儒学及诸子百家之书,曾为乡举",《仪真县志》又说"(滑寿)日记千余言,操笔为文,文风温雅,词有思致,尤长于乐府"。三十余岁时,滑寿放弃科举,转学岐黄之术,先后拜师于京口(今江苏省镇江市)名医王居中、东平(今山东省东平县)针灸大师高洞阳。他一生淡泊名利,以行医救困为乐,医术精湛,医德高尚,名声响震江浙一带,时人尊其为"神医""老仙",与朱丹溪齐名。滑寿不仅精于临床,而且勤于著述,现存《读素问钞》《难经本义》《诊家枢要》《十四经发挥》,其他诸如《读伤寒论钞》《滑氏脉决》《本草发挥》《脉理存真》《医学引彀》《医学蠢子书》《撄宁生补泻心要》《痔瘘篇》《医韵》均已失传。

滑寿最突出的贡献在于针灸学,他将督任二脉与十二经合并成为十四经,并考订十四经六百五十七个穴位,提倡循经取穴法。又绘制经穴图谱,编写腧穴韵语,如手太阴肺经穴歌,"手太阴肺十一穴,中府云门天府诀,侠白尺泽孔最存,列缺经渠太渊涉,鱼际少商如韭叶"。滑寿撰成《十四经发挥》,为后世学习针灸之津梁。后《十四经发挥》传入日本,成为日本正统的经穴学说,对日本针灸学的发展具有重要影响。他还重视医学经典的学习与研究,如摘取《素问》中的精要部分,重新整理,分为藏象、经度、脉候、病能、摄生、论治、色诊、针刺、阴阳、标本、运气、汇萃十二类,并附有简要注释,撰成《读素问钞》三卷;又综合前人的研究对《难经》进行全面注释,包括病因、病理、字词、名物等,撰成《难经本义》二卷,《四库全书总目提要》评价本书"辨论精确,考证亦极详审"。

附：《滑寿传》（节选自《明史》）

滑寿，字伯仁，先世襄城人，徙仪真，后又徙余姚。幼警敏好学，能诗。京口王居中，名医也。寿从之学，授素问、难经。既卒业，请于师曰："素问详矣，多错简。愚将分藏象、经度等为十类，类抄而读之。难经又本素问、灵枢，其间荣卫藏府与夫经络腧穴，辨之博矣，而缺误亦多。愚将本其义旨，注而读之可乎？"居中跃然称善。自是寿学日进。寿又参会张仲景、刘守真、李明之三家而会通之，所治疾无不中。

既学针法于东平高洞阳，尝言："人身六脉虽皆有系属，惟督任二经，则苞乎腹背，有专穴。诸经满而溢者，此则受之，宜与十二经并论。"乃取内经骨空诸论及灵枢篇所述经脉，著十四经发挥三卷，通考隧穴六百四十有七。他如读伤寒论抄、诊家枢要、痔瘘篇，又采诸书本草为医韵，皆有功于世。

晚自号撄宁生。江、浙间无不知撄宁生者。年七十余，容色如童孺，行步蹻捷，饮酒无算。天台朱右摭其治疾神效者数十事，为作传，故其著述益有称于世。

二、戴思恭

戴思恭（1324—1405 年），字元礼，号肃斋，明代浦江（今浙江省浦江县）人。他出身于书香世家，其叔父为著名学者戴能轩。戴思恭从小具有较好的知识素养。少年时他跟随朱震亨学医，并受到朱震亨的喜爱，尽得其传，因此医术精深，治病多有良效。洪武（1368—1398 年）年间，戴思恭被朝廷征为御医，深得明太祖朱元璋的器重。洪武三十一年（1398 年）五月，朱元璋患病而久治不愈，下令逮捕医官，唯独宽慰戴思恭说，"你是仁义之人，不要害怕"。建文帝朱允炆即位后，提升戴思恭为太医院最高长官——太医院使。戴思恭有《证治要诀》（《秘传证治要诀》）《证治要诀类方》《推求师意》，并对师父朱震亨的《金匮钩玄》进行增补及加有按语。

戴思恭在学习丹溪学术思想的基础上，往往能有所发挥和创见，可谓"推求师意，创立新说"。如根据朱震亨"阳有余阴不足论"，结合自身的临床体会，提出"血属阴难成易亏论"。又根据朱震亨"气有余便是火"的观点，提出"气属阳动作火论"。在郁证方面，朱震亨认为"气血冲和，万病不生，一有怫郁，诸病生焉，故人身诸病，多生于郁"，戴思恭则在此基础上有所阐发，指出"郁者，结聚而不得发越也。当升者不升，当降者不降，当变化者不得变化，此为传化失常，六郁之病见矣"，认为郁证的关键在于"传化失常"。

附：《戴思恭传》（节选自《明史》）

戴思恭，字原礼，浦江人，以字行。受学于义乌朱震亨。震亨师金华许谦，得朱子之传，又学医于宋内侍钱塘罗知悌。知悌得之荆山浮屠，浮屠则河间刘守真门人也。震亨医学大行，时称为丹溪先生。爱思恭才敏，尽以医术授之。

洪武中，征为御医，所疗治立效，太祖爱重之。燕王患瘕（音甲），太祖遣思恭往治，见他医所用药良是，念何以不效，乃问王何嗜。曰："嗜生芹。"思恭曰："得之矣。"投一剂，夜暴下，皆细蝗也。晋王疾，思恭疗之愈。已，复发，即卒。太祖怒，逮治王府诸医。思恭从容进曰："臣前奉命视王疾，启王曰：'今即愈，但毒在膏肓，恐复作不可疗也。'今果然矣。"诸医由是免死。思恭时已老，风雨辄免朝。太祖不豫，少间，出御右顺门，治诸医侍疾无状者，独慰思恭曰："汝仁义人也，毋恐。"已而太祖崩，太孙嗣位，罪诸医，独擢思恭太医院使。

永乐初，以年老乞归。三年夏，复征入，免其拜，特召乃进见。其年冬，复乞骸骨，遣官护送，赍金币，逾月而卒，年八十有二，遣行人致祭。所著有证治要诀、证治类元、类证用药诸书，皆剿括丹溪之旨。又订正丹溪金匮钩玄三卷，附以己意。人谓无愧其师云。

三、李时珍

李时珍（1518—1593年，图4-9），字东璧，号濒湖，湖北蕲州（今湖北省蕲春县蕲州镇）人。他的祖父为铃医，父亲为当地名医。其父李言闻不仅医术精湛，而且乐善好施，在当地有很好的名声和很高的威望，人称"大善人"，曾任太医院吏目，并著有《四诊发明》《蕲艾传》《人参传》《痘疹证治》《四言举要》

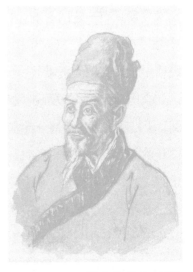

图4-9 李时珍画像

等。虽然出身于医学世家，但是由于民间医生地位低下等原因，李父并不希望李时珍从医，而是让其参加科举考试。李时珍曾拜进士出身的名儒顾日岩为师，于十四岁时中秀才。但李时珍自幼热爱医学，加上幼时身体羸弱，少时就开始阅读医书并随父出诊抄方，并不热衷科举。中秀才之后，又三次参加乡试，而均不第，于二十三岁时弃儒从医。他精研医理，能取百家之长，逐渐声名鹊起。嘉靖三十年（1551年），李时珍治好封藩武昌的楚王朱英㳘之子的"气厥病"而声名大振，并被楚王聘为王府的"奉祠正"，且兼管良医所事务。后来，李时珍又被推荐到北京太医院担任"太医院判"，但任职仅一年多便托病辞职回乡。虽然关于李时珍在太医院担任的官职尚有争议，但不可否认其曾供职于太医院，并有机会接触到皇家珍藏的医籍，对其后来的学术发展具有一定的影响。李时珍著有《本草纲目》《濒湖脉学》《奇经八脉考》，其对中医药的发展，尤其是药物学、脉学和经络学，具有重大贡献。

李时珍在行医过程中发现以往的本草书籍存有错误或者遗漏，于是决心重新撰写一部本草专书。嘉靖三十一年（1552年），他开始"渔猎群书，搜罗百氏。凡子史经传、声韵农圃、医卜星象、乐府诸家，稍有得处，辄著数言"（《本草纲目·王世贞序》），在北宋著名药学家唐慎微所著的《经史证类备急本草》的基础上，参考了八百多种书籍，并亲自外出考察本草，足迹遍及河南、河北、江苏、安徽、江西、湖北等等广大地区，历时二十七年，于万历六年（1578年）终于著成《本草纲目》一书。后又经过三次修改，于万历二十五年（1597年）正式刊行，可惜此时李时珍已经逝世。《本草纲目》五十二卷，记载药物一千八百九十二种，附有药物图像一千一百零九幅，方剂一万一千零九十六个，可谓集大成之药物学、博物学巨著。李时珍被李约瑟誉为"中国博物学的无冕之王"。

附：《李时珍传》（节选自《明史》）

李时珍，字东璧，蕲州人。好读医书，医家本草，自神农所传止三百六十五种，梁陶弘景所增亦如之，唐苏恭增一百一十四种，宋刘翰又增一百二十种，至掌禹锡、唐慎微辈，先后增补合一千五百五十八种，时称大备。然品类既烦，名称多杂，或一物而析为二三，或二物而混为一品，时珍病之。乃穷搜博采，芟烦补阙，历三十年，阅书八百余家，稿三易而成书，曰本草纲目。增药三百七十四种，厘为一十六部，合成五十二卷。首标正名为纲，余各附释为目，次以集解详其出产、形色，又次以气味、主治附方。书成，将上之朝，时珍遽（音巨）卒。未几，神宗诏修国史，购四方书籍。其子建元以父遗表及是书来献，天子嘉之，命刊行天下，自是士大夫家有其书。时珍官楚王府奉祠正。子建中，四川蓬溪知县。

第九节
叶桂、徐大椿、傅山

叶桂、徐大椿、傅山是清代著名医家，《清史稿》载有三人列传。叶桂出身于医学世家，少承家学，又广拜名师，擅长临床各科，"贯彻古今医术"。他因治愈康熙帝的病症，获得康熙帝亲题匾额"天下第一"，民间更有传说叶桂为"天医星下凡"，言"大江南北，言医者辄以桂为宗，百余年来，私淑者众"。在温病治疗方面，叶桂作出了突出贡献，撰有《温热论》，提出"温邪上受，首先犯肺"的认识，创立了卫气营血辨证论治方法，是温病四大家之一。

徐大椿精研医经，勤于著述，所著内容丰富，且多有独到的见解，深受学医者的称道而广为流传，对中医的传承与发展具有重要贡献。傅山，字青主，不仅精通医药，还博通经史百家，又长于诗文书画，有"学海"之称誉，在政治、思想学术、文学艺术、医学等方面具有很高的成就。明末清初大儒顾炎武在其《广师》篇中说，"萧然物外，自得天机，吾不如傅青主"，可见顾炎武对傅山的评价颇高。

一、叶桂

叶桂（1667—1746 年，图4-10），字天士，号香岩，别号南阳先生，晚年又号上津老人，清代吴县（今江苏省苏州市）人。他出身于医学世家，十四岁时父亲去世，于是跟随父亲门人朱某学医。后又跟随姑苏名医周杨俊、马元仪等人学习医术。叶桂凡听闻有人擅长医道，即愿意拜师学医，至二十四岁时，已先后从师

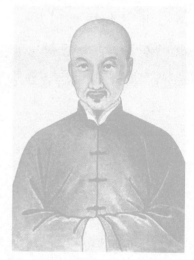

图 4-10 叶桂画像

十七人，可谓博采众长，故后人称其"师门深广"。叶桂生平诊务繁忙，著作主要由其弟子整理而成，如《温热论》是门人顾景文随师出诊时根据叶桂口授而撰成；又如《临证指南医案》由门人华岫云等整理而成。此外《叶桂医案存真》《幼科要略》等是

否为叶桂医书，尚有争议，而《景岳全书发挥》《本事方释义》
当为后人托叶桂之名而作。叶桂门人有顾景文、华岫云等，私淑
者有吴瑭、王士雄、章楠等。

叶桂师古而不泥古，在外感热病的治疗上创造性地提出了"卫
气营血辨证论治"的观点，即将温邪犯病分为四个阶段，并提出
相应的治法，也为后来的三焦辨证论治提供了基础，大大促进了
温病学说的发展与成熟。因其在温病学上的成就，后世将其与薛雪、
吴瑭、王士雄并称为"温病四大家"。叶桂与薛雪同为吴中名医，
且年龄相仿，容易被人拿来比较，又因叶桂治愈薛雪认为不可医
治的病人而导致两人矛盾加剧，于是薛雪将自己的居所更名为"扫
叶庄"。叶桂知道后，十分生气，于是将自己的书房题为"踏雪斋"。
后来，叶桂母亲生病，但因为过于小心翼翼而始终无法治好母亲
的病。薛雪听闻病情后，说要用"白虎汤"治疗，但因此剂较为
猛烈，叶桂有所顾忌。薛雪的言论传到了叶桂的耳朵里，才使得
叶桂有信心用"白虎汤"，把母亲的病治好了。经过这件事后，
叶桂和薛雪之间的隔阂得以解除，二人成为知己，且均为温病大家。
此外，叶桂在杂病、虚损病、中风病等方面亦有创见。

附：《叶桂传》（节选自《清史稿》）

叶桂，字天士，江苏吴县人。先世自歙迁吴，祖时、父朝采，皆精医。
桂年十四丧父，从学于父之门人，闻言即解，见出师上，遂有闻于时。切脉
望色，如见五藏。治方不出成见，尝曰："剂之寒温视乎病，前人或偏寒凉，
或偏温养，习者茫无定识。假兼备以幸中，借和平以藏拙。朝用一方，晚易
一剂，讵有当哉？病有见证，有变证，必胸有成竹，乃可施之以方。"

其治病多奇中，于疑难证，或就其平日嗜好而得救法；或他医之方，略与变通服法；或竟不与药，而使居处饮食消息之；或于无病时预知其病；或预断数十年后：皆验。当时名满天下，传闻附会，往往涉于荒诞，不具录。卒，年八十。临殁，戒其子曰："医可为而不可为。必天资敏悟，读万卷书，而后可以济世。不然，鲜有不杀人者，是以药饵为刀刃也。吾死，子孙慎勿轻言医！"

桂神悟绝人，贯彻古今医术，而鲜著述。世传所注本草，多心得。又许叔微本事方释义、景岳发挥。殁后，门人集医案为临证指南，非其自著。附幼科心法一卷，传为桂手定，徐大椿谓独精卓，后章楠改题曰三时伏气外感篇；又附温证证治一卷，传为口授门人顾景文者，楠改题曰外感温证篇。二书最为学者所奉习。

二、徐大椿

徐大椿（1693—1772年），字灵胎，晚号洄溪老人，清代吴江（今苏州市吴江区）人。他出身于书香门第，自幼习儒，精研《易经》，又涉猎道家、天文、历算、武技、水利、音律、地理等，因亲人多病而弃儒从医。其好友清代文豪袁枚说其："聪明过人，凡星经、地志、九宫音律，以至舞刀夺槊、勾卒嬴越之法，靡不宣究，而尤长于医。"（《徐灵胎先生传》）徐大椿还曾两度奉诏入京担任太医，深得乾隆皇帝赏识。据文献记载，现有三十二种署名为徐大椿的著作，经考证，其中八种为徐大椿自撰，即《难经经释》《神农本草经百种录》《医贯砭》《医学源流论》《伤寒类方》《兰台轨范》《慎疾刍言》《洄溪医案》，其余均为托名。

徐大椿崇尚经典，重视医学经典的学习，如在《兰台轨范·序》

中说，"推求原本，仍当取《内经》《金匮》等全书，潜心体认，而后世之书亦穷其流派，掇其精华，摘其谬误"，又在《医学源流论·医学渊源论》中说，"不知神农、黄帝之精义，则药性及脏腑经络之源不明也；不知仲景制方之法度，则病变及施治之法不审也"，都强调了经典的重要性。徐大椿推崇古典，颇有见地，但也在一定程度上忽略了医学的历史发展，如他对"温补学派"的认识存在偏激之处，对薛立斋、赵献可、张景岳进行了激烈的抨击。《医贯砭》一书则对赵献可的《医贯》进行了逐字逐句的批驳，从学术争鸣的角度来说是有益的，但也难免过于偏激，因此《四库全书总目提要》评论说，"肆言辱詈，一字一句，索诟求瘢，有伤雅道"。此外，徐大椿还发展了命门元气学说，采用"以方类证"的方法研究《伤寒论》，颇有见地。

　　附：《徐大椿传》（节选自《清史稿》）

　　徐大椿，原名大业，字灵胎，晚号洄溪，江苏吴江人，翰林检讨釚孙。生有异禀，长身广颡，聪强过人。为诸生，勿屑，去而穷经，探研易理，好读黄老与阴符家言。凡星经、地志、九宫、音律、技击、句卒、嬴越之法，靡不通究，尤邃于医，世多传其异迹。然大椿自编医案，惟剖析虚实寒温，发明治疗之法，归于平实，于神异者仅载一二。其书世多有，不具录。

　　乾隆二十四年，大学士蒋溥病，高宗命徵海内名医，以荐召入都。大椿奏溥病不可治，上嘉其朴诚，命入太医院供奉，寻乞归。后二十年复诏征，年已七十九，遂卒于京师，赐金治丧。

　　大椿学博而通，注神农本草经百种，以旧注但言其当然，不言其所以然，采摭常用之品，备列经文，推阐主治之义，于诸家中最有启发之功。

注难经曰经释，辨其与灵枢、素问说有异同。注伤寒曰类方，谓："医家刊定伤寒论，如治尚书者之争洪范、武成，注大学者之争古本、今本，终无定论。不知仲景本论，乃救误之书，当时随证立方，本无定序。"于是削除阴阳六经门目，但使方以类从，证随方定，使人可案证以求方，而不必循经以求证。一切葛藤，尽芟去之。所著兰台轨范，凡录病论，惟取灵枢、素问、难经、金匮要略、伤寒论、隋巢元方病源、唐孙思邈千金方、王焘外台秘要而止。录方亦多取诸书，宋以后方，则采其义可推寻、试多获效者，去取最为谨严。于疑似出入之间，辨别尤悉。

其论医之书曰医学源流论，分目九十有三。谓："病之名有万，而脉之象不过数十，是必以望、闻、问三者参之。如病同人异之辨，兼证兼病之别，亡阴亡阳之分。病有不愈不死，有虽愈必死，又有药误不即死。药性有古今变迁，内经司天运气之说不可泥。针灸之法失传。"诸说并可取。

又慎疾刍言，为溺于邪说俗见者痛下针砭，多惊心动魄之语。医贯砭，专斥赵献可温补之弊。诸书并行世。

大椿与叶桂同以医名吴中，而宗旨异。评桂医案，多所纠正。兼精疡科，而未著专书。谓世传外科正宗一书，轻用刀针及毒药，往往害人，详为批评，世并奉为善本。

三、傅山

傅山（1607—1684 年），初字青竹，后改字青主，别字公它，号石道人、朱衣道人等，明末清初阳曲（今山西省太原市）人。他家学深厚，清代史学家全祖望曾说，"先生之家学，大河以北，莫能窥其藩者"，足见评价之高。傅山不仅精通医学，还是明末清初著名思想家、诗人、画家、书法家、篆刻家，在诸多领域均有颇高的成就，被时人称为"学海"。著名中医文献学家钱超尘评价说："傅山是中国传统文化的一座高山，他的著作是中国传统文化的一座宝库，内容涉及多种学术领域，即是一个人以一生精力研究之，亦感到时间短促，难窥涯涘（音四）。"

傅山晚年尤精于医道，时人称其为"神医"或"仙医"。其医学活动可从山西省博物馆保存的傅山亲笔"行医招贴"遗墨窥得一二："世传儒医，西村傅氏，善疗男女杂症，兼理外感内伤。专去眼疾头风，能止心痛寒嗽。除年深坚固之沉积，破日久闭结之滞瘀。不妊者亦胎，难生者易产。顿起沉疴，永消烦苦；滋补元气，益寿延年。诸疮内脱，尤愚所长，不发空言，见诸实效；令人三十年安稳无恙，所谓无病第一利益也。凡欲诊脉调治者，向省南门铁匠巷元通观阁东问之。"从此贴可知傅氏长于女科、男科当是毫无疑问的。反清斗争的政治原因使得傅山著述时隐去姓名，也为今天考证其医著带来了困难。据今人考证，与傅山有关的医学著作有《石室秘录》《青囊秘诀》《辨证录》《产后编》《外经微言》《大小诸症方论》《傅青主秘传产门方论》《傅青主女科》《产科四十三症》《傅青主男女科》《女科仙方》《傅氏男科》《太原傅科》《仙方合编》《医药论略》《行草医学女科残稿册页》《黄帝素问灵枢经》（傅山批注本）、《补注释文黄帝内经素问》（傅山批注本），有待学者进一步研究。

　　附：《傅山传》（节选自《清史稿》）

傅山，字青主，阳曲人。六岁，啖黄精，不谷食，强之，乃饭。读书过目成诵。明季天下将乱，诸号为搢绅先生者，多迂腐不足道，愤之，乃坚苦持气节，不少婞尤。提学袁继咸为巡按张孙振所诬，孙振，阉党也。山约同学曹良直等诣通政使，三上书讼之，巡抚吴甡亦直袁，遂得雪。山以此名闻一下，甲申后，山改黄冠装，衣朱衣，居土穴，以养母。继咸自九江执归燕邸，以难中诗遗山，且曰："不敢愧友生也！"山省书，恸哭，曰："呜呼！吾亦安敢负公哉！"

顺治十一年，以河南狱牵连被逮，抗词不屈，绝粒九日，几死。门人中有以奇计救之，得免。然山深自咤恨，谓不若速死为安，而其仰视天、俯视地者，未尝一日止。比天下大定，始出与人接。

康熙十七年，诏举鸿博，给事中李宗孔荐，固辞。有司强迫，至令役夫舁其床以行。至京师二十里，誓死不入。大学士冯溥首过之，公卿毕至，山卧床不具迎送礼。魏象枢以老病上闻，诏免试，加内阁中书以宠之。冯溥强其入谢，使人舁以入，望见大清门，泪涔涔下，仆于地。魏象枢进曰："止，止，是即谢矣！"翼日归，溥以下皆出城送之。山叹曰："今而后其脱然无累哉！"既而曰："使后世或妄以许衡、刘因辈贤我，且死不瞑目矣！"闻者咋舌。至家，大吏咸造庐请谒。山冬夏著一布衣，自称曰"民"。或曰："君非舍人乎？"不应也。卒，以朱衣、黄冠敛。

山工书画，谓："书宁拙毋巧，宁丑毋媚，宁支离毋轻滑，宁真率毋安排。"人谓此言非止言书也。诗文初学韩昌黎，崛强自喜，后信笔抒写，俳调俗语，皆入笔端，不原以此名家矣。著有霜红龛集十二卷。子眉，先卒，诗亦附焉。

眉，字寿髦。每日出樵，置书担上，休则把读。山常卖药四方，与眉共挽一车，暮抵逆旅，篝灯课经，力学，继父志。与客谈中州文献，滔滔不尽。山喜苦酒，自称老蘖（音聂）禅，眉乃称小蘖禅。

第五章

吉光片羽:
中医珍贵文献

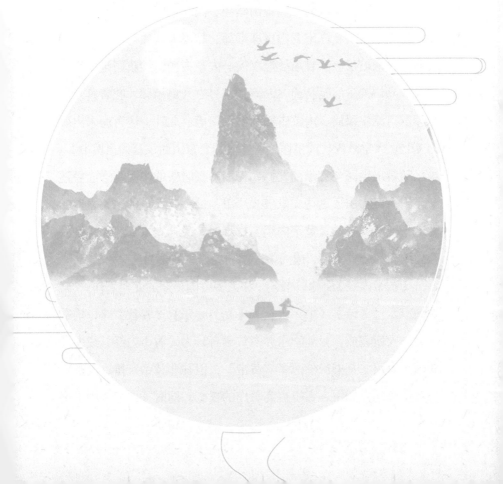

医学是最关乎生命的学问，因此人们很早就知道要将疾病、治疗等通过文字记录下来，所以，在殷商甲骨文就已经有相关的记载。从 20 世纪初开始，先秦两汉时期的简帛文献陆续被发现，其中亦有不少简帛医书，这些成为现存最早的医学文献，为我们研究中医学的早期面貌提供了素材。目前已整理出版的简帛医书主要有湖北荆州周家台秦简医书《病方》、湖南《长沙马王堆汉墓简帛医书》十五种、湖北江陵张家山汉代医简《脉书》《引书》、安徽阜阳双古堆汉简《万物》、甘肃《武威汉代医简》。散存的简帛医学文献包括湖北江陵望山楚简、湖北荆门包山楚简、湖北云梦睡虎地秦简、湖南龙山里耶秦简、甘肃天水放马滩秦简、湖北随州孔家坡汉牍、甘肃敦煌汉简、内蒙古额济纳旗居延汉简、甘肃省嘉峪关东居延新简、湖南张家界古人堤简牍、吐鲁番及楼兰等罗布淖尔汉简、内蒙古额济纳汉简等。此外，还有尚未出版的《北京大学藏汉代简帛医书》《成都老官山西汉墓简帛医书》。虽然随着出土医学文献的发掘，先秦两汉时期的中医药学面貌逐渐显露，但是由于这些文献破损严重，仍存有大量的未解之谜，而这一时期成书的《黄帝内经》《难经》《神农本草经》《伤寒杂病论》却一直流传，成为中医学的经典，被奉为圭臬。

《黄帝内经》简称《内经》，和大多中国早期的元典著作一样，如儒家六经《诗》《书》《礼》《易》《乐》《春秋》等，均非一时一人所完成，目前学术界多数学者认为《黄帝内经》成书于战国至秦汉。是书虽然冠名"黄帝"，但并非黄帝所撰，而是后人希望借华夏始祖之名以提高著作的权威。同时《内经》中有很多篇章以黄帝与臣子的对话形式书写，其中以黄帝与岐伯的对话最多，因此后世也用"岐黄"指代中医。从《内经》的内容上看，它应是由战国至秦汉时期的众多医家的经验、理论等汇集而成的，此外，还有学者指出《内经》中的部分内容当为魏晋、隋唐时期的医家所补充的。

《黄帝内经》包括《素问》和《灵枢》两部分，二书各有九卷，每卷九篇，各有八十一篇，总计为十八卷、一百六十二篇。具体内容涉及阴阳五行、藏象经络、气血精神、病因病机、病证治法、运气养生等，被称为"中医理论经典""生命百科全书""养生宝典"。关于《素问》之名，明代著名医家马莳在他的《内经素问注证发微》中说："《素问》者，黄帝与岐伯、鬼臾区、伯高、少师、少俞、雷公六臣平素问答之书。"另一位明代大医张介宾在他的《类经》中亦持此说，"平素所讲问，是谓'素问'"，素问即平素问答。那问的是什么呢？从《素问》的内容来说，应当是对生命本质的发问。

《灵枢》，又名"针经""九卷""九灵""九墟"，重点论述了经络腧穴、针具刺法以及治疗原则等，因此被奉为针灸学之经典。该书传至宋代已是残本，恰北宋哲宗元祐八年（1093年），高丽国（今朝鲜）进献医书，其中包含《黄帝针经》九卷。高丽国提出要以医书换取《册府元龟》及"历代史"。这件事遭到礼部尚书苏轼的坚决反对，但是，宋哲宗（1085—1100年在位）没有采纳他的意见。后来宋哲宗诏令校勘《黄帝针经》，并刊行发布，后世通行的《灵枢》就是以此本为基础的。

　　《黄帝八十一难经》简称《难经》或《八十一难》，是一部中医理论性著作。《难经》书名首见于东汉张仲景的《伤寒杂病论》自序中，但关于它的作者与成书年代目前尚无定论。部分学者认为该书是扁鹊所作，但《史记·扁鹊仓公列传》和《汉书·艺文志》中均无记载，直到唐代的书籍中才提及此书为扁鹊所撰，如杨玄操的《黄帝八十一难经注》《旧唐书·经籍志》等。故此，关于《难经》的成书年代，主要有战国说、西汉说、东汉说等。《难经》之"难"的解释一般有两种说法：一说内容深奥难懂；二说问难，即问《内经》之难。从其内容来看，主要以阐释、发挥《内经》要旨为主，涉及脉学、经络、脏腑、疾病、腧穴和针法，对中医理论多有创见，影响深远。

　　《神农本草经》简称《本草经》《本草》，是我国现存最早的药物学著作。《神农本草经》书名首见于梁代阮孝绪的《七录》，但未提及作者及成书年代，因此和《内经》《难经》一样，作者和成书时间尚无定论。该书冠以"神农"之名，可能与"神农尝百草"的传说有关，另外亦与当时的尊古之风有关。关于该书的作者，现有神农说、岐伯说、伊尹说、张仲景说、华佗说、子仪（扁鹊弟子）说以及集体创作说等。关于它的成书年代，则有战国说、秦汉说、东汉说，多数学者认为该书是秦汉以来众多医药学家不断积累的药物知识的汇集。《神农本草经》原书在唐初已经失传，但其内容被保存于其他历代本草著作中，如宋代唐慎微的《经史证类备急本草》、明代李时珍的《本草纲目》。现在流传的版本是后人从上述本草著作中辑录出来的，被称为"辑佚本"。《神农本草经》记载药物三百六十五种，其中植物药二百五十二种、动物药六十七种、矿物药四十六种，涉及药物的产地、生长环境、采收、贮藏、加工炮制、分类、性味、功效、主治、宜忌、用法等，基本上构建了中药学的理论框架，对后世中药学的发展产生了深远的影响。

《伤寒杂病论》原书十六卷，包含伤寒和杂病两个部分。由于战乱等原因，该书问世之后就逐渐散佚。晋代医家王叔和通过搜集整理，使得该书的伤寒部分得以流传，也就是后来传世的《伤寒论》。而杂病部分，一直到北宋时，翰林学士王洙在馆阁的"蠹简"中发现一部《金匮玉函要略方》，也就是《伤寒杂病论》的节略本。《金匮玉函要略方》分为三卷，上卷论伤寒，中卷为杂病，下卷记载方剂和妇科方面的内容。宋代林亿等人在整理此书时，删去上卷伤寒，保存中卷杂病和下卷妇科内容，重新编为上、中、下三卷，定名为《金匮要略方论》，简称《金匮要略》《金匮》。所以说《伤寒杂病论》一书在流传过程中分为了《伤寒论》和《金匮要略》二书。

《伤寒杂病论》，作者张机，字仲景，南阳郡涅阳（今河南邓县）人，东汉时期著名医家，金元以后因其在中医学上的巨大贡献而被尊为"医圣"。张仲景虽是东汉著名医家，但《后汉书》《三国志》中未有记载，有关其记载散见于晋代以后的文献中，因此，关于张仲景的生卒年和"官至长沙太守"的说法仍存有争议。张仲景生活的时代，政治动荡，宦官专权，灾疫连年，民不聊生。据《伤寒杂病论·自序》言："余宗族素多，向余二百。建安纪年以来，犹未十稔，其死亡者三分有二，伤寒十居其七。"就在这样一个动荡不安的环境下，张仲景"勤求古训，博采众方"，在前人研究的基础上，结合自身的临床实践，撰写了《伤寒杂病论》，提出理、法、方、药的辨证论治范例，标志着中医临床辨证论治体系的确立。正因张仲景对医学的贡献之大，清代著名医家陈修园将他比作孔子，曰，"医门之仲景，儒门之孔子也"。

中医药学经历了一代又一代中医人的薪火相传而绵延至今，历代中医人及中医典籍构成了中医药史的主线。本章将对史著中记载的中医文献进行整理，分为二十六史中记载的中医文献、通志类史著中记载的中医文献、通考类史著中记载的中医文献。

第一节
二十六史中记载的中医文献

二十六史中有七部专设"艺文志"或"经籍志"来记录文献，即《汉书·艺文志》《隋书·经籍志》《旧唐书·经籍志》《新唐书·艺文志》《宋史·艺文志》《明史·艺文志》以及《清史稿·艺文志》，所以，中国文化史上凡论及目录学的书籍莫不推崇于此，亦包括中医目录学。除以上七史外，虽然其余各史均未设专论图书目录的部类，但从各史医家传记等部类中也可寻及部分医著的绪端。因此，本节将分别从两个方面，即七史"艺文志"或"经籍志"的医书目录和医家传记等部类中载录的部分医学著作来论述二十六史中载录的中医文献的有关内容。

一、《汉书·艺文志》中的医书目录

《汉书·艺文志》的"方技略"中把医学著作分为四类，共载录医经七家、经方十一家、房中八家、神仙十家。其中神仙、房中类著作虽有部分糟粕，但仍属于养生方面的著作，故亦如实记录。

（一）医经类

《黄帝内经》十八卷

《外经》三十七卷

《扁鹊内经》九卷

《外经》十二卷

《白氏内经》三十八卷

《外经》三十六卷

《旁篇》二十五卷

（二）经方类

《五藏六府痹十二病方》三十卷

《五藏六府疝十六病方》四十卷

《五藏六府瘅十二病方》四十卷

《风寒热十六病方》二十六卷

《泰始黄帝扁鹊俞拊方》二十三卷

《五藏伤中十一病方》三十一卷

《客疾五藏狂颠病方》十七卷

《金疮疭瘲方》三十卷

《妇人婴儿方》十九卷

《汤液经法》三十二卷

《神农黄帝食禁》七卷

（三）房中类

《容成阴道》二十六卷

《务成子阴道》三十六卷

《尧舜阴道》二十三卷

《汤盘庚阴道》二十卷

《天老杂子阴道》二十五卷

《天一阴道》二十四卷

《黄帝三王养阳方》二十卷

《三家内房有子方》十七卷

（四）神仙类

《宓戏杂子道》二十篇

《上圣杂子道》二十六卷

《道要杂子》十八卷

《黄帝杂子步引》十二卷

《黄帝岐伯按摩》十卷

《黄帝杂子芝菌》十八卷

《黄帝杂子十九家方》二十一卷

《泰壹杂子十五家方》二十二卷

《神农杂子技道》二十三卷

《泰壹杂子黄冶》三十一卷

二、《隋书·经籍志》中的医书目录

按《隋书·经籍志》统计，医学著作共有二百七十三部，四千四百卷，今按医经、本草、医方、针灸、养生、符咒、兽医、胎产的顺序排列。不过，其中一些著作后附有已经亡佚的医书，另有不同卷数、版本的也予以注明。另外，《隋书·经籍志》还在五行目下载录妇产科著作八部，此亦一并记载如下。

（一）医经

《黄帝素问》九卷（梁八卷）

《黄帝甲乙经》十卷（《音》一卷，梁十二卷）

《黄帝八十一难》二卷（梁有《黄帝众难经》一卷，吕博望注，亡。）

《黄帝针经》九卷（梁有《黄帝针灸经》十二卷，徐悦《龙衔素针经并孔穴虾蟆图》三卷，《杂针经》四卷，程天祚《针经》六卷，《灸经》五卷，《曹氏灸方》七卷，秦承祖《偃侧杂针灸经》三卷，亡。）

《徐叔向针灸要钞》一卷

《玉匮针经》一卷

《赤乌神针经》一卷

《岐伯经》十卷

《脉经》十卷（王叔和撰）

《脉经》二卷（梁《脉经》十四卷；又《脉生死要诀》二卷；又《脉经》六卷，黄公兴撰；《脉经》六卷，秦承祖撰；《脉经》十卷，康普思撰；亡。）

《黄帝流注脉经》一卷（梁有《明堂流注》六卷，亡。）

《明堂孔穴》五卷（梁《明堂孔穴》二卷，《新撰针灸穴》一卷，亡）

《明堂孔穴图》三卷

《明堂孔穴图》三卷（梁有《偃侧图》八卷，又《偃侧图》二卷。）

《黄帝素问》八卷（全元起注）

《脉经》二卷（徐氏撰）

《观形察色并三部脉经》一卷（华佗）

《脉经诀》二卷（徐氏新撰）

《脉经钞》二卷（许建吴撰）

《黄帝素问女胎》一卷

《三部四时五藏辨诊色决事脉》一卷

《脉经略》一卷

《辨病形证》七卷

《五藏决》一卷

《诸病源候论》五卷（《目》一卷，吴景贤撰）

《服石论》一卷

《痈疽论方》一卷

《五藏论》五卷

《疟论并方》一卷

（二）本草

《神农本草》八卷（梁有《神农本草》五卷，《神农本草属物》二卷，《神农明堂图》一卷，《蔡邕本草》七卷，《华佗弟子吴普本草》六卷，《陶隐居本草》十卷，《隋费本草》九卷，《秦承祖本草》六卷，《王季汉本草经》三卷，《李当之本草经》《谈道术本草经钞》各一卷，《宋大将军参军徐叔向本草病源合药要钞》五卷，《徐叔向等四家体疗杂病本草要钞》十卷，《王末小儿用药本草》二卷，《甘浚之痈疽耳眼本草要钞》九卷，陶弘景《本草经集注》七卷，《赵赞本草经》一卷，《本草经轻行》《本草经利用》各一卷，亡。）

《神农本草》四卷（雷公集注）

《甄氏本草》三卷

《桐君药录》三卷（梁有云麾将军徐滔《新集药录》四卷，李当之《药录》六卷，《药法》四十二卷，《药律》三卷，《药性》《药对》各二卷，《药目》三卷，《神农采药经》二卷，《药忌》一卷，亡。）

《太清草木集要》二卷（陶隐居撰）

《神农本草经》三卷

《本草经》四卷（蔡英撰）

《药目要用》二卷

《本草经略》一卷

《本草》二卷（徐太山撰）

《本草经类用》三卷

《本草音义》三卷（姚最撰）

《本草音义》七卷（甄立言撰）

《本草集录》二卷

《本草钞》四卷

《本草杂要诀》一卷

《本草要方》三卷（甘浚之撰）

《依本草录药性》三卷（《录》一卷）

《灵秀本草图》六卷（原平仲撰）

《芝草图》一卷

《入林采药法》二卷

《太常采药时月》一卷

《四时采药及合目录》四卷

《药录》二卷（李密撰）

《诸药异名》八卷（沙门行矩撰，本十卷，今阙。）

《诸药要性》二卷

《种植药法》一卷

《种植芝》一卷

（三）医方

《张仲景方》十五卷（仲景，后汉人。梁有《黄素药方》二十五卷，亡。）

《华佗方》十卷（吴普撰。佗，后汉人。梁有《华佗内事》五卷，又《耿奉方》六卷，亡。）

《集略杂方》十卷

《杂药方》一卷（梁有《杂药方》四十六卷。）

《杂药方》十卷

《寒食散论》二卷（梁有《寒食散汤方》二十卷，《寒食散方》一十卷，皇甫谧、曹歙《论寒食散方》二卷，亡。）

《寒食散对疗》一卷（释道洪撰）

《解寒食散方》二卷（释智斌撰。梁《解散论》二卷）

《解寒食散论》二卷（梁有《徐叔向解寒食散方》六卷，《释慧义寒食解杂论》七卷，亡。）

《杂散方》八卷（梁有《解散方》《解散论》各十三卷，《徐叔向解散消息节度》八卷，《范氏解散方》七卷，释慧义《解散方》一卷，亡。）

《汤丸方》十卷

《杂丸方》十卷（梁有《百病膏方》十卷，《杂汤丸散酒煎薄贴膏汤妇人少小方》九卷，《羊中散杂汤丸散酒方》一卷，《疗下汤丸散方》十卷。）

《石论》一卷

《医药论》七卷（梁有《张仲景辨伤寒》十卷，《疗伤寒验方》《徐方伯辨伤寒》各一卷，《伤寒总要》二卷，《支法存申苏方》五卷，《王叔和论病》六卷，《张仲景评病要方》一卷，《徐叔向、谈道述、徐悦体疗杂病疾源》三卷，《甘濬之痈疽部党杂病疾源》三卷，《府藏要》三卷，亡。）

《肘后方》六卷（葛洪撰。梁二卷，《陶弘景补阙肘后百一方》九卷，亡。）

《姚大夫集验方》十卷

《范汪阳东方》一百五卷（《录》一卷，范汪撰，梁一百七十六卷。梁又有《阮河南药方》十六卷，阮文叔撰；《释僧深药方》三十卷；《孔中郎杂药方》二十九卷；《宋建平王典术》一百二十卷；《羊中散药方》三十卷，羊欣撰；《褚澄杂药方》二十卷，齐吴郡太守褚澄撰；亡。）

《秦承祖药方》四十卷（见三卷。梁有《阳眄药方》二十八卷，《夏侯氏药方》七卷，《王季琰药方》一卷，《徐叔向杂疗方》二十二卷，《徐叔向杂病方》六卷，《李当之药方》一卷，《徐文伯药方》二卷，亡。）

《胡洽百病方》二卷（梁有《治卒病方》一卷；《徐奘要方》一卷，无锡令徐奘撰；《辽东备急方》三卷，都尉臣广上；《殷荆州要方》一卷，殷伯堪撰；亡。）

《俞氏疗小儿方》四卷（梁有《范氏疗妇人药方》十一卷，《徐叔向疗少小百病杂方》三十七卷，《疗少小杂方》二十卷，《疗少小杂方》二十九卷，《范氏疗小儿药方》一卷，《王末钞疗小儿杂方》十七卷，亡。）

徐嗣伯《落年方》三卷（梁有《徐叔向疗脚弱杂方》八卷，《徐方伯辨脚弱方》一卷，《甘濬之疗痈疽金创要方》十四卷，《甘濬之疗痈疽毒惋杂病方》三卷，《甘伯齐疗痈疽金创方》十五卷，亡。）

《陶氏效验方》六卷（梁五卷。梁又有《疗目方》五卷；《甘濬之疗耳眼方》十四卷；《神枕方》一卷；《杂戎狄方》一卷，宋武帝撰；《摩诃出胡国方》十卷，摩诃胡沙门撰；又范晔《上香方》一卷；《杂香膏方》一卷；亡。）

《药方》二卷（徐文伯撰）

《解散经论并增损寒食节度》二卷

《张仲景疗妇人方》二卷

《徐氏杂方》一卷

《少小方》一卷

《疗小儿丹法》一卷

《试验方》二卷（徐太山）

《徐文伯疗妇人瘕》一卷

《巾箱中方》三卷（徐太山）

《药方》五卷（徐嗣伯撰）

《堕年方》二卷（徐太山撰）

《效验方》三卷（徐氏撰）

《杂要方》一卷

《玉函煎方》五卷（葛洪撰）

《小品方》十二卷（陈延之撰）

《千金方》三卷（范世英撰）

《徐王方》五卷

《徐王八世家传效验方》十卷

《徐氏家传秘方》二卷

《药方》五十七卷（后魏李思祖撰，本百一十卷）

《禀丘公论》一卷

《太一护命石寒食散》二卷（宋尚撰）

《皇甫士安依诸方撰》一卷

《序服石方》一卷

《服五方法》一卷

《刘涓子鬼遗方》十卷（龚庆宣撰）

《疗痈经》一卷

《疗三十六瘘方》一卷

《王世荣单方》一卷

《集验方》十卷（姚僧垣撰）

《集验方》十二卷

《备急单要方》三卷（许澄撰）

《药方》二十一卷（徐辨卿撰）

《名医集验方》六卷

《名医别录》三卷（陶氏撰）

《删繁方》十三卷（谢士泰撰）

《吴氏山居方》三卷

《新撰药方》五卷

《疗痈疽诸疮方》二卷（秦政应撰）

《单复要验方》二卷（释莫满撰）

《释道洪方》一卷

《小儿经》一卷

《散方》二卷

《杂散方》八卷

《疗百病杂丸方》三卷（释昙鸾撰）

《疗百病散》三卷

《杂汤方》十卷（成毅撰）

《杂疗方》十三卷

《杂药酒方》十五卷

《赵婆疗漯方》一卷

《议论备豫方》一卷（于法开撰）

《扁鹊陷冰丸方》一卷

《扁鹊肘后方》三卷

《疗消渴众方》一卷（谢南郡撰）

《论气治疗方》一卷（释昙鸾撰）

《梁武帝所服杂药方》一卷

《大略丸方》五卷

《灵寿杂方》二卷

《经心录方》八卷（宋候撰）

《黄帝养胎经》一卷

《疗妇人产后杂方》三卷

《龙树菩萨药方》四卷

《西域诸仙所说药方》二十三卷（《目》一卷，本二十五卷）

《香山仙人药方》十卷

《西域波罗仙人方》三卷

《西域各医所集要方》四卷（本十二卷）

《婆罗门诸仙药方》二十

《婆罗门药方》五卷

《耆婆所述仙人命论方》二卷（《目》一卷，本三卷）

《乾陀利治鬼方》十卷

《新录乾陀利治鬼方》四卷（本五卷，阙）

《四海类聚方》二千六百卷

《四海类聚单要方》三百卷

（四）针灸

《黄帝明堂偃人图》十二卷

《黄帝针灸虾蟆忌》一卷

《明堂虾蟆图》一卷

《针灸图要诀》一卷

《针灸图经》十一卷（本十八卷）

《十二人图》一卷

《针灸经》一卷

《扁鹊偃侧针灸图》三卷

《流注针经》一卷

《曹氏灸经》一卷

《偃侧人经》二卷（秦承祖撰）

《枕中灸刺经》一卷（华佗）

《谢氏针经》一卷

《殷元针经》一卷

《要用孔穴》一卷

《九部针经》一卷

《释僧匡针灸经》一卷

《三奇六仪针要经》一卷

《黄帝十二经脉明堂五藏人图》一卷

（五）养生

《彭祖养性经》一卷

《养生要集》十卷（张湛撰）

《玉房秘诀》十卷

《墨子枕内五行纪要》一卷（梁有《神枕方》一卷，疑此即是。）

《如意方》十卷

《练化术》一卷

《神仙服食经》十卷

《杂仙饵方》八卷

《服食诸杂方》二卷（梁有《仙人水玉酒经》一卷）

《老子禁食经》一卷

《崔氏食经》四卷

《食经》十四卷（梁有《食经》二卷；又《食经》十九卷；《刘休食方》一卷，齐冠军将军刘休撰；亡。）

《食馔次第法》一卷（梁有《黄帝杂饮食忌》二卷。）

《四时御食经》一卷（梁有《太官食经》五卷，又《太官食法》二十卷，《食法杂酒食要方白酒并作物法》十二卷，《家政方》十二卷，《食图》《四时酒要方》《白酒方》《七日面酒法》《杂酒食要法》《杂藏酿法》《杂酒食要法》《酒并饮食方》《鳢（音羞）及铛蟹方》《羹臛法》《䱒（音上）腜胸（音驴渠）法》《北方生酱法》各一卷，亡。）

《香方》一卷（宋明帝撰）

《杂香方》五卷

《龙树菩萨和香法》二卷

《食经》三卷（马琬撰）

《会稽郡造海味法》一卷

《论服饵》一卷

《淮南王食经》并《目》一百六十五卷（大业中撰）

《膳羞养疗》二十卷

《金匮录》二十三卷（《目》一卷，京里先生撰）

《练化杂术》一卷（陶隐居撰）

《玉衡隐书》七十卷（《目》一卷，周弘让撰）

《太清诸丹集要》四卷（陶隐居撰）

《杂神丹方》九卷

《合丹大师口诀》一卷

《合丹节度》四卷（陶隐居撰）

《合丹要略序》一卷（孙文韬撰）

《仙人金银经并长生方》一卷

《狐刚子万金决》二卷（葛仙公撰）

《杂仙方》一卷

《神仙服食经》十卷

《神仙服食神秘方》二卷

《神仙服食药方》十卷（抱朴子撰）

《神仙饵金丹沙秘方》一卷

《卫叔卿服食杂方》一卷

《金丹药方》四卷

《杂神仙丹经》十卷

《杂神仙黄白法》十二卷

《神仙杂方》十五卷

《神仙服食杂方》十卷

《神仙服食方》五卷

《服食诸杂方》二卷

《服饵方》三卷（陶隐居撰）

《真人九丹经》一卷

《太极真人九转还丹经》一卷

《练宝法》二十五卷（《目》三卷，本四十卷，阙。）

《太清璇玑文》七卷（冲和子撰）

《陵阳子说黄金秘法》一卷

《神方》二卷

《狐子杂诀》三卷

《太山八景神丹经》一卷

《太清神丹中经》一卷

《养生注》十一卷（《目》一卷）

《养生术》一卷（翟平撰）

《龙树菩萨养性方》一卷

《引气图》一卷

《道引图》三卷（立一，坐一，卧一）

《养身经》一卷

《养生要术》一卷

《养生服食禁忌》一卷

《养生传》二卷

《帝王养生要方》二卷（萧吉撰）

《素女秘道经》一卷（并《玄女经》）

《素女方》一卷

《彭祖养性》一卷

《郯子说阴阳经》一卷

《序房内秘术》一卷（葛氏撰）

《玉房秘诀》八卷

《房内秘要》一卷（徐太山）

《新撰玉房秘诀》九卷

（六）符咒

《老子石室兰台中治癫符》一卷

（七）兽医

《疗马方》一卷（梁有伯乐《疗马经》一卷，疑与此同）

《伯乐治马杂病经》一卷

《治马经》三卷（俞极撰，亡）

《治马经》四卷

《治马经目》一卷

《治马经图》二卷

《马经孔穴图》一卷

《杂撰马经》一卷

《治马、牛、驼、骡等经》三卷（《目》一卷）

（八）胎产

《产乳书》二卷

《产经》一卷

《推产妇何时产法》一卷（王琛撰）

《推产法》一卷

《杂产书》六卷

《生产符仪》一卷

《产图》二卷

《杂产图》四卷

三、《旧唐书·经籍志》中的医书目录

（一）医家目下的医学著作目录

《旧唐书·经籍志》的医家目下共载录医学著作一百三十五家、三千九百五十九卷，按明堂经脉、医术本草、养生、病源单方、食经、杂经方、类聚方的顺序排列。其中，明堂经脉二十六部、一百七十三卷，医术本草二十四部，养生十六部，病源单方二部，食经十部，杂经方五十六部，类聚方一部。记载如下。

1. 明堂经脉（包括医经、脉经、针灸）

《黄帝三都针经》十三卷（皇甫谧撰）

《黄帝八十一难经》一卷（秦越人撰）

《赤乌神针经》一卷（张子存撰）

《黄帝明堂经》三卷

《黄帝针灸经》十二卷

《明堂图》三卷（秦承祖撰）

《龙衔素针经并孔穴虾蟆图》三卷

《黄帝素问》八卷

《黄帝内经明堂》十三卷

《黄帝杂注针经》一卷

《黄帝十二经脉明堂五藏图》一卷

《黄帝十二经明堂偃侧人图》十二卷

《黄帝针经》十卷

《黄帝明堂经》三卷

《黄帝九灵经》十二卷（灵宝注）

《玉匮针经》十二卷

《黄帝内经太素》三十卷（杨上善注）

《三部四时五藏辨候诊色脉经》一卷

《黄帝内经明堂类成》十三卷（杨上善撰）

《黄帝明堂经》三卷（杨玄操撰注）

《灸经》一卷

《铃和子》十卷（贾和光撰）

《脉经诀》三卷（徐氏撰）

《脉经》二卷

《五藏诀》一卷

《五藏论》一卷

2. 本草

《神农本草》三卷

《桐君药录》二卷（桐君撰）

《雷公药对》二卷

《药类》二卷

《本草用药要妙》二卷

《本草病源合药节度》五卷

《本草要术》三卷

《本草药性》三卷（甄立言撰）

《疗痈疽耳眼本草要妙》五卷

《种芝经》九卷

《芝草图》一卷

《吕氏本草因》六卷（吴普撰）

《李氏本草》三卷

《名医别录》三卷

《药目要用》二卷

《本草集经》七卷（陶弘景撰）

《灵秀本草图》六卷（原平仲撰）

《诸药异名》十卷（释行智撰）

《四时采取诸药及合和》四卷

《本草图经》七卷（苏敬撰）

《新修本草》二十一卷（苏敬撰）

《新修本草图》一十六卷 (苏敬等撰)

《本草音》三卷 (苏敬等撰)

《本草音义》二卷 (殷子严撰)

3. 养生

《太清神丹中经》三卷

《太清神仙服食经》五卷，又一卷 (抱朴子撰)

《太清璿玑文》七卷 (冲和子撰)

《金匮仙药录》二卷 (京里先生撰)

《神仙服食经》十二卷 (京里先生撰)

《太清诸丹要录集》四卷

《神仙药食经》一卷

《神仙服食方》十卷

《神仙服食药方》十卷

《服玉法并禁忌》一卷

《太清诸草木方集要》三卷

《太清玉石丹药要集》三卷 (陶弘景撰)

《太一铁胤神丹方》三卷 (苏游撰)

《养生要集》十卷 (张湛撰)

《补养方》三卷 (孟诜撰)

4. 病源单方

《诸病源候论》五十卷 (吴景撰)

《四海类聚单方》十六卷 (隋炀帝撰)

5. 食经

《太官食法》一卷

《太官食方》十九卷

《食经》九卷（崔浩撰），又十卷，又四卷（竺暄撰）

《四时食法》一卷（赵氏撰）

《淮南王食经》一百二十卷（诸葛颖撰）

《淮南王食目》一卷

《淮南王食经音》十三卷（诸葛颖撰）

《食经》三卷（卢仁宗撰）

6. 医方（包括杂经方、类聚方）

《张仲景药方》十五卷（王叔和撰）

《华氏药方》十卷（华佗方，吴普集）

《肘后救卒方》四卷（葛洪撰）

《补阙肘后救卒备急方》六卷（陶弘景撰）

《阮河南药方》十六卷（阮炳撰）

《杂药方》一百七十卷（范汪方，尹穆撰）

《胡居士方》三卷（胡洽撰）

《刘涓子男（鬼遗）方》十卷（龚庆宣撰）

《疗痈疽金创要方》十四卷（甘浚之撰）

《杂疗方》二十卷（徐叔和撰）

《体疗杂病方》六卷（徐叔和撰）

《脚弱方》八卷（徐叔向撰）

《药方》十七卷（秦承祖撰）

《疗痈疽金创要方》十二卷（甘伯齐撰）

《杂药方》十二卷（褚澄撰）

《效验方》十卷（陶弘景撰）

《百病膏方》十卷

《杂汤方》八卷

《疗目方》五卷

《杂药方》十卷（陈山提撰），又六卷

《杂丸方》一卷

《调气方》一卷（释鸾撰）

《黄素方》十五卷

《杂汤丸散方》五十七卷（孝思撰）

《僧深集方》三十卷（释僧深撰）

《删繁方》十二卷（谢士太撰）

《徐王八代效验方》十卷（徐之才撰）

《徐氏落年方》三卷（徐嗣伯撰）

《杂病论》一卷（徐嗣伯撰）

《徐氏家秘方》二卷（徐之才撰）

《集验方》十卷（姚僧垣撰）

《小品方》十二卷（陈延之撰）

《经心方》八卷（宋侠撰）

《名医集验方》三卷

《古今录验方》五十卷（甄权撰）

《崔氏纂要方》十卷（崔知悌撰）

《孟氏必效方》十卷（孟诜撰）

《延年秘录》十二卷

《玄感传尸方》一卷（苏游撰）

《骨蒸病灸方》一卷（崔知悌撰）

《寒食散方并消息节度》二卷

《解寒食散方》十三卷（徐叔向撰）

《妇人方》十卷，又二十卷

《少小方》十卷

《少小杂方》二十卷

《少小节疗方》一卷（俞宝撰）

《狐子杂诀》三卷

《狐子方金诀》二卷（葛仙公撰）

《陵阳子秘诀》一卷（明月公撰）

《神临药秘经》一卷（黄公撰）

《黄白秘法》一卷，又二十卷

《玉房秘术》一卷（葛氏撰）

《玉房秘录诀》八卷（冲和子撰）

《类聚方》二千六百卷

（二）道家类、春秋类和五行类医学著作目录

除上述医家目下记载的医学著作外，《旧唐书·经籍志》的道家类、春秋类和五行类也载有若干与养生、医学相关的著作，共计八部，五十二卷。

1. 道家类（养生）

《抱朴子内篇》二十卷（葛洪撰）

《养生要集》十卷（张湛撰）

2. 春秋类（膏肓）

《春秋左氏膏肓》十卷（何休撰，郑玄箴）

《春秋左氏膏肓释痾》五卷（服虔撰）

3. 五行类（胎产）

《逆刺》三卷（京房撰）

《婚嫁书》二卷

《推产妇何时产法》一卷（王琛撰）

《产图》一卷（崔知悌撰）

四、《新唐书·艺文志》中的医书目录

《新唐书·艺文志》共载录医学著作二百三十四部、四千六百六十四卷，今按明堂经脉、本草、医方、病源、医术、养生、房中的顺序排列。

（一）明堂经脉

《黄帝三部针经》十二卷（皇甫谧）

《赤乌神针经》一卷（张子存）

《黄帝针灸经》十二卷

《黄帝杂注针经》一卷

《黄帝针经》十卷

《玉匮针经》十二卷

《龙衔素针经并孔穴虾蟆图》三卷

《针灸要钞》一卷（徐叔向）

《黄帝明堂经》三卷

《黄帝明堂》三卷

《黄帝明堂经》三卷（杨玄注）

《黄帝内经明堂》十三卷

《黄帝十二经脉明堂五藏人图》一卷

《曹氏黄帝十二经明堂偃侧人图》十二卷

《明堂图》三卷（秦承祖）

《明堂孔穴》五卷

《黄帝八十一难经》二卷（秦越人）

《黄帝素问》九卷（全元起注）

《黄帝九灵经》十二卷（灵宝注）

《黄帝甲乙经》十二卷

《黄帝流注脉经》一卷

《三部四时五藏辨候诊色脉经》一卷

《脉经》十卷，又二卷

《徐氏脉经诀》三卷

《脉经》二卷（王子颙）

《岐伯灸经》一卷

《雷氏灸经》一卷

《五藏诀》一卷

《五藏论》一卷

《铃和子》十卷（贾和光）

《黄帝素问》二十四卷

《释文》一卷（王冰注，冰号启玄主子）

《黄帝内经明堂类成》十三卷，又《黄帝内经太素》三十卷（杨上善注）

《脉经》一卷、《针经钞》三卷、《针方》一卷、《明堂人形图》一卷（甄权）

《明堂论》一卷（米遂）

（二）本草

《神农本草》三卷

《神农本草》四卷（雷公集）

《吴氏本草》六卷（吴普）

《李氏本草》三卷

《灵秀本草图》六卷（原平仲）

《本草音义》二卷（殷子严）

《本草用药要妙》九卷

《本草病源合药节度》五卷

《本草要术》三卷

《疗痈疽耳眼本草妙》五卷

《桐君药录》三卷

《雷公药对》二卷（徐之才）

《诸药异名》十卷（僧行智）

《药类》二卷

《药目要用》二卷

《四时采取诸药及合和》四卷

《名医别录》三卷

《本草》二十卷，《目录》一卷，《药图》二十卷，《图经》七卷（显庆四年，英国公李勣，太尉长孙无忌，兼侍中辛茂将，太子宾客弘文馆学士许敬宗，礼部郎中兼太子洗马弘文馆大学士孔志约，尚药奉御许孝崇、胡子象、蒋季璋，尚药局直长蔺复珪、许弘直，侍御医巢孝俭，太子药藏监蒋季瑜、吴嗣宗，丞蒋义方，太医令蒋季琬、许弘，丞蒋茂昌，太常丞吕才、贾文通，太史令李淳风，潞王府参军吴师哲，礼部主事颜仁楚，右监门府长史苏敬等撰。）

《本草音义》二十卷（孔志约）

《新修本草》二十一卷，又《新修本草图》二十六卷，《本草音》三卷，《本草图经》七卷（苏敬）

《本草音义》七卷，又《本草药性》三卷，《古今录验方》五十卷（甄立言，一作权）

《食疗本草》三卷，又《补养方》三卷，《必效方》十卷（孟诜）

《本草音义》二卷（李含光）

《本草拾遗》十卷（陈藏器，开元中人）

《本草》七卷（郑虔胡）

《新本草》四十一卷，又《药性要诀》五卷（王方庆）

《种芝经》九卷

《芝草图》一卷

《淮南王食经》一百三十卷，《音》十三卷，《食目》十卷（诸葛颖）

《食经》三卷（卢仁宗）

《食经》九卷（崔浩）

《食经》四卷，又十卷（竺暄）

《四时食法》一卷（赵武）

《太官食法》一卷

《太官食法》十九卷

《四时御食经》一卷

《太清神仙服食经》五卷（抱朴子）

《太清璿玑文》七卷（冲和子）

《太清神丹中经》三卷

《太清神仙服食经》五卷

《太清诸丹药要录》四卷

《金匮仙药录》三卷（京里先生）

《神仙服食经》十二卷

《膳夫经手录》四卷（阳烨）

《食法》十卷（严龟，震之后，镇西军节度使譔子也。昭宗时宣慰汴寨。）

《制伏草石论》六卷（晏封）

《删繁药咏》三卷（江承宗，凤翔节度要籍）

（三）医方

《药方》四十卷（秦承祖）

《华氏药方》十卷（华佗方，吴普集）

《肘后救卒方》六卷（葛洪）

《梁武帝坐右方》十卷

《如意方》十卷

《神农本草》七卷，又《效验方》十卷（陶弘景集注）

《补肘后救卒备急方》六卷

《太清玉石丹药要集》三卷

《太清诸草木方集要》三卷

《四海类聚单要方》十六卷（隋炀帝敕）

《张仲景药方》十五卷，又《伤寒卒病论》十卷（王叔和）

《阮河南药方》十六卷（阮炳）

《范东阳杂药方》一百七十卷（范汪方，尹穆纂）

《胡居士治百病要方》三卷（胡洽）

《杂疗方》二十卷，又《体疗杂病方》六卷，《脚弱方》八卷，《解寒食方》十五卷（徐叔向）

《杂药方》十二卷（褚澄）

《杂药方》十卷（陈山提）

《黄素方》二十五卷（谢泰）

《杂汤丸散方》五十七卷（孝思）

《删繁方》十二卷（谢士太）

《徐王八代效验方》十卷，又《家秘方》三卷（徐之才）

《千金方》三卷（范世英）

《集验方》十卷（姚僧垣）

《小品方》十二卷（陈延之）

《玄感传尸方》一卷，又《太一铁胤神丹方》三卷（苏游）

《俞氏疗小儿方》四卷

《小女节疗方》一卷（俞宝）

《僧僧深集方》三十卷

《调气方》一卷（僧鸾）

《刘涓子鬼遗方》十卷（龚庆宣）

《疗痈疽金疮要方》十四卷（甘浚之）

《疗痈疽金疮要方》十二卷（甘伯齐）

《杂药方》六卷

《杂丸方》一卷

《名医集验方》三卷

《百病膏方》十卷

《杂汤方》八卷

《疗目方》五卷

《寒食散方并消息节度》二卷

《妇人方》十卷，又二十卷

《少女方》十卷

《少女杂方》二十卷

《类聚方》二千六百卷

《经心方》十卷（宋侠）

《崔氏纂要方》十卷（崔行功）

《骨蒸病灸方》一卷（崔知悌）

《袖中备急要方》三卷

《岭南急要方》二卷

《针灸服药禁忌》五卷

《千金方》三十卷，又《千金髓方》二十卷，《千金翼方》三十卷，《神枕方》一卷，《医家要妙》五卷（孙思邈）

《杨太仆医方》一卷

《玄宗开元广济方》五卷

《肘后方》三卷（刘贶真人）

《外台秘要方》四十卷，又《外台要略》十卷（王焘）

《德宗贞元集要广利方》五卷

《陆氏集验方》十五卷（陆贽）

《备急单方》一卷（贾耽）

《兵部手集方》三卷（兵部尚书李绛所传方，薛弘庆撰。弘庆，大和河中少尹。）

《古今集验方》十卷（薛景晦，元和刑部郎中，贬道州刺史。）

《传信方》二卷（刘禹锡）

《海上集验方》十卷（崔玄亮）

《杨氏产乳集验方》三卷（杨归厚，元和中，自左拾遗贬凤州司马、虢州刺史。方九百一十一。）

《郑注药方》一卷

《韦氏集验独行方》十二卷（韦宙）

《随身备急方》三卷（张文仲）

《群方秘要》三卷（苏越）

《南行方》三卷（李继皋）

《唐兴集验方》五卷（白仁叙）

《应验方》一卷（包会）

《箧中方》三卷（许孝宗）

《梅崇献方》五卷

《童子秘诀》三卷，又《众童延龄至宝方》十卷（姚和众）

《婴孺方》十卷（孙会）

《口齿论》一卷，又《排玉集》二卷（邵英俊。口齿方）

《嵩台集》三卷（李昭明）

《神仙服食方》十卷

《神仙服食药方》十卷

《服玉法并禁忌》一卷

《寒食散论》二卷

（四）病源和医术

《诸病源候论》五十卷（吴景贤）

《巢氏诸病源候论》五十卷（巢元方）

《杂病论》一卷，又《徐氏落年方》三卷（徐嗣伯）

《医门金宝鉴》三卷（卫嵩）

《六十四问》一卷（许咏）

《病源手镜》一卷（段元亮）

《伏氏医苑》一卷（伏适）

《名医传》七卷（甘伯宗）

《仙人水镜图诀》一卷（王超，贞观人）

《五藏论应象》一卷（吴兢）

《五藏论》一卷（裴琎）

《五藏类合赋》五卷（刘清海）

《五色旁通五藏图》一卷（裴王廷）

《藏府通元赋》一卷（张文懿）

《五藏镜源》四卷（段元亮）

《疗痈疽要诀》一卷，《疮肿论》一卷（喻义纂）

《痈疽论》二卷（沈泰之）

《万病拾遗》三卷，又《消渴论》一卷，《脚气论》三卷（青溪子）

《岭南脚气论》一卷，又《方》一卷（李暄）

《脚气论》一卷（苏鉴、徐玉等编集）

《南中四时摄生论》一卷（郑景岫）

《铁粉论》一卷（苏游）

《北京要术》一卷（陈元，元为太原少君）

《发焰录》一卷（司空舆，图父，大中时商州刺史）

《道光通元秘要术》三卷（青罗子，失姓，咸通人）

（五）养生和房中

《彭祖养性经》一卷

《养生要集》十卷（张湛）

《延年秘录》十二卷

《狐子方金诀》二卷（葛仙公录）

《狐子杂诀》三卷

《陵阳子秘诀》一卷（明月公）

《神临药秘经》一卷（黄公）

《葛氏房中秘术》一卷

《冲和子玉房秘诀》十卷（张鼎）

五、《宋史·艺文志》中的医书目录

  《宋史·艺文志》的医家类中共载录医学著作五百零八部，三千一百七十七卷。今按医经（其中又分为内经，难经，针经、灸经，脉经、脉诀，诊候，五藏）、临床各科（其中包括伤寒，病总、杂病，外科，产科，儿科，眼科，咽喉、口齿）、医方、本草、养生、兽医、医史、待考的顺序排列。此外，《宋史·艺文志》在道家类和释家神仙类也载有养生方面的著作，共计四十九部，五十卷。具体记载如下。

（一）医经

1. 内经（素问、灵枢）

《黄帝内经素问》二十四卷（唐王冰注）

《素问》八卷（隋全元起注）

《黄帝灵枢经》九卷

《黄帝九虚内经》五卷

《素问释音》一卷（杨玄操）

《素问医疗诀》一卷

《太上天宝金镜灵枢神景内编》九卷

《素问误文缺义》一卷（高若讷）

《黄帝素问入试秘宝》七卷（马昌运）

《内经素问论奥》四卷（刘温舒）

《黄帝太素经》三卷（杨上善注）

2. 难经

《难经疏》十三卷（秦越人）

《扁鹊注黄帝八十一难经》二卷（秦越人撰）

《难经解义》一卷（庞安时）

《黄帝八十一难经注释》一卷（宋庭臣）

《难经疏义》二卷（王宗正）

《难经解》一卷（庞安时）

3. 针经、灸经

《黄帝针经》九卷

《黄帝灸经明堂》三卷

《针经》一卷（孙思邈）

《岐伯针经》一卷

《扁鹊针传》一卷

《四神针经》一卷（玄悟）

《针经抄》三卷（甄权）

《玄秘会要针经》五卷（王处明）

《金縢玉匮针经》三卷（吕博）

《黄帝问岐伯灸经》一卷

《灸经》十卷（颜齐）

《明堂灸法》三卷

《黄帝三部针灸经》十二卷（即《甲乙经》，皇甫谧）

《岐伯论针灸要诀》一卷

《山眺（一作"兆"）针灸经》一卷

《针灸经》一卷（公孙克）

《小儿明堂针灸经》一卷（吴复圭）

《明堂经》三卷（王惟一）

《明堂玄真经诀》一卷

《明堂论》一卷（朱遂）

《刺法》一卷

《灸劳法》一卷（崔知悌）

《黄帝三部针灸经》十二卷（林亿）

《新铸铜人腧穴针灸图经》三卷（王惟一）

《灸经背面相》二卷

《神应针经要诀》一卷

《伯乐针经》一卷

《黄帝针经音义》一卷（席延赏）

《膏肓腧穴灸法》一卷（庄绰）

《内外二景图》三卷（朱肱）

4. 脉经、脉诀

《黄帝脉经》一卷，又《脉诀》一卷

《张仲景脉经》一卷

《耆婆脉经》三卷

《徐氏脉经》三卷

《脉诀》一卷（王叔和）

《孩子脉论》一卷

《脉经》一卷（李　）

《脉经手诀》一卷（张及撰，王善注）

《脉诀》二卷（徐裔）

《韩氏脉诀》一卷

《脉经》一卷

《百会要诀脉经》一卷

《碎金脉诀》一卷

《元门脉诀》一卷

《扁鹊脉经》一卷

《脉经》十卷（王叔和）

《脉诀机要》三卷（王叔和）

《素问六脉玄珠密语》一卷（王冰）

《通真子续注脉赋》一卷

《脉要新括》二卷

《徐氏黄帝脉经指下秘诀》一卷

5. 诊候

《太医秘诀诊候生死部》一卷

《仓公决死生秘要》一卷

《脉色要诀》一卷（谭延镐）

《相色经妙诀》一卷（华子颙）

6. 五藏

《五藏荣卫论》一卷（张仲景）

《神农五藏论》一卷

《黄帝五藏论》一卷

《黄庭五藏经》一卷

《黄庭五藏六腑图》一卷

《黄庭五藏论》七卷（赵业）

《大五藏论》一卷，又《小五藏论》一卷（张向容）

《五藏金鉴论》一卷

《五藏鉴元（一作"原"）》四卷（段元亮）

《五藏旁通明鉴图》一卷（孙思邈）

《藏府通玄赋》一卷（张文懿）

《五藏摄养明鉴图》一卷

《五藏论应象》一卷（吴兢）

《五色旁通五藏图》一卷（裴王庭）

《五藏要诀》一卷

《五藏论》一卷（张仲景）

《连方五藏论》一卷

《五藏类合赋》一卷（刘清海）

《耆婆五藏论》一卷

（二）临床各科

1. 伤寒

《伤寒论》十卷（张仲景）

《伤寒手鉴》三卷（田谊卿）

《伤寒论》一卷（张果）

《明时政要伤寒论》三卷（陈昌祚）

《伤寒方论》二十卷（李涉）

《伤寒证辨集》一卷

《家伤寒指南论》一卷（李大参）

《伤寒明理论》四卷（严器之）

《伤寒类要》四卷（高若讷）

《医伤寒慈济集》三卷（丁德用）

《四时伤寒总病论》六卷（杨介存）

《伤寒证治》三卷（王实）

《局方续添伤寒证治》一卷（王实）

《伤寒救俗方》一卷（王世臣）

《伤寒论》一卷（成无己）

《伤寒论方》一卷（朱旦）

《伤寒要法》一卷

《南阳活人书》二十卷（朱肱）

《伤寒玉鉴新书》一卷（平尧卿）

《伤寒证类要略》二卷

《伤寒要旨》一卷（李柽）

《钱氏伤寒百问方》一卷（钱闻礼）

2. 病总、杂病

《巢氏诸病源候论》五十卷（巢元方）

《褚氏遗书》一卷（褚澄）

《金匮玉函》八卷（王叔和集）

《医源兆经》一卷

《千金纂录》二卷

《金匮录》五卷

《医门秘录》五卷（梅崇献）

《治风经心录》五卷

《摭医新说》三卷（党求平）

《医鉴》一卷（代荣）

《金宝鉴》三卷（卫嵩）

《病源手鉴》二卷（段元亮）

《千金手鉴》二十卷（田谊卿）

《医语纂要》一卷（王勃）

《医门简要》十卷（华颙）

《群方秘要（一作"会"）》三卷（苏越）

《医明要略》一卷（古诜）

《新集病总要略》一卷（张叔和）

《外台要略》十卷

《医问》七卷（司马光）

《耆婆六十四问》一卷

《伏氏医苑》一卷

《意医纪历》一卷（吴群）

《黄帝问答疾状》一卷

《明医显微论》一卷（石昌琏）

《消渴论》一卷（清溪子）

《岭南脚气论》二卷（李暄）

《水气论》三卷（萧［一作"蔺"］宗简）

《骨蒸论》一卷

《风疾论》一卷

《三十六种风论》一卷（杨太业）

《苏敬徐玉唐侍中三家脚气论》一卷

《西京巢氏水气论》一卷

《新修荣卫养生用药补泻论》十卷（李越［一作"钱"］）

《五劳论》一卷

《万病拾遗》三卷（李温）

《金匮指微诀》一卷（吴复圭）

《医门指要诀》一卷（叶传古）

《王氏医门集》二十卷

《圣济经》十卷（宋徽宗）

《圣济经解义》十卷（黄维）

《六甲天元运气铃》二卷（赵从古）

《瘅论》二卷（李璆、张致远）

《摭医新说》三卷（党永年）

《药证病源歌》五卷（蒋淮）

《兰室宝鉴》二十卷

《脚气论》一卷

《医鉴后传》一卷（陈开）

《华氏中藏经》一卷（灵宝洞主探微真人撰）

《卫济宝书》一卷（东轩居士）

《脚气治法总要》一卷（董汲）

《医经正本书》一卷（程迥）

《食治通说》一卷（娄居中）

《养亲奉老书》一卷（陈直）

《医家妙语》一卷

《医家要抄》五卷

《子母秘录》十卷（张杰）

《玄感传尸方》一卷（苏游）

《崔氏骨蒸方》三卷

《膜外气方》一卷（徒都子）

《启玄子元和纪用经》一卷（叶长文）

3. 外科

《痈疽论》一卷（邢［一作"邘"］元朴）

《痈疽论》三卷

《发背论》二卷

《疮肿论》一卷，又《疗痈疽要诀》一卷（喻义）

《刘涓子神仙遗论》十卷（东蜀李顿录）

《发背论》一卷（僧智宣）

《痈疽论》二卷（沈泰之）

《发背论》一卷（白岑）

《外科灸法论粹新书》一卷（徐梦符）

《经效痈疽方》一卷（王蘧）

《治痈疽脓毒方》一卷（胡权）

《治背疮方》一卷（史源）

《外科保安要用方》五卷（张允蹈）

《五痔方》一卷（定斋居士）

《李氏痈疽方》一卷

《治发背恶疮内补方》一卷

《外科新书》一卷（伍起予）

《痈疽方》一卷

《刘涓子鬼论》一卷

《丹毒备急方》三卷（宋霖）

《瘰疬方》一卷

4. 产科

《崔氏产鉴图》一卷

《产前产后论》一卷（王守愚）

《产后十九论》一卷

《产乳集验方》三卷（杨归[一作"师"]厚）

《产宝》三卷（昝殷）

《妇人产育保庆集》三卷（郭稽中）

《卫生产科方》一卷（沈虞卿）

《产乳十八论》卷亡（沈炳。卷亡）

《卫生家宝产科方》八卷（朱瑞章）

《产后论》一卷

《产科经真环中图》一卷

5. 儿科

《师巫颅囟经》二卷

《疗黄经》一卷（张仲景）

《疗黄经》三卷（扁鹊）

《小儿药证》一卷

《疗黄歌》一卷（蒋淮）

《婴孺病论》一卷（李言少）

《崔氏小儿论》一卷（杨全迪）

《疗小儿痫病论》一卷

《小儿五痫二十四候论》一卷

《婴儿论》二卷（杨大邺）

《婴孩方》十卷

《孩孺（一作"婴孩"）杂病方》五卷

《孩孺明珠变蒸七痫方》一卷（朱傅）

《小儿秘录集要方》一卷

《小儿药证真诀》八卷（钱乙）

《小儿医方妙选》三卷（张涣）

《小儿方》三卷（王伯顺）

《汉东王先生小儿形证方》三卷

《婴孩宝鉴方》十卷（栖真子）

《幼幼新书》四十卷（刘昉）

《卫生家宝小儿方》二卷（朱瑞章）

《活幼悟神集》二十卷（董大英）

《小儿秘要论》一卷

《博济婴孩宝书》二十卷

《小儿保生要方》三卷（李桱）

《婴孩妙诀论》三卷（汤民望）

《童子秘要论》三卷（姚和众）

《幼幼方》一卷（张田）

《小儿方术论》一卷

《保童方》一卷（姚和众）

6. 眼科

《龙树眼论》一卷

《刘豹子眼论》一卷

《小儿眼论》一卷

《针眼（一作"眼针"）钩方》一卷

《疗眼诸方》一卷（穆昌绪 [一作"叔"]）

《眼论审的歌》一卷（刘皓）

7. 咽喉、口齿

《口齿论》一卷（张仲景）

《口齿论》一卷（邵英俊）

《唐（一作"广"）陵正师口齿论》一卷

《咽喉口齿方论》五卷

《口齿论》一卷（冲和先生）

（三）医方

《华佗药方》一卷

《金匮要略方》三卷（张仲景撰，王叔和集）

《肘后备急百一方》三卷（葛洪）

《千金方》三十卷，《千金髓方》二十卷，《千金翼方》三十卷（孙思邈）

《玉函方》三卷

《外台秘方》四十卷（王焘）

《神枕方》一卷（孙思邈）

《普济方》五卷（王守愚）

《应验方》三卷

《应病神通方》三卷

《神医普救方》一千卷，《目》十卷（贾黄中）

《万全（一作"金"）方》三卷（安文恢）

《金鉴方》三卷（孙廉）

《金匮方》三卷

《玉壶备急方》一卷（韦宙）

《郑氏惠民方》三卷

《纂要秘要方》三卷

《博济安众方》三卷

《集验方》五卷（白仁叙）

《海上集验方》十卷（崔元亮）

《行要备急方》二卷（元希声）

《传信方》二卷（刘禹锡）

《续传信方》十卷（王颜）

《六十四问秘要方》一卷（许咏 [一作"泳"]）

《外台秘要乳石方》二卷（王道）

《耆婆要用方》一卷

《纂要方》十卷（崔行功）

《千金秘要备急方》一卷

《升天（一作"元"）广济方》三卷（华宗寿）

《走马备急方》一卷（段咏 [一作"泳"]）

《天宝神验药方》一卷

《贞元集要广利方》五卷

《太和济安方》一卷

《灵宝方》一百卷（罗普宣）

《箧中方》一卷

《百一问答方》三卷（萧存礼）

《应验方》三卷（包会）

《杂用药方》五十五卷

《庆历善救方》一卷

《胡道洽方》一卷

《备急单方》一卷（贾耽）

《南行方》三卷（李继皋）

《杜氏集验方》一卷

《肘后方》一卷（韩待诏）

《王氏秘方》五卷

《医方》一卷（杨太仆）

《集妙方》三卷（沈承泽）

《草木诸药单方》一卷（章秀言）

《医门括源方》一卷（吴希言）

《新集方》一卷（王朝昌）

《删繁要略方》一卷

《集诸要妙方》一卷

《备急简要方》一卷

《纂验方》一卷

《奏闻单方》一卷

《兵部手集方》三卷（李绛）

《必效方》三卷（僧文宥）

《校正太平惠民和济局方》五卷（陈师文）

《陈氏经验方》五卷

《传家秘宝方》五卷（孙用和）

《洪氏集验方》五卷

《编类本草单方》三十五卷（王俣）

《瘴疟备急方》一卷（赵铸）

《鹤顶方》二十四卷（郑樵）

《鸡峰备急方》一卷（张锐）

《海上名方》一卷（钱竿）

《经验药方》二卷（何称）

《神巧万全方》十二卷（刘元宝）

《济世全生指迷方》三卷（王贶）

《王氏博济方》三卷（王衮）

《补泻内景方》三卷（胡愔）

《温舍人方》一卷

《集验方》七卷（吴得夫）

《马氏录验方》一卷（马延之）

《备急总效方》四十卷（李朝正）

《三因病源方》六卷（陈言）

《手集备急经效方》一卷（陈抃）

《史载之方》二卷

《卫生十全方》十三卷（夏德懋）

《陆氏续集验方》二卷（陆游）

《妙济方》一卷（卓伯融）

《总效方》十卷（胡元质）

《百一选方》二十八卷（王璆）

《卫生家宝方》六卷（朱瑞章）

《卫生家宝汤方》三卷（朱瑞章）

《杨氏家藏方》二十卷（杨倓）

《普济本事方》十二卷（许叔微）

《胡氏经验方》五卷

《备用方》二卷（岳州守臣编，不著名氏）

《备急效验方》三卷（丘哲）

《传信适用方》一卷

《灵苑方》二十卷

《秘宝方》二卷

《古今秘传必验方》一卷

《太医西局济世方》八卷

《太平圣惠方》一百卷（王怀隐）

《重广保生信效方》一卷（阎孝忠）

《十全博救方》一卷（刘甫）

《简要济众方》五卷（周应）

《经验方》三卷（王素）

《赣州正俗方》二卷（刘彝）

《简验方》一卷（李端愿）

《明效方》五卷（晏傅正）

《神效备急单方》一卷（葛怀敏）

《良方》十卷（沈括）

《苏沈良方》十五卷（沈括、苏轼所著）

《旅舍备要方》一卷（董汲）

《验方书》一卷（庞安时）

《胜金方》一卷

《王赵选秘方》二卷

《食医心鉴》二卷（昝殷）

《备问方》二卷（黄环）

《易简方》一卷（王硕）

《方氏集要方》二卷（方导）

《济世万全方》一卷（王世明）

《究源方》五卷（张松）

《集效方》一卷

《中兴备急方》二卷

（四）本草

《本草拾遗》十卷（陈藏器）

《唐本草》二十卷（孙志约）

《开宝本草》二十卷，《目》一卷（李昉）

《详定本草》二十卷，《目录》一卷（卢多逊）

《补注本草》二十卷，《目录》一卷

《本草音义》五卷（李含光）

《四声本草》四卷（萧炳）

《本草韵略》五卷

《删繁本草》五卷（杨损之）

《本草性类》一卷（杜善芳）

《食性本草》十卷（陈士良）

《菖蒲传》一卷

《何首乌传》一卷（李翔）

《南海药谱》一卷

《太常分药格》一卷（孙思邈）

《药对》二卷（徐玉）

《广药对》三卷（宗令祺）

《方书药类》三卷

《删繁药咏》三卷（江承宗）

《草石论》六卷（晏封）

《药性论》四卷

《钟乳论》一卷（褚知义）

《新修钟乳论》一卷（吴升、宋处）

《采药论》一卷

《制药论法》一卷

《金石制药法》一卷（张机）

《制药总诀》一卷

《药林》一卷

《食疗本草》六卷（孟诜）

《本草括要诗》三卷（张文懿）

《炮炙方》三卷（雷斆）

《大观经史证类备急本草》三十二卷（唐慎微）

《药诠总辨》三卷（裴宗元）

《本草外类》五卷

《嘉佑本草》二十卷（掌禹锡）

《用药须知》一卷

《本草图经》二十卷（苏颂校）

《本草辨误》一卷（崔源）

《药准》一卷（文彦博）

《灵芝记》五卷（穆修靖撰，罗公远注）

《灵方志》一卷（孔周南）

《金石灵台记》一卷（张隐居）

《神仙玉芝图》二卷

《芝草图》三十卷（孙思邈）

《石药异名要诀》一卷（王道中）

（五）养生

1. 医家类载录的医书

《延年秘录》十一卷

《混俗颐生录》二卷

《养性要录》一卷

《延龄至宝抄》一卷（张尚容）

《摄生月令图》一卷

《六气导引图》一卷

《天寿性术论》一卷

《太清服食药法》七卷

《按摩法》一卷

《摄养禁忌法》一卷

《修玉粉丹口诀》一卷

《服云母粉诀》一卷

《伏火丹砂诀序》一卷

《神仙云母粉方》一卷

《服术方》一卷

《老子服食方》一卷

《葛仙公杏仁煎方》一卷

《婆罗门僧服仙茅方》一卷

《摄生要录》三卷（高福）

《广南四时摄生论》一卷（郑景岫）

《雷（一作"灵"）公仙人养性治（一作"理"）身经》三卷

《反魂丹方》一卷

《玄明粉方》一卷

《经食草木法》一卷

《延龄至宝方》十卷（姚和众）

《通玄秘术》三卷（沈知言）

《保生护命集》一卷（曾孚先）

《尊生要诀》一卷（戴衍）

《南来保生回车论》一卷（董常）

《刘氏五藏旁通遵（一作"导"）养方》一卷

《服食导养方》三卷

《孟氏补养方》三卷

《延龄秘宝方集》五卷

《录古今服食导养方》三卷

《服食神秘方》一卷

《安神养性方》一卷（悟玄子）

《李八百方》一卷

《神仙金匮服食方》二卷（潜真子）

《养性益寿备急方》一卷

《治未病方》一卷

《古今录验养生必用方》三卷（初虞世）

《膳夫经手录》四卷（杨晔）

《神农食忌》一卷

《侍膳图》一卷

《王氏食法》五卷

《严龟食法》十卷

《养身食法》三卷

《萧家法馔》三卷

《馔林》四卷

《食鉴》四卷

2. 道家类和释家神仙类养生

《黄庭内景玉经》一卷（梁丘子注）

《黄庭外景经》一卷

《黄庭外景玉经注诀》一卷

《黄庭五藏论图》一卷

《老子黄庭内视图》一卷

《黄庭内景图》一卷（胡愔）

《黄庭外景图》一卷

《达摩血脉》一卷

《达摩血脉论》一卷（僧慧可）

《抱朴子养生论》一卷（葛洪）

《还丹诀》一卷（魏伯阳）

《大丹九转歌》一卷

《老子五禽六气诀》一卷（华佗）

《黄庭中景经注》一卷（李千乘）

《黄庭外景经注》一卷（尹喜）

《养性延命录》二卷（陶弘景）

《导引养生图》一卷

《服气要诀》一卷（魏昙峦法师）

《养生胎息秘诀》一卷（僧遵化）

《休粮服气法》一卷

《黄庭内景五藏六腑图》一卷（大白山见素女子胡愔）

《太上老君血脉论》一卷

《灵宝服食五芝精》一卷

《太上老君服气胎息诀》一卷

《服气要诀》一卷（申天师）

《少玄胎息歌》一卷（卧龙隐者）

《胎息诀》一卷（蜀郡处士）

《太上黄庭内景经》一卷（务成子注）

《升玄养生论》一卷

《服食还丹证验法》一卷（真常子）

《养生经》一卷（上官翼）

《新旧服气法》一卷（王弁）

《长生纂要》一卷（守文居锱）

《庄周气诀》一卷

《龙虎大还丹秘诀》一卷

《太上老子服气口诀》一卷

《休粮诸方》一卷

《摄生增益录》一卷

《神气养形论》一卷

《服饵仙方》一卷

《按摩要法》一卷

《十二月五藏导引》一卷

《服气炼神秘诀》一卷

《太清导引调气经》一卷

《饵芝草黄精经》一卷

《治身服气诀》一卷

《调元气法》一卷

《太上保真养生论》一卷

《养生诸神仙方》一卷

（六）兽医

《司牧安骥集》三卷（李石）

《司牧安骥方》一卷（李石）

《医马方》一卷（绍圣重集）

（七）医史

《历代名医录》七卷（甘伯宗）

（八）待考

《金鉴集歌》一卷

《身经要集》一卷

《太元心论》一卷

《吞字贴肿方》一卷（波驼波利译）

《独行方》十二卷（韦宙）

《北京要术》一卷（陈玄）

《今体治世集》三十卷（刘翰）

《郑氏囷田通玄方》三卷，又《惠心方》三卷

《支观通玄方》十卷

《秘要合炼方》五卷（黄汉忠）

《塞上方》三卷

《晨昏宁待方》二卷

《铁粉论》一卷（苏游）

《灵奇秘奥》一卷（陶隐居）

《家宝义囊》一卷

《妆台记》六卷（宇文士及）

《仙人水镜》一卷（王起）

《枕中秘诀》三卷（扁鹊）

《风经》一卷（青乌子）

《风论山兆（一作“眺”）经》一卷（吴希言）

《通玄经》十卷（支义方）

《金韬玉鉴经》三卷（吕广）

《发焰录》一卷（司空舆）

《拾遗候用深灵玄录》五卷（郭仁普）

《三教保光纂要》三卷（古诜）

《青乌子论》一卷

《玄感论》一卷[苏巘（一作“游”）]

《嵩台论》三卷（李昭明）

《玉鉴论》五卷

《法象论》一卷（张文仲）

《燕台集》五卷（李崇庆）

《穿玉集》一卷

《神圣集》三卷（雷继晖）

《华氏集》十卷

《杨氏妆台宝鉴集》三卷（南阳公主）

《安庆集》十卷

《川玉集》一卷

《天元秘演》十卷（陈蓬）

六、《明史·艺文志》中的医书目录

《明史·艺文志》与各史"经籍志"或"艺文志"不同，它未设医家类，医书均归于艺术类，与书画并列一目。艺术类共载录书籍一百一十六部、一千五百六十四卷，其中医书为六十八部、一千零六十六卷。今按医经、本草、伤寒、脉诀、针灸、医总杂著、医方、外科、幼科的顺序排列。具体记载如下。

（一）医经（内经、素问、运气、难经）

《内经类考》十卷（阴秉旸）

《张氏类经》四十二卷（张介宾）

《补刊素问遗篇》一卷（赵简王。世传《素问》王冰注本，中有缺篇，简王得全本，补之。）

《素问纠略》三卷（杨慎）

《素问注释考误》十二卷（孙兆）

《运气说》二卷（钱宝）

《图注难经》八卷（张世贤）

（二）本草

《证类本草》三十一卷（孝宗）

《本草证治辨明》十卷（徐彪）

《本草经疏》二十卷，《方药宜忌考》十二卷（缪希雍）

《本草集要》十二卷（方谷）

（三）伤寒

《伤寒六书》六卷，《伤寒九种书》九卷，《伤寒全书》五卷（陶华）

《伤寒运气全书》十卷，《伤寒活人指掌图论》十卷（熊宗立）

（四）脉诀

《集解脉诀》十二卷（李絅）

《太素脉诀》一卷（杨文德）

《四诊发明》八卷（李言闻）

《濒湖脉学》一卷（李时珍）

《脉经直指》七卷（方谷）

（五）针灸

《奇经八脉考》一卷（李时珍）

《针灸详说》二卷（杨珣）

《针灸大全》七卷（徐凤）

（六）医总杂著

《乾坤生意》四卷（宁献王权）

《玉机微义》五十卷，《医经小学》六卷（刘纯）

《医学碎金》四卷（周礼）

《续医说》十卷（俞子容）

《致和枢要》九卷（徐子宇）

《遵生录》十卷（郑达）

《诸证辨疑》四卷，《用药元（玄）机》二卷（吴球）

《医学正传》八卷，《方脉发蒙》六卷（虞抟）

《医学纲目》四十卷（楼英）

《芝斋医要》十五卷（陈谏）

《古今医统》一百卷（徐春甫）

《丹溪心法附余》二十四卷（方广）

《医学集成》十二卷（傅滋）

《家居医录》十六卷（薛己）

《医林集要》八十八卷（王玺）

《医林会海》四十卷（钱萼）

《医论》四卷（王肯堂。肯堂著《证治准绳全书》，博通医学，见《王樵传》。）

《折肱漫录》六卷（黄承昊）

《保命活诀》三十五卷（万全）

《颐生微论》十卷（李中梓）

《医史》十卷（李濂）

《养生类要》二卷（吴伦）

（七）医方

《世宗易简方》一卷

《寿域神方》四卷（宁献王权）

《普济方》六十八卷（周定王）

《袖珍方》四卷（李恒）

《拔萃类方》二十卷（刘均美，一作四十卷。）

《卫生易简方》四卷（胡濙。永乐中，濙为礼部侍郎，出使四方，辑所得医方进于朝，一作二十卷。）

《奇效良方》六十九卷（方贤）

《集善方》三十六卷（钱原浚）

《经验良方》十卷（邹福）

《医方集宜》十卷（丁毅）

《本草单方》八卷（王鉴）

（八）外科

《外科心法》七卷（薛己）

《外科序论》一卷（赵原阳）

《外科理论（当作"例"）》八卷（汪机）

（九）幼科（附痘疹）

《幼科类萃》二十八卷（王銮）

《保婴撮要》二十卷（薛铠）

《小儿推拿秘诀》一卷（周子蕃）

《痘疹会编》十卷（吴洪）

七、《清史稿·艺文志》中的医书目录

《清史稿·艺文志》的医家目下共载录医学著作二百五十九部、一千六百二十二卷，今按医经、伤寒、金匮、诊断、本草、方书、医总、临床各科（其中包括内科、外科、妇产科、幼科、眼科、喉科）及医案、医话的顺序排列。其中，《植物名实图考》三十八卷（吴其浚撰）、《参谱》一卷（黄叔灿撰）、《人参谱》一卷（陆烜撰）、《随息居饮食谱》七卷（王士雄撰）为谱录类食用之属所载。具体记载如下。

（一）医经（素问、灵枢、内经、难经）

《素问直解》九卷（高世栻撰）

《素问集注》九卷（张志聪撰）

《素问悬解》十三卷（黄元御撰）

《素问释义》十卷（张琦撰）

《素问校义》一卷（胡澍撰）

《灵枢经集注》九卷（张志聪撰）

《灵枢悬解》九卷（黄元御撰）

《素问灵枢类纂》九卷（汪昂撰）

《素灵微蕴》四卷（黄元御撰）

《灵枢素问浅注》十二卷（陈念祖撰）

《内经知要》二卷（李念莪撰）

《医经原旨》六卷（薛雪撰）

《内经运气病释》九卷（陆懋修撰）

《内经运气表》一卷（陆懋修撰）

《内经难字》一卷（陆懋修撰）

《难经悬解》二卷（黄元御撰）

《难经经释》二卷（徐大椿撰）

（二）伤寒

《伤寒论注》六卷（张志聪撰）

《伤寒悬解》十五卷（黄元御撰）

《伤寒说意》十一卷（黄元御撰）

《伤寒论注》（一名《伤寒来苏集》）四卷（柯琴撰）

《伤寒论翼》二卷（柯琴撰）

《伤寒附翼》二卷（柯琴撰）

《伤寒论注》六卷（王丙撰）

《伤寒论附录》二卷（王丙撰）

《伤寒例新注》一卷（王丙撰）

《读伤寒论心法》一卷（王丙撰）

《伤寒论纲目》十六卷（沈金鳌撰）

《伤寒分经》十卷（吴仪洛撰）

《伤寒论条辨续注》十二卷（郑重光撰）

《伤寒论浅注》六卷（陈念祖撰）

《长沙方歌括》六卷（陈念祖撰）

《伤寒医诀串解》六卷（陈念祖撰）

《伤寒真方歌括》六卷（陈念祖撰）

《伤寒论阳明病释》四卷（陆懋修撰）

《伤寒卒病论读》不分卷（沈又彭撰）

《伤寒集注》十卷，《附录》五卷（舒诏撰）

《伤寒六经定法》一卷（舒诏撰）

《伤寒论后条辨》十五卷（程应旄撰）

《伤寒缵论》二卷（张璐撰）

《伤寒绪论》二卷（张璐撰）

《伤寒类方》一卷（徐大椿撰）

《伤寒论补注》一卷（顾观光撰）

《伤寒论辨证广注》十四卷（汪琥撰）

《中寒论辨证广注》三卷（汪琥撰）

《伤寒舌鉴》一卷（张登撰）

《伤寒兼证析义》一卷（张倬撰）

《伤寒贯珠集》八卷（尤怡撰）

《伤寒审证表》一卷（包诚撰）

《伤寒大白论》四卷（秦之桢撰）

《长沙药解》四卷（黄元御撰）

《尚论篇》四卷，《后篇》四卷（喻昌撰）

《伤寒问答》一卷（喻昌撰）

《伤寒微旨》二卷（宋韩祗和）

（三）金匮

《金匮玉函经注》二十二卷（周扬俊撰）

《金匮要略方论本义》二十二卷（魏荔彤撰）

《金匮要略方论注》二十四卷（徐彬撰）

《金匮悬解》二十二卷（黄元御撰）

《金匮要略浅注》十卷（陈念祖撰）

《金匮方歌括》六卷（陈念祖撰）

《金匮心典》三卷（尤怡撰）

（四）诊断

《诊家正眼》二卷（李中梓撰）

《诊宗三昧》一卷（张璐撰）

《四诊扶微》八卷（林之翰撰）

《脉诀汇辨》十卷（李延昰撰）

《脉理求真》一卷（黄宫绣撰）

（五）本草

《神农本草百种录》一卷（徐大椿撰）

《神农本草经读》四卷（陈念祖撰）

《本草述》三十二卷（刘若金撰）

《得宜本草》一卷（王子接撰）

《本草备要》四卷（汪昂撰）

《本草崇原》三卷（高世栻、张志聪撰）

《本草通原》二卷（李中梓撰）

《本草纲目药品药目》一卷（蔡烈先编），《图》三卷（许燮年绘）

《本草话》二十二卷（赵学敏撰）

《本草纲目拾遗》十卷（赵学敏撰）

《药性元解》四卷（赵学敏撰）

《花药小名录》四卷（赵学敏撰）

《奇药备考》六卷（赵学敏撰）

《本草纲目求真》十一卷（黄宫绣撰）

《本草汇纂》十卷（屠通和撰）

《本经逢原》四卷（张璐撰）

《本经疏证》十二卷，《续疏》六卷（邹澍撰）

《本经序疏要》八卷（邹澍撰）

《药性歌括》一卷（汪昂撰）

《日用药物》一卷（汪昂撰）

《玉楸药解》四卷（黄元御撰）

《要药分剂》十卷（沈金鳌撰）

《药性赋音释》一卷（金苹华撰）

《神农本草经》三卷（孙星衍、孙冯翼同辑）

《神农本草经》三卷（顾观光辑）

《植物名实图考》三十八卷（吴其浚撰）

《参谱》一卷（黄叔灿撰）

《人参谱》一卷（陆烜撰）

（六）方书

《古方考》四卷（龙柏撰）

《名医方论》三卷（罗美撰）

《程氏易简方论》六卷（程履新撰）

《随息居饮食谱》七卷（王士雄撰）

《绛雪园古方选注》三卷（王子接撰）

《医方集解》二十三卷（汪昂撰）

《汤头歌括》一卷（汪昂撰）

《本草万方缄线》八卷（蔡烈先撰）

《养素园传信方》六卷（赵学敏撰）

《洄溪秘方》一卷（徐大椿撰）

《成方切用》十四卷（吴仪洛撰）

《时方妙用》四卷（陈念祖撰）

《时方歌括》二卷（陈念祖撰）

《景岳新方砭》四卷（陈念祖撰）

《十药神书注解》一卷（陈念祖撰）

《四科简效方》十卷（王士雄撰）

《集验良方》六卷（年希尧撰）

《便易经验集》三卷（毛世洪撰）

《良方集腋》二卷（谢元庆编）

《良方合璧》二卷（谢元庆编）

《医方易简》十卷（龚月川撰）

《行军方便方》三卷（罗世瑶撰）

《平易方》三卷（叶香侣撰）

《万选方》一卷（金楳撰）

《急救良方》一卷（余成甫撰）

《世补斋不谢方》一卷（陆懋修撰）

《博济方》五卷（宋王衮）

《苏沈良方》八卷（宋沈括）

《旅舍备要方》一卷（宋董汲）

《全生指迷方》四卷（宋王贶）

《卫生十全方》三卷（宋夏德）

《奇疾方》一卷（宋夏德）

《血症经验良方》一卷（潘为缙撰）

《治蛊新方》一卷（路顺德撰）

《济生方》八卷（宋严用和）

《救急仙方》六卷（不详）

《瑞竹堂经验方》五卷（元沙图穆苏）

（七）医总（附杂著）

《御定医宗金鉴》九十卷［乾隆十四年（1749 年）鄂尔泰等奉敕撰。］

《圣济总录纂要》二十六卷（程林撰）

《四圣心源》十卷（黄元御撰）

《四圣悬枢》四卷（黄元御撰）

《医门法律》六卷（喻昌撰）

《寓意草》一卷（喻昌撰）

《生民切要》二卷（喻昌撰）

《医学真传》二卷（高世栻撰）

《病机沙篆》二卷（李中梓撰）

《证治大还》四十卷（陈治撰）

《马师津梁》八卷（马元仪撰）

《医笈宝鉴》十卷（董西园撰）

《兰台轨范》八卷（徐大椿撰）

《医学源流论》二卷（徐大椿撰）

《医贯砭》二卷（徐大春撰）

《医林纂要》十卷（汪绂撰）

《医学从众录》八卷（陈念祖撰）

《医学实在易》八卷（陈念祖撰）

《医学举要》六卷（徐镛撰）

《医门棒喝》四卷，《二集》九卷（章楠撰）

《救偏琐言》十卷（费启泰撰）

《侣山堂类辨》一卷（张志聪撰）

《名医汇粹》八卷（罗美撰）

《辨证录》十四卷（陈士铎撰）

《病机汇论》十八卷（沈朗仲撰）

《医学读书记》三卷，《续》一卷（尤怡撰）

《医林集腋》十六卷（赵学敏撰）

《医学汇纂指南》八卷（端木缙撰）

《医理信述》六卷（夏子俊撰）

《医津筏》一卷（江之兰撰）

《医醇剩义》四卷（费伯雄撰）

《张氏医通》十六卷（张璐撰）

《李氏医鉴》十卷，《续补》二卷（李文来撰）

《钱氏医略》四卷（钱一桂撰）

《燮臣医学》十卷（屠通和撰）

《世补斋医书》十六卷（陆懋修撰）

《李翁医记》三卷（焦循撰）

《得心录》一卷（李文渊撰）

《运气精微》二卷（薛凤祚撰）

《时节气候决病法》一卷（王丙撰）

《升降秘要》二卷（赵学敏撰）

《经络歌括》一卷（汪昂撰）

《释骨》一卷（沈彤撰）

《杂病源流犀烛》三十卷（沈金鳌撰）

《冯氏锦囊秘录杂症大小合参》二十卷（冯兆张撰）

《理瀹骈文》二卷（吴尚光撰）

《串雅》八卷（赵学敏撰）

《祝由录验》四卷（赵学敏撰）

《药症宜忌》一卷（陈澈撰）

《医学三字经》四卷（陈念祖撰）

《慎疾刍言》一卷（徐大椿撰）

《勿药须知》一卷（尤乘撰）

《摄生闲览》四卷（赵学敏撰）

《医故》二卷（郑文焯撰）

《卫济宝书》二卷（东轩居士）

《太医局程文》九卷

（八）临床各科

1. 内科

《温证语录》一卷（喻昌撰）

《广温热论》五卷（戴天章撰）

《温热论》一卷（薛雪撰）

《瘟疫传症汇编》二十卷（熊立品撰）

《温疫条辨摘要》一卷（吕田撰）

《松峰说疫》六卷（刘奎撰）

《温热经纬》五卷（王士雄撰）

《温症瘰疹辨证》一卷（许汝楫撰）

《痧胀玉衡书》三卷，《后书》三卷（郭志遂撰）

《治疟痢方》一卷（倪涵初撰）

《痢疾论》四卷（孔毓礼撰）

《痧法备旨》一卷（欧阳调律撰）

《霍乱论》二卷（陈念祖撰）

《霍乱论》二卷（王士雄撰）

《吊脚痧方论》一卷（徐子默撰）

《烂喉（痹）痧辑要》一卷（金德鉴撰）

《时疫白喉捷要》一卷（张绍修撰）

《傅青主男科》二卷（傅山撰）

《脚气治法总要》二卷（董汲）

2. 外科

《外科正宗评》十二卷（徐大椿撰）

《外科证治全生集》一卷（王维德撰）

《治疗汇要》三卷（过铸撰）

《集验背疽方》一卷（宋李迅）

3. 妇产科

《傅青主女科》二卷（傅山撰）

《产后编》二卷（傅山撰）

《女科要旨》四卷（陈念祖撰）

《宁坤宝笈》二卷，附一卷（释月田撰）

《女科辑要》八卷（周纪常撰）

《妇科玉尺》六卷（沈金鳌撰）

《女科经论》八卷（萧埙撰）

《产科心法》二卷（江喆撰）

《产孕集》二卷（张曜孙撰）

《胎产护生编》（李长科撰）

《达生编》一卷（亟斋居士撰）

《保生碎事》一卷（汪淇撰）

《济阴纲目》十四卷（武之望撰，江淇笺）

《产育宝庆方》二卷

《产宝诸方》一卷

4. 幼科（附痘疹科）

《幼科铁镜》六卷（夏鼎撰）

《雅爱堂痘疹验方》一卷（邵嗣尧撰）

《痘疹全集》十五卷（冯兆张撰）

《杂症痘疹药性合参》十二卷（冯兆张撰）

《痘疹不求人方论》一卷（朱隆撰）

《痧痘集解》六卷（俞茂鲲撰）

《保童济世论》一卷（陈含章撰）

《痘症宝筏》六卷（强健撰）

《庄氏慈幼二书》二卷（庄一夔撰）

《幼科释谜》六卷（沈金鳌撰）

《幼幼集成》六卷（陈复成撰）

《天花精言》六卷（袁旬撰）

《牛痘要法》一卷（蒋致远撰）

《颅囟经》二卷

5. 眼科

《一草亭目科全书》（邓苑撰）

《眼科方》一卷（叶桂撰）

6. 喉科

《喉科秘钥》二卷（许佐廷撰）

（九）医案、医话

《续名医类案》六十卷（魏之琇撰）

《洄溪医案》一卷（徐大椿撰）

《王氏医案》五卷（王士雄撰）

《康斋医案偶存》一卷（陈其晋撰）

《柳州医话》一卷（魏之琇撰）

《冷庐医话》五卷（陆以湉撰）

《潜斋医话》一卷（王士雄撰）

《临证指南医案》十卷（叶桂撰）

八、"经籍志"和"艺文志"中所未记载的医书目录

除上述二十六史中七史的"经籍志"和"艺文志"之外，许多医家传记等部类中也载录了部分医学著作，其中许多著作是"经籍志""艺文志"中所未记载的，现一并整理如下。

《晋书·葛洪传》记有《金匮药方》一百卷、《肘后要急方》四卷。《晋书·嵇康传》记有《养生论》一篇。

《南史张融传》记有《扁鹊镜经》一卷。《南史·羊欣传》中记有羊欣撰《药方》数十卷。《南史·陶弘景传》和《南史·王僧孺传》分别记有陶弘景著《本草集注》《效验方》《肘后百一方》，全元起注《素问》。

《北史·王显传》记载王显撰《药方》三十五卷。《北史·姚僧垣传》记有僧垣参校《集验方》十二卷。《北史·萧吉传》亦记萧吉著《帝王养生方》二卷。

《旧唐书·吕才传》记有许敬宗、吕才等增定《本草》并图五十四卷。

另外《旧唐书》中还记有：

《贞元广利药方》五百八十六首（《旧唐书·德宗纪》）；

郑注《药方》一卷（《旧唐书·郑注传》）；

孙思邈《千金方》三十卷（《旧唐书·裴潾传》《旧唐书·孙思邈传》）

孙思邈《福禄论》三卷，《摄生真录》一卷，《枕中素书》一卷（《旧唐书·孙思邈传》）；

甄权《脉经》《针方》《明堂人形图》各一卷（《旧唐书·甄权传》）；

甄立言《本草音义》七卷、《古今录验方》五十卷（《旧唐书·甄立言传》）；

孟诜《补养方》《必效方》各三卷（《旧唐书·孟诜传》）。

《新唐书·百官志》记有《本草》《百一集验方》。《新唐书·王焘传》记王焘作《外台秘要》。《新唐书·于志宁传》记于志宁与李勣修定《本草》并图五十四篇。《新唐书·甄权传》除记甄权撰《脉经》《针方》《明堂》等图外，还记有张文仲著《四时轻重术》十八种。

《宋史·庞安时传》记庞安时撰《难经辨》数万言、《主对集》一卷并《本草补遗》。《宋史·刘翰传》记有《经用方书》三十卷、《论候》十卷、《唐本草》（即《开宝本草》）并目录二十一卷。《宋史·王怀隐传》记《太平圣惠方》一百卷。《宋史·钱乙传》记钱乙撰《颅囟方》。《宋史·赵自化传》记赵自化撰《名医显秩传》三卷并《四时养颐录》（真宗改名为《调膳摄生图》）。《宋史·许希传》载许希著《神应针经要诀》。

《新元史·王履传》记王履著《溯洄集》《百病钩元（玄）》诸书。《新元史·朱震亨传》记朱震亨撰《格致余论》《局方发挥》《伤寒辨疑》《外科精要》《本草衍义补遗》《丹溪心法》诸书。另《新元史·安藏传》还记有安藏曾奉旨翻译《难经》《本草》。

《明史·滑寿传》记载滑寿曾著《十四经发挥》三卷，《读伤寒论抄》《诊家枢要》《痔瘘篇》《医韵》。《明史·吕复传》记载吕复著《内经或问》《灵枢经脉笺》《五色诊奇眩》《切脉枢要》《运气图说》《养生杂言》，以及戴良"采其治效最著者数十事"为《医案》一书。《明史·倪维德传》载倪维德著《元机启微》，校订《东垣试效方》。《明史·王履传》载王履著《伤寒立法考》，《溯洄集》二十一篇，又著《百病钩玄》二十卷，《医韵统》一百卷。《明史·戴思恭传》记戴思恭所著有《证治要诀》《证治类元》《类证用药》诸书，又订正朱丹溪《金匮钩玄》三卷。《明史·许绅传》和《明史·王纶传》并记有《本草集要》《名医杂著》二书。《明史·王肯堂传》记载王肯堂著《证治准绳》。《明史·李时珍传》记载李时珍著《本草纲目》，共五十二卷。《明史·缪希雍传》记缪希雍著有《本草单方》一书。

《清史稿·吴有性传》载吴有性著《瘟疫论》。《清史稿·戴天章传》记载天章著有《伤寒》《杂病》诸书及《咳论注》《疟论注》《广瘟疫论》十余种。《清史稿·余霖传》记余霖著《疫疹一得》。《清史稿·刘奎传》载刘奎曾著《瘟疫论类编》及《松峰说疫》。《清史稿·喻昌传》记喻昌著《伤寒尚论篇》《医门法律》二书，并医案《寓意草》。《清史稿·徐彬传》记徐彬著《伤寒一百十三方发明》和《金匮要略论注》。《清史稿·张璐传》记载张璐曾著《张氏医通》《伤寒缵论》《绪论》《本经逢原》《诊宗三昧》《千金方释义》，子张登著《伤寒舌鉴》，子张倬著《伤寒兼证析义》。

《清史稿·高斗魁传》记高斗魁著《医学心法》并医案《吹毛编》。《清史稿·周学海传》记周学海著《脉义简摩》《脉简补义》《诊家直诀》《辨脉平脉章句》四书。《清史稿·张志聪传》记载张志聪所著有《素问集注》《灵枢经集注》《伤寒论集注》《金匮要略集注》《本草崇原》《侣山堂类辨》《针灸秘传》。

《清史稿·高世栻传》记高世栻晚年著《医学真传》，又注《伤寒论》。志聪著《本草崇原》，未竟，世栻继成之。《清史稿·张锡驹传》载张锡驹著《伤寒论直解》《胃气论》。《清史稿·陈念祖传》记陈念祖著《伤寒金匮浅注》。《清史稿·黄元御传》记黄元御著有《素问悬解》《灵枢悬解》《难经悬解》《伤寒悬解》《金匮悬解》。《清史稿·柯琴传》记柯琴著有《内经合璧》《伤寒来苏集》《伤寒论翼》。

《清史稿尤怡传》记载尤怡著《伤寒贯珠集》《金匮要略心典》《金匮翼》《医学读书记》。《清史稿·叶桂传》记载叶桂著《注本草》《本草方释义》《景岳发挥》《临证指南》（其门人集医案为之，非叶桂自著）《幼科心法》一卷（章楠改题为《三时伏气外感篇》），《温证证治》一卷（传为口授门人顾景文者，楠改题曰《外感温证篇》）。

《清史稿·薛雪传》记薛雪著《医经原旨》，另有《湿温篇》（或曰非薛雪作），并与叶桂及缪遵义有《三家医案》合刻。《清史稿·吴瑭传》《清史稿吴贞传》及《清史稿章楠传》中分别记载吴瑭著《温病条辨》，吴贞著《伤寒指掌》，章楠著《医门棒喝》。《清史稿王士雄传》记王士雄著《霍乱论》《温热经纬》二书。《清史稿·徐大椿传》记载徐大椿著有《神农本草经百种录》《难经经释》《伤寒类方》《兰台轨范》《医学源流论》《慎疾刍言》《医贯砭》。《清史稿·王维德传》载王维德著《外科全生集》。

《清史稿吴谦传》及其附各医家传载有：吴谦、刘裕铎总修《医宗金鉴》，林澜著《伤寒折衷》《灵素合钞》，江琥著《伤寒论辨注》，魏荔彤著《伤寒金匮本义》，沈明宗著《伤寒金匮编注》，程应旄著《伤寒论后条辨》，郑重光著《伤寒论条辨续注》，周扬俊著《伤寒三注》《金匮二注》，程林著《金匮直解》《圣济总录纂要》，闵芝庆著《伤寒阐要编》。

《清史稿·陆懋修传》载陆懋修著有《内经运气病释》和《阳明病释》二书。《清史稿·王丙传》载王丙著有《伤寒论注》《回澜说》《古今权量考》三书。《清史稿·吕震传》记吕震著《内经要论》《伤寒寻源》。《清史稿·邹澍传》记载邹澍所著医书甚多，共有《伤寒通解》《伤寒金匮方解》《医理摘要》《医经书目》《本经疏证》《续疏证》《本经序疏要》。

《清史稿·费伯雄传》载费伯雄曾著《医醇》，后毁于寇，撮其要成为《医醇滕义》一书并附《医方论》。《清史稿王清任传》载王清任著《医林改错》。《清史稿·唐宗海传》记唐宗海曾著《中西汇通医经精义》一书。《清史稿·列女传》记有女医曾懿著《医学篇》一书。《清史稿·褚士宝传》载褚士宝著有《治伤药酒方》一书。

第二节
通志类史著中记载的中医文献

通志类史著主要指《通志》《续通志》《清通志》。《通志》列有"二十略"，其中"艺文略"著录唐以前的书目，在目录学上具有重要影响。"艺文略"又分"医方类"等十二个门类，收录一万零九百一十二部典籍，其中医书有六百六十二部，合七千六百八十卷。关于这些医学文献的分类，郑樵主要借鉴了《七略》《隋志》《唐志》《崇文总目》的分类方法，将医书分为二十六种，可谓类目精细。除书名外，一般还包括图书的卷帙、作者、时代等，总体而言，为我们保留了大量中医文献的目录线索，对我们了解古代中医发展具有一定的参考价值。此外，《通志》诸子类中的"道家"、五行类中的"产乳"也载录有关于医药与养生的中医文献。具体记载如下。

一、《通志》中的医书目录

（一）脉经

包括医经、经方、脉书，共七十三部、三百零一卷。

《黄帝素问》九卷（全元起注）

《黄帝素问》二十四卷（唐王冰撰）

《补注素问》二十四卷（林忆补注）

《素问音释》一卷

《黄帝甲乙经》十二卷

《黄帝八十一难经》二卷（《唐志》注秦越人）

《难经疏》十三卷（侯自然撰）

《黄帝众难经》二卷（吕博望注）

《黄帝流注脉经》一卷

《丁德用补注难经》二卷

《灵宝注黄帝九灵经》十二卷

《三部四时五藏辨候诊色决事脉经》一卷

《脉经》十卷（晋王叔和撰），又《脉经》二卷

《耆婆脉经》一卷

《脉经》一卷（李勣）

《脉经》二卷（王子颙）

《脉经》二卷（甄权）

《黄帝脉诀》一卷

《扁鹊脉诀》一卷

《脉经秘录》一卷

《韩氏脉诀》一卷

《徐氏脉经诀》三卷（徐裔撰）

《脉经钞》二卷（许建吴撰）

《观形察色并三部脉经》一卷（华佗）

《脉经》六卷（秦承祖）

《脉经》十卷（康普思）

《黄帝内经明堂类成》十三卷（杨上善注）

《黄帝内经太素》三十卷（杨上善注）

《黄帝太素经》三卷

《黄帝传太素脉诀》一卷

《脉诀》一卷（清溪子）

《宝应灵枢》九卷

《内经灵枢经》九卷

《金鉴集歌》一卷

《金宝鉴》一卷（唐卫嵩撰）

《脉经手诀》一卷（张及撰）

《百会要诀脉经》一卷

《凤髓脉经机要》五卷

《医鉴》一卷

《碎金脉诀》一卷

《延龄至宝诊脉定生死三部要诀》一卷

《延龄宝抄》一卷（张尚容撰）

《元门脉诀》一卷

《太医秘诀诊候生死部》一卷

《脉诀赋》一卷（甄权撰）

《徐氏指下诀》一卷（徐裔撰）

《仓公诀生死秘要》一卷

《新集脉色要诀》一卷（医博士谭延镐撰）

《自经要集》一卷

《金匮指微诀》一卷（吴复圭）

《金匮录》五卷

《素问入式钤》一卷（蓝先生撰）

《元珠密语》十卷

《三甲运气经》三卷

《六甲天元气运钤》二卷

《五运六气玉琐子》三卷

《灵元经》三卷

《张仲景脉经》一卷

《孙子脉论》一卷

《诊脉要诀》一卷（唐强明撰）

《诊脉要会》一卷

《指难图》一卷

《素问论奥》四卷（刘温舒）

《内经灵枢略》一卷

《内经指微》十卷（冲真子）

《钤和子》十卷（贾和光撰）

《脉诀发蒙》三卷（王叔和）

《柴先生脉诀》一卷（李上交撰）

《相色经诀》一卷（华子颙撰）

《脉诀机要》三卷（晋王叔和撰）

《脉证口诀》一卷

《孙子脉诀论》一卷

（二）明堂针灸

共六十部，一百九十一卷。

《黄帝明堂经》三卷，又三卷（杨元注）

《黄帝明堂经》三卷

《路氏明堂经》一卷

《黄帝内经明堂》十三卷

《明堂图》三卷（秦承祖）

《黄帝十二经脉明堂五藏图》一卷

《明堂孔穴》五卷

《明堂孔穴图》三卷

《要用孔穴》一卷

《明堂偃侧图》八卷

《偃侧人经》二卷（秦承祖撰）

《神农明堂图》一卷

《曹氏黄帝十二经明堂偃侧人图》十二卷

《明堂人形图》一卷

《明堂论》一卷（唐朱遂撰，《唐志》"朱作米"。）

《明堂虾蟆图》一卷

《明堂元真经诀》一卷

《黄帝针经》九卷

《龙衔素针并孔穴虾蟆图》三卷（徐悦）

《针经》六卷（程天祚）

《玉匮针经》十二卷

《赤乌神针经》一卷（张子存撰）

《流注针经》一卷

《商元针经》一卷

《谢氏针经》一卷

《九部针经》一卷

《三奇六仪针要经》一卷

《黄帝岐伯针论》二卷

《黄帝三部针灸经》十二卷（皇甫谧）

《黄帝杂注针经》一卷

《黄帝针经》一卷

《针经抄》三卷（甄权撰）

《元悟四神针经》一卷

《扁鹊针传》一卷

《针经要诀》一卷（许希）

《针经》一卷（孙思邈）

《针经抄》一卷

《针方》一卷

《针灸要钞》一卷（徐叔向）

《黄帝针灸虾蟆忌》一卷

《针灸图经》十一卷

《十二人图》一卷

《扁鹊偃侧针灸图》三卷

《针灸经》一卷

《枕中灸刺经》一卷（华佗）

《释僧康针灸经》一卷

《黄帝针灸经》十二卷

《黄帝岐伯论针灸要诀》一卷

《铜人俞穴针灸图经》三卷（宋朝翰林医官王惟一编修，天圣中诏以针灸之法铸为铜人式。）

《山兆针灸经》一卷

《针灸经》一卷（公孙克）

《灸经》五卷（见《隋志》）

《曹氏灸经》一卷

《曹氏灸方》七卷

《岐伯灸经》一卷

《雷氏灸经》一卷

《灸经》十卷（杨齐颜）

《新集明堂灸法》三卷

《灸劳法》一卷（崔知悌）

（三）本草

共三十九部，三百五十卷。

《神农本草》八卷（陶隐居集注）

《神农本草》四卷（雷公集注）

《神农本草经》三卷

《蔡邕本草》七卷

《吴普本草》六卷

《本草经》四卷（蔡英撰）

《本草》二卷（徐太山撰）

《本草经略》一卷

《本草》六卷（秦承祖）

《李氏本草》三卷

《本草经》三卷（王季璞）

《随费本草》九卷

《唐本草》二十卷（李勣等修）

《新本草》四十一卷（王方庆撰）

《开宝重定神农本草》二十一卷（李昉等撰）

《新详定本草》二十卷（宋朝卢多逊定）

《嘉祐补注本草》二十卷（掌禹锡撰）

《蜀本草》二十卷（伪蜀韩保升等撰）

《证类本草》三十二卷（唐慎微撰）

《名医别录》三卷（陶隐居集）

《本草集录》二卷

《本草钞》四卷

《本草药性》三卷（甄权撰）

《诸药要性》二卷

《本草性事类》一卷（杜善方撰）

《药性要诀》五卷（王方庆撰）

《本草韵略》五卷

《四声本草》四卷（萧炳撰）

《本草拾遗》十卷（陈藏器撰）

《删繁本草》五卷（杨损之撰）

《四明人本草拾遗》二十卷

《本草括要》三卷（张文懿撰）

《本草要诀》一卷（梁嘉庆撰）

《海药本草》六卷（李珣撰）

《胡本草》七卷（郑虔撰）

《南海药谱》七卷

《诸药异名》十卷（沙门行矩撰）

《本草辨误》二卷（崔源撰）

《本草衍义》二十卷（寇宗奭撰）

（四）本草音

共六部，三十七卷。

《本草音》三卷

《本草音义》三卷（姚最撰），又七卷（甄权撰），又二卷（殷子严撰），又二卷（李含光撰），又二十卷（孔志约撰）

（五）本草图

共六部，八十六卷。

《灵秀本草图》六卷（原平仲撰）

《药图》二十卷

《图经》七卷（并李勣等撰）

《新修本草图》二十六卷（苏敬撰）

《唐本草图经》七卷

《本草图经》二十卷（宋朝掌禹锡等编撰）

（六）本草用药

共二十六部，八十卷。

《本草经类用》三卷

《本草杂要诀》一卷

《本草要方》三卷（甘浚之撰）

《药目要用》二卷

《药类》二卷

《桐君药录》二卷

《本草用药要妙》九卷

《药对》二卷（北齐徐之才撰）

《疗痈疽耳眼本草要钞》九卷（甘浚之撰）

《新广药对》三卷（宗令祺撰）

《方书药类》三卷

《药总诀》一卷

《文潞公药准》一卷

《医门指要用药立成诀》（叶传古撰）

《集药诀》一卷（陶隐居）

《药林》一卷

《药证》一卷

《药证病源歌》五卷（蒋淮撰）

《象法语论》一卷

《删繁药咏》三卷（江承宗撰）

《药录》二卷

《太清草木方集要》三卷（陶隐居撰）

《本草病源合药节度》五卷

《本草病源合药要钞》五卷（徐叔向撰）

《体疗杂病本草要钞》十卷（徐叔向等四家撰）

《小儿用药本草》二卷（王末撰）

（七）采药

共五部，九卷。

《入林采药法》二卷

《太常采药时月》一卷

《四时采药及合和》四卷

《种植药法》一卷

《采药论》一卷

（八）炮炙

共四部，十三卷。

《炮炙论》三卷 [雷敩（音孝）撰]

《陈雷炮炙论》三卷

《制药法论》一卷

《乾宁晏先生制伏草石论》六卷（晏封撰）

（九）方书

共一百三十九部，四千九百三十三卷。

《张仲景方》十五卷

《华佗方》十卷（华佗弟子吴普撰）

《秦承祖方》四十卷

《黄素方》二十五卷（谢泰撰）

《耿奉方》六卷

《肘后救卒方》六卷（葛洪）

《梁武帝坐右方》十卷

《如意方》十卷

《效验方》十卷（陶隐居）

《补肘后救卒备急方》六卷（陶隐居撰）

《阮河南药方》十六卷（阮炳撰）

《范东阳杂药方》百七十卷（尹穆纂）

《集略杂方》十卷

《杂散方》八卷

《解散方》十三卷

《解散消息节度》八卷（徐叔向）

《范氏解散方》七卷

《解散方》一卷（释慧义）

《汤丸方》十卷

《杂丸方》十卷

《胡居士治百病要方》三卷（胡洽撰）

《杂疗方》十二卷（徐叔向）

《体疗杂病方》六卷（徐叔向）

《姚大夫集验方》十二卷

《徐文伯药方》二卷

《试验方》二卷（徐太山）

《巾箱中方》三卷（徐太山）

《徐氏效验方》三卷

《落年方》三卷（徐嗣伯）

《堕年方》二卷（徐太山）

《小品方》十二卷（陈延之撰）

《千金方》三卷（范世英撰）

《徐王八世家传效验方》十卷（徐之才撰）

《集验方》十卷（姚僧垣）

《备急草要方》三卷（许证）

《徐辨卿方》二十卷

《删繁方》十卷（谢士泰撰）

《吴氏山居方》三卷

《单复要验方》三卷（释莫满撰）

《释道洪方》一卷

《疗百病杂丸方》三卷（释昙鸾撰）

《扁鹊陷冰丸方》一卷

《扁鹊肘后方》三卷

《大略丸》五卷

《经心录方》八卷（宋侠撰）

《杂药方》十二卷（褚澄）

《杂药方》十卷（陈山提）

《释僧深集方》三十卷

《名医集验方》三卷

《杂汤方》八卷

《百病膏方》十卷

《古今录验方》五十卷

《必效方》十卷

《崔氏纂要方》十卷（唐崔行功撰）

《袖中备急要方》三卷

《千金方》三十卷（孙思邈撰）

《千金髓方》二十卷（孙思邈撰）

《千金翼方》三十卷（孙思邈撰）

《神枕方》一卷

《明皇开元广济方》五卷

《肘后方》三卷（刘贶真人）

《外台秘要》四十卷（王焘撰）

《外台秘要略》十卷（王焘撰）

《贞元集要广利方》五卷（德宗撰）

《陆氏集验方》十五卷（陆贽）

《兵部手集方》三卷（李绛方，薛弘庆撰）

《古今集验方》十卷（薛景晦）

《传信方》二卷（刘禹锡）

《海上集验方》十卷（崔元亮撰）

《郑注药方》一卷（《唐志》郑撰）

《韦氏独行方》十二卷（唐韦宙撰）

《随身备急方》三卷（张文仲）

《群方秘要》三卷（唐苏越撰）

《唐兴集验方》五卷（白仁叙撰）

《应验方》一卷（包会）

《篋中方》三卷（唐许孝宗撰）

《梅崇献方》五卷（道士梅崇献撰）

《太和济要方》五卷（唐宣成公撰）

《广正集灵宝方》一百卷（伪蜀罗普宣撰）

《续传信方》十卷（伪唐王颜撰）

《升元广济方》三卷（伪唐华宗寿撰）

《博济安众方》二卷

《纂集韩待诏肘后方》一卷

《郑氏惠心方》三卷

《千金秘要备急方》一卷

《新集应病通神方》三卷（裴孝封撰）

《普济方》五卷（宋朝王守愚撰）

《郑氏惠民》三卷

《塞上方》三卷

《延龄至宝方》十卷（唐姚和众撰）

《删繁要略方》一卷

《备急方》一卷

《郑氏纂秘要方》二卷

《万全方》三卷（安堰撰）

《别集玉壶备急大方》一卷

《诸集纂验方》一卷

《行要备急方》一卷（元希声集）

《走马备急方》一卷（段咏撰）

《北京要术》一卷（唐陈元撰）

《巾箱集》一卷

《千金纂录》一卷

《集妙方》三卷（沈承撰）

《王氏秘方》五卷

《太平圣惠方》一百卷（王怀隐等奉诏撰）

《神医普救方》一千卷（宋朝翰林学士贾黄中等撰）

《胜金方》一卷

《宋氏千金方》三卷

《陈太医方》一卷

《张处环方》三卷

《必用方》三卷（初虞世）

《续必用方》一卷

《意外方》三卷

《二十八宿治病鬼鉴图》一卷

《韦氏月录方》一卷

《圣惠经用方》一卷

《王赵选秘方》一卷

《孙尚药方》三卷

《刘氏十全博救方》一卷（刘甫集）

《千金一致方》一卷（钱象中集）

《玉台备急方》一卷

《彭祖养政备急方》一卷

《金炼神妙方》一卷

《太清经药方》一卷

《胡恰方》二卷

《隋朝四海类聚方》二千六百卷

《简要济众方》五卷（周应等撰）

《圣惠选方》六十卷

《晏相明效方》五卷

《王氏博济方》三卷（王衮撰）

《泻内景方》一卷

《圣苑方》三卷

《苏沈良方》十五卷

《王氏医门集》二十卷

《金鉴方》三卷（孙廉撰）

《传家秘宝方》三卷（孙用和）

《庆历善救方》一卷

《惠民局济世方》十卷

《和剂局方》五卷

《灵方志》一卷（孔周南述）

（十）单方

共十部，三百二十五卷。

《隋炀帝敕撰四海类聚单方》三百卷（唐只存十六卷）

《单方》一卷（王世荣）

《备急单方》一卷（贾耽）

《草木诸药单方》一卷（张秀言撰）

《秦闻单方》一卷

《单方》一卷（《崇文总目》）

《单方》一卷（葛怀敏）

《葛氏单方》三卷

《姚大夫单方》一卷

《太平圣惠单方》十五卷

（十一）胡方

共十一部，一百零五卷。

《龙树菩萨药方》四卷

《西域诸仙所说药方》二十三卷

《香山仙人药方》二十卷

《西域波罗仙人方》三卷

《西域名医所集要方》四卷

《婆罗门诸仙药方》二十卷

《婆罗门药方》五卷

《耆婆所述仙人命论方》二卷

《乾陀利治鬼方》十卷

《新录乾陀利治鬼方》四卷

《摩诃出胡国方》十卷

（十二）寒食散

共十部，五十九卷。

《寒食散论》二卷

《寒食散汤方》二十卷

《寒食散对疗》一卷（释道洪撰）

《解寒食散方》二卷（释智斌撰）

《解寒食散论》二卷

《解寒食散方》六卷（徐叔向撰）

《寒食解杂论》七卷（释慧义撰）

《解寒食方》十五卷（见《唐志》）

《寒食散方并消息节度》二卷

《太一护命石寒食散》二卷（宋尚撰）

（十三）病源

共四十部，二百二十二卷。

《医方论》七卷（见《隋志》）

《王叔和论病》六卷

《评病要方》一卷（张仲景）

《体疗杂病疾源》三卷（徐悦撰）

《诸病源候论》五十卷（吴景贤撰）

《巢氏诸病源候论》五十卷（隋巢元方撰）

《杂病论》一卷（徐嗣伯）

《医门金鉴》三卷（卫嵩撰）

《六十四问》一卷（唐许咏撰）

《病源手镜》一卷（唐段元亮撰）

《伏氏医苑》一卷（唐伏适撰）

《名医传》七卷（唐甘伯宗选）

《素问医疗诀》一卷

《明医显微论》一卷（石昌琏撰）

《医门括源方》一卷（吴希言撰）

《今体治世集》三十卷（五代刘翰撰）

《金匮玉函》八卷

《金匮玉函要略》三卷

《金匮录》五卷

《万病拾遗》三卷

《医门简要》十卷（华颙撰）

《新集病总要略》一卷（张叔和撰）

《病源兆经》一卷

《医明要略》一卷

《医家要妙》五卷（孙思邈撰）

《通元经》一卷（周支义方撰）

《耆婆八十四问》一卷

《问答疾状》一卷（阙）

《录》一卷

《百一问答方》三卷（萧存礼撰）

《太仆医方》一卷（唐天援二年进）

《摭（音直）医新说》二卷

《意医纪历》一卷[（伪蜀）吴群撰]

《医语序》一卷（王勃）

《医语纂要论》一卷

《扁鹊秘诀》一卷

《医鉴后传》一卷

《万病拾遗》三卷（青溪子）

《孙思邈禁经》二卷

《龙树咒法》一卷

（十四）五藏

共三十三部，九十卷。

《五藏诀》一卷

《五藏论》五卷（见《隋志》）

《黄帝五藏论》一卷

《神农五藏论》一卷

《五藏论》一卷（张仲景）

《裴玢五藏论》七卷》（唐裴玢撰）

《五藏傍通明鉴图》一卷（唐道士裴元灵撰）

《五藏荣卫论》一卷

《五藏含鉴论》一卷

《大五藏论》一卷（张尚客撰）

《小五藏论》一卷（张尚客撰）

《五藏论应象》一卷（唐吴兢撰）

《五藏类合赋》五卷（唐刘清海撰）

《连方五藏论》一卷

《五色傍通五藏图》一卷（唐裴光庭撰）

《藏府通元赋》一卷（唐张文懿撰）

《耆婆五藏论》一卷

《五藏鉴元》四卷（唐段元亮撰）

《五藏要诀》一卷

《燕台要术》五卷（沙门应元撰）

《五鉴论》五卷

《太元心论》一卷

《医门秘录》五卷（道士梅崇献撰）

《新修荣卫养生用药补泻论》十卷（翰林侍诏李铖撰）

《五藏类纂》十二卷

《华氏中藏经》一卷

《五藏旁通导养图》一卷（孙思邈撰）

《诸家五藏论》五卷

《五藏摄养明鉴图》一卷

《五藏论》五卷（吴兢）

《岐伯精藏论》一卷

《玄女五藏论》一卷

《天寿性术论》一卷

（十五）伤寒

共二十七部，七十五卷。

《张仲景伤寒论》十卷（王叔和编次）

《疗伤寒身验方》一卷

《辨伤寒》一卷（徐文伯）

《伤寒总要》二卷

《巢氏伤寒论》一卷

《玉川伤寒论》一卷

《伤寒手鉴》二卷（田谊卿撰）

《伤寒证辨集》一卷

《张果先生伤寒论》一卷

《百中伤寒论》三卷（太常主薄陈昌允撰）

《伤寒论后集》六卷

《证辨伤寒论》一卷（石昌琏）

《伤寒百问经络图》一卷

《伤寒集论方》十卷

《孙王二公伤寒论方》二卷

《集伤寒要论方》一卷（上官均）

《伤寒论》一卷（朱旦）

《明时政要伤寒论》三卷

《郑氏伤寒方》一卷

《孙兆伤寒方》二卷

《曾谊伤寒论》一卷

《阴毒形证诀》一卷（宋迪撰）

《伤寒括要诗》一卷（通真子撰）

《伤寒类要方》十卷

《伤寒式例》一卷（刘君翰撰）

《伤寒总病论》七卷（庞安时撰）

《医伤寒慈济集》三卷

（十六）脚气

共九部，二十二卷。

《脚弱方》八卷（徐叔向撰）

《辨脚弱方》一卷（徐文伯撰）

《脚病论》三卷

《岭南脚气论》一卷（李暄）

《脚气论》三卷（见《唐志》）

《脚气方》一卷（李暄）

《脚气论》一卷（唐苏鉴、徐玉、唐侍中三家之说）

《三家脚气》一卷（集苏、徐、唐三家之说稍异者）

《新撰脚气论》三卷（唐李暄撰，以三家之说不论风土，述江淮、岭南、秦川之异）

（十七）岭南方

共五部，九卷。

《岭南急要方》三卷（见《唐志》）

《南中四时摄生论》一卷（唐郑景岫撰）

《南行方》三卷（李继皋纂）

《治岭南众疾经效方》一卷

《广南摄生方》一卷

（十八）杂病

共十九部，二十五卷。

《风疾论》一卷（朱元朴撰）

《风论山兆经》二卷（吴希言撰）

《论三十六种风》一卷（杨天业撰）

《青乌子风论》一卷

《生风论》一卷

《发焰录》一卷（唐司空舆述治风方）

《水气论》三卷（兰宗简撰）

《西京巢家水气论》一卷

《膜外气方》一卷（即水气也，徒都子撰）

《青溪子消渴论》一卷（唐李暄撰）

《疗消渴众方》一卷（谢南郡撰）

《元感传尸方》一卷（唐苏游撰）

《骨蒸论》一卷

《五劳论》一卷

《治劳神秘方》二卷

《扁鹊疗黄经》一卷

《疗黄经歌》一卷

《疗黄经》三卷

《烙三十六黄法并明堂》一卷

（十九）疮肿

共十七部，五十八卷。

《疗痈疽金创要方》十四卷（甘濬之），又十五卷（甘伯齐撰）

《甘濬之疗痈疽毒疮杂病方》三卷

《痈疽论方》一卷

《疗痈经》一卷

《疗痈疽要诀》一卷（唐喻义纂）

《痈疽论》一卷（沈泰之）

《疗痈疽诸疮方》二卷（秦政应撰）

《疮肿论》一卷（唐西川节度要籍喻义撰）

《痈疽论》三卷

《发背论》一卷（僧智宣撰），又一卷（白岑撰）

《吞字贴肿方》一卷（波驰波利奉诏译）

《疗小儿丹法》一卷

《刘涓子鬼遗方》十卷（宋龚庆宣撰）

《疗三十六瘘方》一卷

《瘰疬方》一卷

（二十）眼药

共十一部，四十一卷。

《疗目方》五卷（陶氏撰）

《疗耳眼方》十四卷（甘浚之撰）

《龙树眼论》一卷

《医眼针钩方论》一卷

《穆昌叙眼方》一卷

《审的选要歌》一卷

《审的眼药歌》三卷

《眼论准的歌》一卷（刘皓撰）

《经验眼药方》十卷

《眼论》三卷

《楚人刘豹子眼论》一卷

（二十一）口齿

共八部，十五卷。

《口齿论》一卷（张仲景）

《口齿论》一卷（邵英俊，唐人）

《排玉集》二卷（唐邵英俊撰）

《唐广陵正师口齿论》一卷（唐供奉僧普济集）

《口齿论》三卷（冲和先生撰）

《口齿玉池论》一卷（唐供奉僧普济集）

《咽喉口齿方论》五卷

《疗口齿杂方》一卷

（二十二）妇人

共十六部，八十九卷。

《范氏疗妇人方》十一卷

《张仲景疗妇人方》二卷

《徐文伯疗妇人瘕》一卷

《杨氏产乳集验方》三卷（唐杨归厚撰）

《妇人方》二十卷（见《唐志》）

《少女方》十卷（见《唐志》）

《少女杂方》二十卷（见《唐志》）

《产前后论》一卷（王守愚撰）

《产后论》一卷（杨全迪、李寿集）

《集产后十九论》一卷

《家宝义囊》一卷

《崔氏产鉴图》一卷

《产宝》三卷（伪蜀周挺撰）

《子母秘录》十卷（许仁则撰）

《昝氏产宝》三卷

《王岳产书》一卷

（二十三）小儿

共四十一部，一百六十六卷。

《小儿经》一卷（见《隋志》）

《俞氏疗小儿方》三卷

《疗少小百病方》三十七卷（徐叔向）

《疗少小杂方》二十卷

《范氏疗小儿方》一卷

《疗小儿方》十七卷（王末）

《少小方》一卷

《俞宝小女节疗方》一卷

《童子秘诀》二卷（唐姚和众撰）

《众童延龄至宝方》十卷（姚和众撰）

《孙会婴孺方》十卷

《婴孩病源论》一卷

《崔氏小儿论》一卷

《疗小儿眼论》一卷（刘皓集）

《小儿药证》一卷（刘景裕撰）

《小儿五痫二十四候论》一卷

《小儿宫气集》三卷

《小儿方术论》一卷

《孩孺明珠变蒸七痫方论》一卷（朱篆撰）

《小儿秘录》一卷

《仙人水鉴图诀》一卷（唐王超撰）

《保童方》一卷（伪蜀周挺撰）

《婴儿论》二卷

《婴孩杂方》五卷

《小儿水鉴论》三卷

《小儿玉匮金锁诀》一卷

《小儿葱台诀》一卷

《小儿备急方》一卷

《童子元感秘诀》三卷

《婴童宝鉴》三卷

《幼幼方》一卷

《小儿病源》六卷

《小儿论》三卷（钱汶撰）

《小儿诀》三卷

《童子要诀》三卷

《钱氏小儿方》八卷（钱乙撰）

《张涣小儿方》三卷

《潘氏小儿方》一卷

《陈氏小儿方》一卷（陈宗望撰）

《陈琥小儿方》一卷

《王氏小儿方》一卷

（二十四）食经

共四十一部，三百六十六卷。

《食经》十四卷（见《隋志》）

《崔氏食经》四卷（崔浩）

《马琬食经》三卷

《卢仁宗食经》五卷

《竺暄食经》四卷

《刘休食方》一卷（齐冠军将军刘休撰），又十卷

《食馔次第法》一卷

《四时御膳经》一卷

《梁太官食经》五卷

《梁太官食法》二十卷

《家政方》十二卷

《羹臛法》一卷

《食图四时酒要方》一卷

《藏酿法》一卷

《腜胸法》一卷

《北方生酱法》一卷

《会稽郡造海味法》一卷

《淮南王食经》百六十五卷（大业中撰）

《膳馐养疗》二十卷

《膳夫经手录》四卷（唐杨晔撰）

《严龟食法》十卷（唐严龟撰）

《食目》十卷

《赵武四时食法》一卷

《太官食方》十九卷

《食疗本草》三卷（唐孟诜撰）

《食性本草》十卷（伪唐陈士良撰）

《食医心鉴》三卷（成都医博士昝商撰）

《萧家法馔》三卷

《侍膳图》一卷

《江飱馔要》一卷（宋朝黄克明撰）

《馔林》五卷

《古今食谱》三卷

《王易简食法》十卷

《诸家法馔》一卷

《珍庖备录》一卷

《酒谱》一卷

《白酒方》一卷

《续法馔》五卷（曹子休撰）

《老子禁食经》一卷

《黄帝杂饮食》二卷

（二十五）香熏

共三部，八卷。

《香方》一卷（宋明帝撰）

《杂香方》五卷

《龙树菩萨和香法》二卷

（二十六）粉泽

共三部，五卷。

《妆台宝鉴集》三卷（杨氏撰）

《妆台方》一卷（隋宇文士及撰，士及之妻则南阳公主所传之方。）

《杂香膏方》一卷（见《隋志》）

（二十七）道家论及医理与养生的中医文献

1. 黄庭

共三十部，五十七卷。

《太上黄庭内经》一卷（务成子注）

《太上黄庭内景玉经》一卷（梁丘子注），又六卷（五家注）

《黄庭秘言内景经》一卷（尹真人注）

《黄庭内景经》一卷（唐白履忠注）

《黄庭内景保生延寿诀》一卷（务成子注）

《太上黄庭外景经》三卷（李子乘注）

《黄庭秘言外景经》一卷（尹真人注）

《黄庭中景经》一卷

《黄庭外景玉经注诀》一卷

《黄庭内外玉景经》十卷（蒋慎修撰）

《太上黄庭内外景经》二卷

《黄庭玉景内篇》四卷（超遥子注）

《黄庭玉景篇》二卷

《黄庭二景三皇内谱》一卷

《黄庭五藏道引玉轴经》一卷

《黄庭五藏图》一卷

《老子黄庭内视图》一卷

《黄庭五藏内景图》一卷（唐女子胡愔撰）

《黄庭外景图》一卷

《黄庭五藏道引图》一卷

《黄庭图证诀》一卷（青鸾子撰）

《黄庭集诀》一卷（陶真人撰）

《黄庭经诀诵》一卷

《黄庭五藏论》七卷（赵业撰）

《黄庭五藏经》一卷

《黄庭内景真形录》一卷

《黄庭养神经》一卷

《黄庭内景五藏六府图》一卷（胡悟撰）

《黄庭内景五藏六府补泻图》一卷

2. 吐纳

共七十四部，九十二卷。

《气经新旧服法》三卷（唐康仲熊撰）

《康真人气诀》一卷（康仲熊撰）

《服内元气诀》一卷（康仲熊撰）

《太无先生气诀》一卷（唐大中人撰）

《修生养气诀》一卷（唐司马承祯撰）

《气诀》一卷（孙思邈撰）

《气诀》一卷（张果）

《达磨诸家气诀》一卷

《养生服气诀》一卷

《调元气诀》一卷

《调三元气诀》一卷（李真人撰）

《太和真气诀》一卷（河上公述）

《中山玉柜神气诀》一卷（汉张道陵撰）

《服内元气诀》一卷（烟萝子撰）

《内指通真诀》一卷（陆知微撰）

《沈真人服气长生秘诀》六卷

《王老咽气经》一卷

《服气口诀》一卷（樊宗师撰）

《真气铭》一卷（孙处士撰）

《服气经》二卷

《气术经》一卷

《神仙抱一法》一卷

《调气养生录》一卷

《神仙密授三一诀》一卷

《出生入死法》一卷（王元正撰）

《四气摄生录》一卷（穆商撰）

《四气摄生图》一卷（道士刘鼎撰）

《修真府元洞幽诀》一卷

《谷神记》一卷

《指元篇》一卷（陈抟撰）

《九真中经》二卷

《元气论》一卷

《静气论》一卷

《洞气诀》一卷

《流珠行气法》一卷

《法眼六气法》一卷

《太清调气经》一卷

《太清气养生经》一卷

《太清不传气经》一卷

《太无先生气经》二卷（李奉时撰）

《服气要经》一卷（中皇子撰）

《道德上清气经》三卷

《新旧气经》一卷（延陵君刊集）

《服气精义论》三卷（天台白云先生撰）

《服气要诀》一卷（申天师撰）

《周庄气诀》一卷

《服气诀》一卷（升元真一法师撰）

《气法要妙志诀》一卷

《元宗商量气诀》一卷

《纂诸家得道气诀》一卷

《服气长生度世经诀》一卷

《商量新旧服气法》一卷（王升撰）

《吐故纳新除万病法》一卷

《养形吐纳六气法》一卷

《神仙大道六字气术》一卷

《神仙服食五牙气真经》一卷

《六字气诀》一卷

《三一帝君经》一卷

《中黄经》一卷（九仙君撰）

《金房内经》一卷

《紫阳金碧经》三卷

《保神经》一卷

《保圣长生经》三卷

《五厨经》一卷

《养生适元经》一卷

《风露仙经》一卷

《三洞上清真元子集录》一卷

《十二时采一歌》一卷

《神仙食气金柜妙录》一卷（京里先生撰）

《金锁子诀》一卷（孙真人撰）

《运元真气图》一卷（葛仙翁撰）

《老子道气图》一卷

《内外神仙中经秘密图》一卷（孙思邈撰）

《赤松子服气经》一卷

3. 胎息

共三十部，三十九卷。

《太上混元上德皇帝胎息精义论》一卷

《太上真君告王母服气胎息令气通诀》一卷

《证道胎息服气绝粒长生诀》一卷

《胎息气经》三卷

《胎息诀》一卷，又一卷，又六卷

《元君胎息经》一卷

《达磨胎息诀》一卷

《葛洪胎息要诀》一卷

《玉皇圣胎神用诀》一卷

《胎息旨要》一卷

《心印胎息蜕壳妙道诀》一卷

《元真胎息诀》一卷

《胎息委气术》一卷

《胎息精微论》三卷

《修真胎息歌》一卷

《胎息元妙》一卷

《抱一胎息歌诀》一卷（杨义撰）

《圣神归真胎息诀》一卷（崔元真撰）

《胎息经颂》一卷

《胎息录》一卷

《胎息还元秘诀》一卷

《养生胎息秘诀》一卷（贾遵化撰）

《服胎息留命术》一卷

《胎息沂流橘珠还元诀》一卷

《修养气经》一卷

《胎息气术》一卷

《六祖达磨真诀》一卷（王元正撰）

《诸家胎息口诀》一卷

4. 内视

共二十三部，二十四卷。

《灵宝内观经》一卷

《大洞真经》一卷

《胎息定观经》一卷（达磨撰）

《定观经诀》一卷

《太上天帝青童太君传》一卷

《大道存神五藏论》一卷

《内真通明歌》一卷（烟萝子撰）

《九真秘诀》一卷

《内明诀》一卷（元九子撰）

《立内真通元诀》一卷（烟萝子撰）

《修生存思行气诀》一卷

《老子存思图》二卷

《老子存三一妙诀图》一卷

《皇人三一图》一卷

《存五星图》一卷

《五帝杂修行图》一卷

《老子道德经存想图》一卷

《存神炼气铭》一卷

《元珠心鉴诗》一卷（唐女子崔少元撰）

《坐忘真一宝章》一卷

《了一歌》一卷

《老子内观经》一卷，又一卷（严辅璨注）

5. 导引

共二十部，二十二卷。

《老子五禽六气诀》一卷

《六气道引图》一卷

《黄帝道引法》一卷

《按摩要法》一卷

《道引调气经》一卷

《道引养生经》一卷

《服御五牙道引元精经》一卷（陆修静撰）

《太清道引养生经》一卷

《黄帝道引图》一卷

《十二月道引图》一卷

《道引养生图》一卷

《五禽道引图》一卷

《许先生按摩图》一卷

《道引图三十六诀》一卷

《新说道引图》一卷

《唐上官翼养生经》一卷

《道引图》一卷（陶弘景撰）

《朱少阳道引录》三卷

《五藏道引明鉴图》一卷

《道引治身经》一卷（吴昶撰）

6. 辟谷

共八部，八卷。

《太上老君中黄妙经》一卷

《太清经断谷诸要法》一卷

《太清断谷法》一卷

《断谷诸要法》一卷

《休粮服气法》一卷（张果）

《无上道绝粒诀》一卷

《停厨圆方》一卷

《休粮诸方》一卷

7. 金石药

共三十一部，三十五卷。

《金石灵台记》一卷

《金石灵台刊误》一卷

《太清论石流黄经》一卷

《云母论》二卷（唐崔元真撰）

《服云母粉疗病方》一卷（韩藏法师撰）

《太清真人炼云母诀》二卷（孙思邈撰）

《金石药法》一卷

《金石要诀》一卷

《太清诸石变化神仙方集要》一卷（陶弘景撰）

《仙翁炼石经》一卷

《石药尔雅》一卷（梅彪撰）

《炼三十六水石法》一卷

《金石药方》一卷

《小玉消丹应候诀》一卷

《伏药经》三卷

《炼服云母法》一卷（陶弘景撰）

《神仙饵石并行药法》一卷（京里先生撰）

《淮南王炼圣石法》一卷（杨知元撰）

《赤松子金石论》一卷

《还金术》一卷（陶植撰）

《五金题术》一卷

《金石薄五九数》一卷

《服朱砂诀》一卷

《龙虎制伏丹砂雄黄法》一卷

《炼金丹秋石诀》一卷

《櫜籥（音驮悦）子金石真宰通微论》一卷

《变炼二石术》一卷

《石药异名要诀》一卷（王道冲撰）

《铁粉论》一卷（唐苏游撰）

《钟乳论》一卷（褚知载撰）

《新修钟乳论》一卷（尚药吴弁等撰）

8. 服饵

共四十八部，八十六卷。

《灵宝神仙玉芝瑞草图》二卷

《太上灵宝芝品》一卷

《芝经》一卷

《灵芝记》五卷

《种芝经》九卷

《芝草黄精经》一卷

《神仙芝草图》二卷

《灵宝服食五芝晶经》一卷

《延寿灵芝瑞图》一卷

《白云仙人灵草歌》一卷

《经食草木法》一卷（陶隐居撰）

《神仙得道灵药经》一卷（汉张道陵撰）

《养生神仙方》三卷

《洞灵仙方》一卷（梁邱子撰）

《仙茅根方》一卷

《黑发酒方》一卷（葛洪撰）

《达灵经》一卷（陶弘景撰）

《菊潭法》一卷（记服薏苡似菊）

《采服松叶等法》一卷（司马承祯撰）

《神仙长生药诀》一卷

《辨服至药人形神论》一卷

《汉武服饵法》一卷

《至药诗》一卷（王贤芝撰）

《神武药名隐诀》一卷

《神仙服食经》一卷

《老子妙术灵草》一卷

《老子服食方》一卷

《草石隐号》一卷

《神珠草药证验》一卷

《太清石壁灵草记》一卷（苏元明撰）

《服饵仙方》一卷

《孙思邈枕中记》一卷

《大道静神论》一卷

《摄生服食禁忌》一卷

《摄生药忌法》一卷

《炼花露仙醽（音灵）法》一卷

《服饵保真要诀》一卷

《李八百方》一卷

《太清经诸药草木方集要》一卷

《太清神仙服食经》五卷

《神仙服食经》十二卷

《服玉法并禁忌》一卷

《古今服食药方》三卷

《服食神秘方》一卷

《神仙金柜服食方》二卷

《孟氏补养方》三卷

《神仙服食经》一卷

《集录古今服食道养方》三卷

9. 房中

共九部，十八卷。

《素女秘道经》一卷

《素女方》一卷

《彭祖养性》一卷

《郯（音谈）子说阴阳经》一卷

《序房内秘术》一卷（葛氏撰）

《徐太山房内秘要》一卷

《新撰玉房秘诀》一卷

《冲和子玉房秘诀》十卷，又一卷

10. 修养

共七十四部，一百一十八卷。

《太上元道真经》一卷

《灵阳经》一卷

《养性延命集》二卷（陶弘景撰），又二卷（孙思邈撰）

《修真秘录》一卷（符虔仁撰）

《神仙修养法》一卷（孙思邈撰）

《养生诀》一卷（陶真人撰）

《修真指微诀》一卷（含光子撰）

《抱朴子别旨》一卷（葛洪撰）

《修真诗解》一卷（冯湘撰）

《养真要旨》一卷（徐元一撰）

《保生术》一卷

《炼精存珠玉霞篇》一卷

《顺四时理五谷谷神不死诀》一卷（赵遵撰）

《长生保圣纂要术》一卷[古诜（音深）撰]

《大道养生上仙杂法》一卷

《金房玉关保生术》一卷

《陶仙公劝仙引》一卷

《乐真人秘诀》一卷

《养生辨疑诀》一卷（施肩吾）

《修真隐诀》一卷

《理化安民除病术》一卷

《太一真人固命歌》一卷

《薛君口诀》一卷（陈少微撰）

《长生秘诀》一卷

《新修摄生秘旨》一卷（逍遥子撰）

《神仙秘诀三论》三卷

《易元子》一卷

《道枢》一卷

《神气养形论》一卷

《保生纂要》一卷

《养生自慎诀》一卷

《传命宝铭》一卷

《修行要诀》一卷（李审真撰）

《颐神论》一卷

《谷神赋》一卷（赵大信撰）

《谷神秘妙》三卷

《茅君静中吟》一卷

《混俗颐生录》二卷（刘词撰）

《罗浮山石壁记》一卷（太一仙师撰）

《缮生养性法》一卷

《缮生集略》一卷

《摄生经》一卷（唐郭霁撰）

《长生摄养仙经》一卷

《三真旨要玉诀》一卷

《修真秘旨》十卷（司马道隐撰）

《修真秘旨诀》一卷（徐元一撰）

《十四家修行秘术》一卷

《烟萝子养神关锁秘诀图》一卷

《养生月录》一卷（姜蚘撰）

《养性杂录》一卷（孙思邈撰）

《退居志》一卷（孙思邈撰）

《内指通真诀》二卷（韩知严撰）

《胡证玉景歌》二卷

《烟萝子内真通元歌》一卷

《养生保神经》一卷

《邓隐峰歌》一卷

《东艮子遇道歌》一卷

《明先生诗》一卷

《崔元真歌》一卷

《赤松子歌》一卷

《云中子还命诀》一卷

《性箴》一卷

《修真秘要经》一卷

《海蟾子诗》一卷

《元黄子拟渔父诗》一卷

《远俗铭》一卷

《元阳子歌》一卷

《摄生录》三卷（唐高福撰）

《摄生纂录》一卷（唐王仲丘撰）

《养生要录》一卷（孙思邈撰）

《钟离授吕公灵宝毕法》十卷

《长生坐隅障》五卷（古说撰）

《修真内象图要诀》十二卷

（二十八）五行类中产乳方面的医书目录

共八部，十卷。

《六甲贯胎书》一卷

《产乳书》二卷

《产经》一卷

《推产如何时产法》一卷（王琛撰）

《推产法》一卷

《生产符仪》一卷

《产图》二卷

《产图》一卷（崔知悌）

二、《续通志》中的医书目录

（一）医方类著作

《续通志》将医方类书目分作十三个子目，收载医书一百四十九部；一千四百六十八卷。书中著录的医书全是宋金元明四朝的著作，主要引自《文渊阁著录》和《四库全书存目》二书，其中引自《文渊阁著录》八十部，引自《四库全书存目》六十九部。

1. 脉经

脉经（主要是注释《内》《难》诸书），共十一部，五十二卷。

《素问入式运气论奥》三卷附《黄帝内经素问遗篇》一卷（宋刘温舒撰）

《素问玄机原病式》一卷（金刘完素撰）

《金匮钩玄》三卷（元朱震亨撰）

（以上见《文渊阁著录》）

《素问运气图括定局立成》一卷（明熊宗立撰）

《素问钞补正》十二卷（明丁瓒撰）

《读素问钞》九卷（明汪机撰）

《素问注证发微》九卷（明马莳撰）

《图注难经》八卷（明张世贤撰）

《图注脉诀》四卷，《附方》一卷（明张世贤撰）

（以上见《四库全书存目》）

2. 医书

医书（主要是脉书、杂门类），共六十部，附三部，八百零七卷。

《圣济总录纂要》二十六卷（宋政和中奉敕编）

《寿亲养老新书》四卷（前一卷宋陈直撰，后三卷邹铉续增）

《卫济宝书》二卷（旧本题东轩居士撰，不著名氏）

《医说》十卷（宋张杲撰）

《太医局程文》九卷（宋时考试医学之制）

《仁斋直指》二十六卷，附《伤寒类书活人总括》七卷（宋杨士瀛撰）

《宣明方论》十五卷（金刘完素撰）

《病机气宜保命集》三卷（金张元素撰）

《儒门事亲》十五卷（金张从正撰）

《内外伤辨惑论》三卷（金李杲撰）

《脾胃论》三卷（金李杲论）

《兰室秘藏》六卷（金李杲撰）

《医垒元戎》十二卷（元王好古撰）

《此事难知》二卷（元王好古撰）

《格致余论》一卷（元朱震亨撰）

《局方发挥》一卷（元朱震亨撰）

《脉诀刊误》二卷，《附录》二卷（元戴启宗撰）

《医经溯洄集》一卷（元王履撰）

《难经本义》二卷（元滑寿撰）

《推求师意》二卷（明戴原礼撰）

《玉机微义》五十卷（明徐用诚撰）

《仁端录》十六卷（明徐谦撰）

《薛氏医案》七十八卷（明薛己撰）

《石山医案》三卷（明陈桷撰）

《名医类案》十二卷（明江瓘撰）

《赤水元珠》三十卷（明孙一奎撰）

《医旨绪余》二卷（明孙一奎撰）

《奇经八脉考》一卷（明李时珍撰）

《濒湖脉学》一卷（明李时珍撰）

《证治准绳》一百二十卷（明王肯堂撰）

《先醒斋广笔记》一卷（明缪希雍撰）

《类经》三十二卷，《图翼》十一卷，《附翼》四卷（明张介宾撰）

《景岳全书》六十四卷（明张介宾撰）

（以上见《文渊阁著录》）

《大本琼瑶发明神书》二卷（旧本题刘真人撰，不著时代人名）

《崔真人脉诀》一卷（旧本题紫虚真人撰，宋道士崔嘉彦也）

《东垣十书》二十卷（不著编辑名氏）

《泰定养生主论》十六卷（旧本题元王中阳撰）

《安老怀幼书》四卷（明刘宇编）

《医学管见》一卷（明何瑭撰）

《神应经》一卷（明陈会撰）

《医开》七卷（明王世相撰）

《医史》十卷（明李濂撰）

《医学正传》八卷（明虞抟撰）

《卫生集》四卷（明周宏撰）

《心印绀珠经》二卷（明李汤卿撰）

《运气易览》三卷（明汪机撰）

《养生类要》二卷（明吴正伦撰）

《志斋医论》二卷（明高士撰）

《丹溪心法附余》二十四卷（明方广撰）

《上池杂说》一卷（明冯时可撰）

《医学六要》十九卷（明张三锡撰）

《删补颐生微论》四卷（明李中梓撰）

《普门医品》四十八卷，附《医品补遗》四卷（明王化贞撰）

《孙氏医案》五卷（明孙泰来、孙明来同编）

《河间六书》二十七卷（明吴勉学编）

《折肱漫录》六卷（明黄承昊撰）

《运气定论》一卷（明董说撰）

《简明医彀》八卷（明孙志宏撰）

《金镱秘论》十二卷（旧本题李药师撰，不详时代）

《扁鹊指归图》一卷（不著撰人名氏）

（以上见《四库全书存目》）

3. 针灸

针灸，共六部，二十八卷。

《针灸资生经》七卷（旧本题叶氏刊，不著撰人名氏）

《扁鹊神应针灸玉龙经》一卷（元王国瑞撰）

《针灸问对》三卷（明汪机撰）

（以上见《文渊阁著录》）

《针灸大全》十卷（杨继洲编）

《针灸聚英》四卷（明高武撰）

《针灸节要》三卷（明高武撰）

（以上见《四库全书存目》）

4. 本草

本草，共六部，一百零三卷。

《汤液本草》三卷（元王好古撰）

《本草纲目》五十二卷（明李时珍撰）

《神农本草经疏》三十卷（明缪希雍撰）

《本草乘雅半偈》十卷（明庐之颐撰）

（以上见《文渊阁著录》）

《珍珠囊指掌补遗药性赋》四卷（旧本题金李杲撰）

《药镜》四卷（蒋仪撰）

（以上见《四库全书存目》）

5. 炮炙

炮炙，共一部，六卷。

《雷公炮制药性解》六卷（旧本题明李中梓撰）

（以上见《四库全书存目》）

6. 方书

方书，共二十三部，附一部，三百二十卷。

《旅舍备要方》一卷（宋董汲撰）

《全生指迷方》四卷（宋王贶撰）

《类证普济本事方》十卷（宋许叔微撰）

《太平惠民和剂局方》十卷，附《指南总论》三卷（宋陈师文等奉敕编）

《卫生十全方》三卷，《奇疾方》一卷（宋夏德撰）

《传信适用方》二卷（不著撰人名氏）

《三因极一病症方论》十八卷（宋陈言撰）

《济生方》八卷（宋严用和撰）

《急救仙方》六卷（不著撰人名氏）

《瑞竹堂经验方》五卷（元沙图穆苏撰）

《世医得效方》二十卷（危亦林撰）

《普济方》一百六十八卷（明周王橚撰）

（以上见《文渊阁著录》）

《如宜方》二卷（元艾元英撰）

《类编南北经验医方大成》十卷（旧本题元孙允贤撰）

《医方选要》十卷（明周文采编）

《万氏家抄济世良方》六卷（明万表编）

《摄生众妙方》十一卷（明张时彻编）

《急救良方》二卷（明张时彻编）

《灵秘十八方加减》一卷（旧本题明胡嗣廉编）

《经验良方》十一卷（明陈仕贤撰）

《避水集验要方》四卷（明董炳撰）

《鲁府秘方》四卷（明张应泰编）

（以上见《四库全书存目》）

7. 伤寒

伤寒，共九部，附三部，五十卷。

《伤寒微旨》二卷（宋韩祗和撰）

《伤寒直格方》三卷，《伤寒标本心法类萃》二卷（金刘完素撰）

《伤寒论条辨》八卷,附《本草钞》一卷,《或问》一卷,《痓书》一卷(明方有执撰)

（以上见《文渊阁著录》）

《伤寒心镜》一卷(一名《张子和心镜别集》,旧本题常德编,不详时代。)

《伤寒心要》一卷（旧本题镏洪编,不详时代。）

《伤寒医鉴》一卷（元马宗素撰）

《伤寒治例》一卷（明刘纯撰）

《伤寒指掌》十四卷（皇甫中撰）

（以上见《四库全书存目》）

8. 脚气

脚气,共一部,二卷。

《脚气治法总要》二卷（宋董汲撰）

（以上见《文渊阁著录》）

9. 杂病

杂病,共五部,附二部,八卷。

《瘟疫论》二卷,《补遗》一卷（明吴有性撰）

《痎疟论疏》一卷（明卢之颐撰）

（以上见《文渊阁著录》）

《流注指微赋》一卷（元何若愚撰）

《杂病治例》一卷（明刘纯撰）

《痘症理辨》一卷,《附方》一卷（明汪机撰）

（以上见《四库全书存目》）

10. 疮肿

疮肿,共四部,附一部,二十四卷。

《集验背疽方》一卷（宋李迅撰）

《外科精义》二卷（元齐德之撰）

《外科理例》七卷，附方一卷（明汪机撰）

（以上见《文渊阁著录》）

《疮疡经验全书》十三卷（旧本题窦汉卿撰）

（以上见《四库全书存目》）

11. 妇人

妇人，共三部，二十七卷。

《妇人大全良方》二十四卷（宋陈自明撰）

《产宝诸方》一卷（不著撰人名氏）

《产育宝庆方》二卷（不著撰人名氏）

（以上见《文渊阁著录》）

12. 小儿

小儿，共三部，三十八卷。

《小儿卫生总微论方》二十卷（不著撰人名氏）

（以上见《文渊阁著录》）

《保婴撮要》八卷（明薛铠撰）

《袖珍小儿方》十卷（明徐用宣撰）

（以上见《四库全书存目》）

13. 食经

食经，共七部，十七卷。

《糖霜谱》一卷（宋王灼撰）

（以上见《文渊阁著录》）

《饮膳正要》三卷（元忽思慧撰）

《易牙遗意》二卷（元韩奕撰）

《饮食须知》八卷（元贾铭撰）

《疏食谱》一卷（明汪士贤编）

《馔史》一卷（不著撰人名氏）

《天厨聚珍妙馔集》一卷（不著撰人名氏）

（以上见《四库全书存目》）

（二）道家类中的医理与养生著作

《续通志》的"诸子类·道家"不分细目，跟其他子目一样，只是将《文渊阁著录》和《四库全书存目》的有关书名前后分列。道家部分共有著作八十七部，其中涉及医理与养生的有十五部，七十卷。

《金丹诗诀》二卷（夏元鼎编）

《案节坐功法》一卷（旧本题宋陈抟撰。）

《延寿第一绅言》一卷（旧本题宋愚谷老人撰，不著撰人名氏。）

《胎息经》一卷（不著撰人名氏）

《广胎息经》二十二卷（不著撰人名氏）

《摄生消息论》一卷（元邱处机撰）

《中和集》三卷，《后集》三卷（元李道纯撰）

《三元参赞延寿书》五卷（元李鹏飞撰）

《修真捷径》九卷（元余觉华撰）

《金丹大要》十卷（元陈致虚撰）

《药地炮庄》九卷（明方以智撰）

《修龄要指》一卷（明冷谦撰）

《养生肤语》一卷（明陈继儒撰）

《摄生要语》一卷（旧本题明息斋居士撰，不著名氏。）

（以上见《四库全书存目》）

三、《清通志·医方类》中的医书目录

《清通志·医方类》将中医图书仅分为医书与方书两个门类，每个门类都引自《文渊阁著录》和《四库全书存目》的"医方类"，并按顺序前后分列，载录方法与《续通志》同一格式。"医方类"共收录清代以前医书四十八部，其中引自《文渊阁著录》十二部，附二部；引自《四库全书存目》三十四部，其中包括医书门和方书门的著作。

（一）医书门类

医书门类，共三十八部，附三部，四百四十九卷。

《御纂医宗金鉴》九十卷（乾隆十四年奉敕撰）

《金匮要略论注》二十四卷（徐彬注）

《尚论篇》八卷（喻昌撰）

《医门法律》六卷，附《寓意草》一卷（喻昌撰）

《伤寒舌鉴》一卷（张登撰）

《伤寒兼证析义》一卷（张倬撰）

《续名医类案》六十卷（魏之琇撰）

《兰台轨范》八卷（徐大椿撰）

《医学源流论》二卷（徐大椿撰）

（以上见《文渊阁著录》）

《证治大还》四十卷（陈治撰）

《马师津梁》八卷（马元仪撰）

《张氏医通》十六卷（张璐撰）

《伤寒缵论》二卷，《绪论》二卷（张璐撰）

《本经逢原》四卷（张璐撰）

《诊宗三昧》一卷（张璐撰）

《石室秘箓》六卷（陈士铎撰）

《李氏医鉴》十卷，《续补》二卷（李文来撰）

《医学汇纂指南》八卷（端木缙撰）

《济阴纲目》十四卷（武之望撰）

《保生碎事》一卷（汪淇撰）

《释骨》一卷（沈彤撰）

《医学求真录总论》五卷（黄宫绣撰）

《伤寒分经》十卷（吴仪洛撰）

《难经经释》二卷（徐大椿撰）

《医贯砭》二卷（徐大椿撰）

《临证指南医案》十卷（叶桂撰）

《得心录》一卷（李文渊撰）

《伤寒论条辨续注》十二卷（郑重光撰）

《医津筏》一卷（江之兰撰）

《素问悬解》十三卷（黄元御撰）

《灵枢悬解》九卷（黄元御撰）

《难经悬解》二卷（黄元御撰）

《伤寒悬解》十五卷（黄元御撰）

《伤寒说意》十一卷（黄元御撰）

《金匮悬解》二十二卷（黄元御撰）

《四圣心源》十卷（黄元御撰）

《四圣悬枢》四卷（黄元御撰）

《素灵微蕴》四卷（黄元御撰）

（以上见《四库全书存目》）

（二）方书门类

方书门类六部，附一部，二十八卷。

《绛雪园古方选注》三卷，附《得宜本草》一卷（王子接撰）

《神农本草经百种录》一卷（徐大椿撰）

《伤寒类方》一卷（徐大椿撰）

（以上见《文渊阁著录》）

《成方切用》十四卷（吴仪洛撰）

《长沙药解》四卷（黄元御撰）

《玉楸药解》四卷（黄元御撰）

（以上见《四库全书存目》）

第三节
通考类史著中记载的中医文献

通考类史著主要包括《文献通考》《续文献通考》《清朝文献通考》和《清朝续文献通考》。马端临《文献通考》中的"经籍考"部分，是研究古代文献目录的重要参考，其中论述的书目内容与《通志·艺文略》有所不同。郑樵编写"艺文略"是为了"纪百代之有无""广古今而无遗"，所以不论存世，均予以收录。但是《文献通考·经籍考》却不是这样，它分经、史、子、集四部，每部又分出若干条子目，医家归于子部。"经籍考"下有总序，论述历代典籍目录的源流情况。各子目下又有小序，专门论述该类著作的历代流传，主要记录前代志书中典籍的收入情况，再著录唐宋时期所流传的文献，已失传的典籍都不在《文献通考》论述之列。《续文献通考》《清朝文献通考》《清朝续文献通考》所录情况，大抵如此。

一、《文献通考·经籍考》中的医家类著作

《文献通考·经籍考》作为一部史志目录，是唐宋时期图书的参考目录，它所著录的图书以现存为主，每部书均附有提要，一般引用"南宋晁公武撰解题私家藏书书目《郡斋读书志》"和"南宋陈振孙撰私家藏书目录《直斋书录解题》"的考证以及自己的按语。本书所记录书目不仅反映了唐宋时期医书的存佚情况，也展现了当时医学目录编撰水平，共载录"医家类"著作一百二十三种，九百九十五卷。这里需要指出的是，"医家类"之末的三部相马著作《皇帝医相马经》《育骏方》《相马经》已逾出医书之外，遂予以删除。具体记载如下。

《黄帝素问》二十四卷（晁氏曰："昔人谓《素问》者，以素书黄帝之问，犹言素书也。唐王冰注，冰谓《汉·艺文志》有《黄帝内经》十八卷，《素问》即其经之九卷，兼《灵枢》九卷，乃其数焉。先是第七亡逸，冰时始获，乃诠次注释，凡八十一篇，分二十四卷。今又亡《刺法》《本论》二篇。冰自号启玄子。医经之传于世者多矣，原百病之起愈者，本乎黄帝；辨百药之味性者，

本乎神农；汤液则称伊尹。三人皆古圣人也，悯世疾苦，亲著书以垂后，而世之君子不察，乃以为贱技，耻习之。由此，故今称医者多庸人，治之失理，以生为死者众。激者至云：'有病不治，常得中医'，岂其然乎？故予录医颇详。《隋志》以此书为首，今从之。"陈氏曰："黄帝与岐伯问答，三坟之书无传，尚矣。此固出于后世依托，要是医书之祖也。唐太仆令王冰注，自号启玄子。按《汉书》但有《黄帝内外经》，至《隋志》乃有"素问"之名，又有全元起《素问注》八卷。嘉祐中，光禄卿林亿、国子博士高保衡承诏校定补注，亦颇采元起之说，附见其中，其为篇八十有一。王冰者，宝应中人也。"）

《灵枢经》九卷（晁氏曰："王冰谓此书即《汉志》《黄帝内经》十八卷之九也。或谓好事者于皇甫谧所集《内经仓公论》中抄出之，名为古书也。未知孰是。"）

《吕杨注八十一难经》五卷（晁氏曰："秦越人撰，吴吕广注，唐杨玄操演。越人，渤海人，家于卢，受桑君秘术，洞明医道，世以其与黄帝时扁鹊相类，乃号之为扁鹊。采《黄帝内经》精要之说，凡八十一章，以其为趣深远，未易了，故名《难经》，玄操编次为十三类。"陈氏曰："《汉志》亦但有《扁鹊内外经》而已，《隋志》始有《难经》，《唐志》遂属之，越人皆不可考，难当做去声读。"）

《丁德用注难经》五卷（晁氏曰："德用以杨玄操所演甚失

大义，因改正之。经文隐奥者，绘为图。德用，济阳人。嘉祐末，其书始成。"陈氏曰："序言太医令吕广重编此经，而杨玄操复为之注，览者难明，故为补之，且间为之图。首篇为《诊候》，最详。凡二十四难，盖脉学自扁鹊始也。"）

《虞庶注难经》五卷（晁氏曰："皇朝虞庶注。庶，仁寿人，寓居汉嘉。少为儒，已而弃其业，习医为此书，以补吕、杨所未尽，黎泰辰治平间为之序。"）

《金匮玉函经》八卷（晁氏曰："汉张仲景撰，晋王叔和集。设答问、杂病、形证、脉理，参以疗治之方。仁宗朝王洙得于馆中，用之甚效，合二百六十二方。"陈氏曰："林亿等校正此书，王洙于馆阁蠹简中得之，曰《金匮玉函要略方》。上卷论伤寒，中论杂病，下载其方并疗妇人，乃录而传之。今书以逐方次于证候之下，以便检用其所论。伤寒文多节略，故但取杂病以下，止《服食禁忌》，二十五篇，二百六十二方，而仍其旧名。"）

《仲景伤寒论》十卷（晁氏曰："汉张仲景述，晋王叔和撰次。按《名医录》云，仲景，南阳人，名机，仲景其字也。举孝廉，官至长沙太守。以宗族二百余口，建安纪年以来，未及十稔，死者三之二，而伤寒居其七，乃著论二十二篇，证外合三百九十七法，一百一十二方。善医者或云，仲景著《伤寒论》，诚不刊之典。然有大人之病，而无婴孺之患，有北方之药而无南方之治，此其所阙者。盖陈、蔡以南不可用柴胡、白虎二汤治伤寒，其言极有理。"陈氏曰："其文辞简古奥雅，又名《伤寒卒病论》，凡一百一十二方，古今治伤寒者，未有能出其外者也。"）

《脉经》三卷（晁氏曰："题云黄帝撰。论诊脉之要，凡二十一篇。"）

《王叔和脉经》十卷（晁氏曰："晋王叔和撰。按唐甘伯宗《名医传》曰，叔和，西晋高平人，性度沉靖（静），博通经方，精意诊处，尤好著述。其书纂岐伯、华佗等论脉要诀所成，叙阴阳表里，辨三部九候，分人迎、气口、神门，条十二经、二十四气、奇经八脉、五脏六腑、三焦四时之病，纤悉备具，咸可按用。凡九十七篇，皇朝林亿等校正。"）

《脉诀》一卷（晁氏曰："题曰王叔和。皆歌诀鄙浅之言，后人依托者，然最行于世。"）

《脉诀机要》三卷、《脉要新括》一卷（陈氏曰："通真子撰，不著名氏，熙宁以后人也。以叔和《脉诀》有舛脱鄙俗处，疑非叔和作，以其不类故也，乃作歌百篇，按经为注。又自言常为《伤寒括要》六十篇，其书未之见。"）

《巢氏病源候论》五卷（晁氏曰："隋巢元方等撰。元方大业中，被命与诸医共论众病所起之源。皇朝旧制监局用此书课试医生。昭陵时，诏校本刻牍颁行，宋绶为序。"陈氏曰："元方，隋太医博士。其书惟论病证，不载方药。今按《千金方》诸论多本此书，业医者可以参考。"）

《雷公炮炙》三卷（晁氏曰："宋雷敩撰，胡洽重定。述百药性味、炮熬煮炙之方，其论多本之于乾宁晏先生。敩称内究守国安正公，当是官名，未详。"）

《天元玉策》三十卷（晁氏曰："启玄子撰，即唐王冰也。书推五运六气之变。唐《人物志》云，冰仕至太仆令，年八十余以寿终。"）

《金宝鉴》三卷（晁氏曰："卫嵩撰。嵩仕至翰林博士。《崇文总目》云，不详何代人，述脉候征验要妙之理。"）

《宝脏畅微论》三卷（晁氏曰："五代轩辕述撰。青霞君作《宝藏论》三篇，著变炼金石之诀。既详其未善，因刊其谬误，增其阙漏，以成是书，故曰畅微。时年九十，实乾亨二年也。"）

《圣济经》十卷（晁氏曰："徽宗皇帝御制。因《黄帝内经》采天人之赜，原性命之理，明营卫之清浊，究七八之盛衰，辨逆顺之盈虚，为书十篇，凡四十二章。"陈氏曰："辟雍学生昭武吴禔注。"）

《通真子伤寒诀》一卷（晁氏曰："题曰通真子而不著名氏。用张长沙《伤寒论》为歌诗以便览者，脉诀之类也。"）

《医门玉髓》一卷（陈氏曰："不知作者。皆为歌诀，论五脏六腑相传之理。"）

《伤寒百问》三卷（晁氏曰："题曰无求子。大观初所著书。"）

《医经正本书》一卷（陈氏曰："知进贤县沙随程迥可久撰。专论伤寒无传染，以救薄俗骨肉相弃绝之敝。"）

《运气论奥》三卷（晁氏曰："宋朝刘温舒撰。温舒以《素问》气运最为治病之要，而答问纷揉，文辞古奥，读者难知，因为三十论，二十七图，上于朝。"）

《五运指掌赋图》一卷（陈氏曰："叶玠撰。"）

《脉粹》一卷（晁氏曰："宋朝萧世基撰。世基常阅《素问》及历代医经，患其难知，因缀缉成一编。治平中姚谊序之。"）

《南阳活人书》二十卷（晁氏曰："宋朝朱肱撰。序谓张长沙《伤寒论》，其言雅奥，非精于经络者不能晓会。项因投闲，设其对问，补苴缀缉，仅成卷轴。作于己巳，成于戊子，计九万一千三百六十八字。"陈氏曰："肱以仲景《伤寒》方、论多以类聚，为之问答。本号《无求子伤寒百问方》，有武夷张藏作序，易此名。仲景，南阳人，而活人者，本华佗语。肱，吴兴人，秘丞临之子，中书舍人服之弟，登第，仕至朝奉郎直秘阁。"）

《伤寒微指论》二卷（陈氏曰："不著作者。序言元祐丙寅，必当时名医也，其书颇有发明。"）

《伤寒证治》三卷（晁氏曰："宋朝王实编。实谓，百病之急，无逾伤寒。故略举病名法及世名医之言，为十三篇，总方百四十六首。或云颍州人，官至外郎，庞安常之高弟也"。）

《伤寒救俗方》一卷（陈氏曰："宁海罗适正之尉桐城，民俗惑巫，不信药，因以药施人，多愈。遂以方书召医参校刻石，以救迷俗。绍兴中，有王世臣彦辅者序之以传。"）

《补注神农本草》二十卷（晁氏曰："宋朝掌禹锡等补注。旧说《本草经》神农所作，而《艺文志》所不载。《平帝纪》：'诏天下举知方术、本草者'，本草之名盖起于此。梁之《录》载《神农本草》三卷，书中有后汉郡县名。盖上世未著文字，师学相传，至张机、华佗始为编述。嘉祐初，诏禹锡与林亿、苏颂、张洞等为之补注，以《开宝本草》及诸家参校，采拾遗逸，刊定新旧，药名一千八十二种，总二十卷。"）

《大观本草》三十一卷（陈氏曰："唐慎微撰，不知何人。仁和县尉艾晟作序，名曰《经史证类本草》。按'本草'之名，始见《汉书·平帝纪》《楼护传》。旧经止一卷，药三百六十五种。陶隐居增《名医别录》亦三百六十五种，因注释为七卷。唐显庆又增一百十四种，广为二十卷，谓之《唐本草》。开宝中又益一百三十三种。蜀孟昶又尝增益，谓之《蜀本草》。及嘉祐中掌禹锡、林亿等重加校正，更为补注，以朱墨书为之别，凡新旧药一千八十二种，盖亦备矣。今慎微颇复有所增益，而以墨盖其名物之上，然亦殊不多也。"石林叶氏曰："《神农本草》，初但三卷，所载甚略。议者考其记出产郡名，以为东汉人所作。梁陶隐居始增修为七卷，然陶氏不至东北，其论证多谬语。唐显庆中苏恭请重修，于是命长孙无忌等广定，遂为二十卷，亦未尽也。自是伪蜀韩保升与术家各自补缉，辩证者不一。开宝中别加详定。嘉祐初复诏掌秘监禹锡、苏魏公诸人再论次，遂大备。盖《神农本草》外，杂取他书，凡十六家云。"）

《图经本草》二十卷，《目录》一卷（晁氏曰："宋朝苏颂等撰。先是诏掌禹锡、林亿等六人重校《神农本草》，累年成书奏御。又诏郡县图上所产药本，用永徽故事，重命编述。于是颂再与禹锡等裒集众说，类聚铨次，各有条目云，嘉祐六年上。"）

《证类本草》三十二卷（晁氏曰："皇朝唐慎微纂。合两《本草》为一书，且集书传所记单方，附之于本条之下，殊为详博。"）

《本草广义》二十卷（晁氏曰："皇朝寇宗奭编。以《本草》二部著撰之人，或执用己私，失于商确。并考诸家之说，参之事实，核其情理，证其脱误，以成此书。"陈氏曰："其书引援辩证，颇可观采。"）

《绍兴校定本草》二十二卷（陈氏曰："医官王继先等奉诏撰。绍兴二十九年上之，刻板修内司。每药为数语辩说，浅俚无高论。）

《子午经》一卷（晁氏曰："题云扁鹊撰。论针砭之要，成歌咏，盖后人依托者。"）

《铜人针灸图》三卷（晁氏曰："皇朝王惟德撰。仁宗尝诏惟德考次针灸之法，铸铜人为式，分脏腑、十二经，旁注俞穴所会，刻题其名。并为图法，并主疗之术，刻板传于世。夏竦为序。）

《明堂针灸图》三卷（晁氏曰："题曰黄帝。论人身俞穴及灼灸禁忌。明堂者，谓雷公问道，黄帝授之，故名云。"）

《存真图》一卷（晁氏曰："皇朝杨介编。崇宁间，泗州刑贼于市，郡守李夷行遣医并画工往，亲决膜，摘膏肓，曲折图之，尽得纤悉。介校以古书，无少异者，比欧希范《五脏图》过之远矣，实有益医家也。王莽时，捕得翟义党王孙庆，使太医、尚方与巧屠共刳剥之，量度五脏，以竹筳导其脉，知所始终，云可以治病，亦是此意。"）

《膏肓灸法》二卷（陈氏曰："清源庄绰季裕集。"）

《点烙三十六黄经》一卷（晁氏曰："不著撰人，唐世书也。《国史补》云，自茗饮行于世，世人不复病黄瘅。"）

《肘后百一方》三卷（陈氏曰："晋葛洪撰，梁陶隐居增补。本名《肘后救卒方》，率多易得之药，凡八十六首，陶并七首，加二十二首，共为一百一首。取佛书'人有四大，一大辄有一病'之义名之。"）

《千金方》三十卷（晁氏曰："唐孙思邈撰。思邈博通经传，洞明医术，著用药之方、诊脉之诀、针灸之穴、禁架之法，以至导引养生之要，无不周悉。后世或能窥其一二，未有不为名医者，然议者颇恨其独不知伤寒之数云。"陈氏曰："自为之序，名曰《千金备急要方》，以为人命至重，有贵千金，一方济之，德逾于此。其前类例数十条，林亿等新纂。"）

《千金翼方》三十卷（晁氏曰："思邈著《千金方》，复掇集遗轶以羽翼其书，成一家之言。林亿等谓首之以药录，次之以妇人、伤寒、小儿、养性、辟谷、退居、补益、杂病、疮痈、色脉、针灸，而禁经终焉者，皆有指意云。陈氏曰："其末兼及禁术，用之多验。"）

《外台秘要方》四十卷（晁氏曰："唐王焘撰。焘在台阁二十年，久知弘文馆，得古方书数千百卷，因述诸病证候，附以方药、符禁、灼灸之法，凡一千一百四门。天宝中，出守房陵及太宁郡，故以'外台'名其书。孙兆以焘谓'针能杀生人，不能起死人，取灸而不取针'，讥其为医之蔽。予独以其言为然。"陈氏曰："自为序，天宝十一载也。其书博采诸家方论，如《肘后》《千金》，世尚多有之。至《小品》、深师、崔氏、许仁则、张文仲之类，今无传者，犹间见于此书云。凡医书之行于世，皆仁庙朝所校定也。按《会要》，嘉佑二年，置校正医书局于编修院。以直集贤院掌禹锡、林亿校理，张洞校勘，苏颂等并为校正，后又命孙奇、高保衡、孙兆同校正，每一书毕，即奏上，亿等皆为序，下国子监板行。并补注《本草》，修《图经》《千金方翼》《金匮要略》《伤寒》，悉从摹印，天下皆知学古方书矣。"）

《产宝》二卷（晁氏曰："唐昝殷撰。殷，蜀人。大中初，白敏中守成都，其家有因免乳死者，访问名医，或以殷对，敏中迎之。殷集备验方药二百七十八首以献。其后周頲又作三论附于前。"）

《龙树眼论》三卷（晁氏曰："佛经龙树大士者，能治眼疾。假其说，集治七十二种目病之方。"）

《太平圣惠方》一百卷（晁氏曰："太宗皇帝在潜邸日，多蓄名方异术。太平兴国中，内出亲验者千余首，乃诏医局各上家传方书，命王怀隐、王佑、郑彦、陈昭遇校正编类，各篇首著其疾证。淳化初，书成，御制序引。"）

《庆历善救方》一卷（《两朝艺文志》："诏以福州奏狱医林士元，药下蛊毒，人以获全。录其方，令国医类集附益。八年颁行。"）

《皇祐简要济众方》五卷（《两朝艺文志》："皇祐中，仁宗谓辅臣曰，外无善医，民有疾疫或不能救疗。其令太医简《圣惠方》之要者，颁下诸道，仍敕长史按方剂以时拯济。令医官使周应编以为此方。三年颁行。"）

《太医局方》十卷（晁氏曰："元丰中，诏天下高手医，各以得效秘方进，下太医局验试，依方制药鬻之，仍模本传于世。"）

《和剂局方》十卷（晁氏曰："大观中，诏通医刊正药局方书。阅岁书成，校正七百八字，增损七十余方。"陈氏曰："库部郎中陈师文等校正。凡二十一门，二百九十七方，其后时有增补。"）

《王氏博济方》五卷（晁氏曰："皇朝太原王衮撰。庆历间，因官滑台，暇日出家藏七十余方，择其善者为此书。名医云，其方用之无不效，如草还丹治大风，太乙丹治鬼胎，尤奇验。"）

《药准》一卷（陈氏曰："潞公文彦博宽夫撰。所集方才四十首，以为依《本草》而用药则有准，故以此四十方为处方用药之准也。"）

《沈存中良方》十卷（晁氏曰："皇朝沈括存中撰。存中博学，通医术，类其经验方成此书，用者多验。或以苏子瞻论医药杂说附之。"陈氏曰："不知何人所录。其间辩鸡舌香一段，言《灵苑》所辩，犹有未尽者。《馆阁书目》别有《沈氏良方》十卷、《苏沈良方》十五卷，而无《灵苑方》。"）

《灵苑》二十卷（晁氏曰："亦存中编。本朝士夫如高若讷、林亿、孙奇、庞安常，皆以善医名世，而存中尤善方书，此书所载多可用。"）

《孙氏传家秘宝方》三卷（陈氏曰："尚药奉御太医令孙用和集。其子殿中丞兆，父子皆以医名，自昭陵时迄于熙、丰，无能出其右者。元丰八年，兆弟宰为河东漕，属吕惠卿帅并，从宰得其书，序而刻之。自言为思邈之后。晁氏《读书志》作《孙尚秘宝方》，凡十卷。"）

《养生必用方》十六卷（晁氏曰："皇朝初虞世撰。序谓古人医经行于世者多矣，所以别著者，古方分剂与今铢两不侔，用者颇难。此方其证易详，其法易用，苟寻文为治，虽不习之人，亦可无求于医也。虞世本朝士，一旦削发为僧，在襄阳与十父游从甚密。"）

《尊生要诀》二卷（陈氏曰："即初虞世《四时常用要方》，有庐山陈淮者复附益焉。"）

《杨子护命方》五卷、《通神论》十四卷（晁氏曰："皇朝杨退修撰。以岐伯论五运六气以治百病，后世通之者，惟王冰一人而已。然犹于迁变行度，莫知其始终次序，故著此《方》《论》云。"）

《庞氏家藏秘宝方》五卷（陈氏曰："蕲水庞安时安常撰。安时以医名世，所著书传于世者，惟《伤寒》而已。此书南城吴炎晦父录以见遗。"山谷黄氏《庞安常伤寒论后序》："安常自少时善医方，为人治病，处其生死多验，名倾江、淮诸医。然为气任侠，斗鸡走狗，蹴鞠击球，少年豪纵事，无所不为。博弈音技，一工所难，而兼能之。家富多后房，不出户而所欲得。人之以医聘之也，皆多陈其所好，以顺适其意。其来也，病家如市。其疾已也，君脱然不受，谢而去之。中年乃屏绝戏弄，闭门读书，自神农、黄帝、经方、扁鹊《八十一难经》《灵枢》《甲乙》、葛洪，所综缉百家之言，无不贯穿。其简策纷错，黄素朽蠹，先师或失其读；学术浅陋，私智穿凿，曲士或窜其文。安常悉能辩论发挥，每用以视病，如是而生，如是而不治，几乎十全矣。然人以病造之，不择贵贱贫富，便斋曲房，调护以寒暑之宜，珍膳羹饐，时节其饥饱之度。爱其老而慈其幼，如痛在己也。未尝轻用人之疾，常试其所不知之方。盖其轻财如粪土而乐义，耐事如慈母而有常。似秦汉间游侠而不害人，似战国四公子而不争利。所以能动而得意，起人之疾，不可缕数。他日过之，未尝有德色。其所论著《伤寒论》，多得古人不言之意。其所师用而得意于病家之阴阳虚实，今世所谓良医，十不得其五也。余始欲撮其大要，论其精微，使士大夫稍知之。适有心腹之疾，未能卒业。然未尝游其庭者，虽得吾言而不解。若有意于斯者，读其书，自足揽其精微。故特著其行事，以为后序云。其前序，海上道人诺为之，故虚右以待。"
宛邱张氏跋《伤寒论》曰："张仲景《伤寒论》，论病处方，纤
悉必具，又为之增损进退之法以预告人。嗟夫！仁人之用心哉！
且非通神造妙不能为也。安常又窃忧其有病证而无方者，续著为
《论》数卷，用心为术，追俪古人。淮南谓安常能与伤寒说话，
岂不信哉。"）

《钱氏小儿方》八卷（晁氏曰："皇朝钱乙仲阳撰。神宗时
擢太医丞，于书无所不窥。他人勤勤守古，独度越纵舍，卒与法合。
尤邃本草，多识物理，辩正阙误，最工疗婴孺病。年八十二而终。
阎季忠方附其后。）

《钱氏小儿药证真诀》三卷（陈氏曰："钱仲阳撰，阎季忠
集。上卷言证，中卷叙尝所治病，下卷为方。季忠亦颇附以己说，
且以刘斯立所作《仲阳传》附于末，宣和元年也。"）

《婴童宝镜》十卷（晁氏曰："题曰栖真子，不著姓名。录
世行应验方成此书。）

《小儿灵秘方》十三卷（晁氏曰："不题撰人。辩小儿疾证
及治疗之方，多为歌诀。"）

《小儿玉诀》一卷（晁氏曰："未详撰人名氏。为韵语以记
小儿疾证治法二十三。"）

《医说》十卷（陈氏曰："新安张景季明撰。"）

《食治通说》一卷（陈氏曰："东虢娄居中撰。临安药肆

金药白者，有子登第，以恩得初品官。赵忠定丞相跋其后。书凡十六篇，大要以食治则身治，此上工医未病之一术也。"赵丞相序略曰："君自幼业医，至是历八十一寒暑矣。钱唐行都多贵人，君未尝出谒，卿相王侯之家屡迎之不可致。每旦肩舆至药肆，群儿已四集，悲啼叫号，翼然满室，君皆调护委曲。坐良久，徐起枚视之，一以至之，先后为序。辄为言，儿本无疾，爱之者害之也。如言儿下利时，此为脾虚，乳食过伤所致。惟苦节其乳食，微以参、术药温其胃即愈矣。而爱之者曰，儿数利，气且乏，非强食莫补其所丧。于是胃虚不能摄化，其气重伤，参、术弗效，增以姜、附，姜、附不已，重以金石，而儿殆矣。胡不以身喻之，方吾曹盛壮时，日食二升米饭，几不满欲。一日意中微不佳，则粒米不堪向口，何况儿乎？予每视君持药欲授时，必谆谆为人开说，口几欲破。又为纸囊贮药，各著其说于上，使归而勿忘焉。"）

《治病须知》一卷（陈氏曰："不知名氏。专论外证，以用药之次第，为不能脉者设也。"）

《正俗方》一卷（陈氏曰："知虔州长乐刘彝执中撰。以虔俗信巫，无医药，集此方以教人。"）

《奉亲养老书》一卷（陈氏曰："泰州兴化令陈直撰，元丰中人。"）

《小儿斑疹论》一卷（陈氏曰："东平董汲及之撰，钱乙元祐癸酉题其末。"）

《脚气治法》一卷（陈氏曰："董汲撰。"）

《指迷方》三卷（陈氏曰："考城子王贶子亨撰，吴丞相敏为之序。贶为南京名医宋毅叔之婿，宣和中以医得幸，至朝请大夫。"）

《九籥卫生方》三卷（陈氏曰："宣和宗室忠州防御使士纡撰。"）

《治风》一卷（陈氏曰："张耒文潜所传，凡三十二方。"）

《小儿医方妙选》三卷（陈氏曰："成安大夫、惠州团练使张涣撰。凡四百二十方。涣五世为小儿医，未尝改科。靖康元年自为之序。"）

《鸡峰备急方》一卷（陈氏曰："太医教授张锐撰。绍兴三年为序，大抵皆单方也。"）

《产育保庆集》一卷（陈氏曰："濮阳李师圣得《产论》二十一篇，有其说而无其书。医学教授郭稽中以方附诸论之末，遂为全书。近时括苍陈言尝评其得失于《三因方》，婺医杜荍者又附益之，颇为详备。"）

《本事方》十卷（陈氏曰："维扬许叔微知可撰。绍兴三年进士，第六人，以药饵阴功，见于梦寐，事载《夷坚志》。晚岁取平生已试验之方，并记其事实，以为此书，取本事诗词之例以名之。"）

《伤寒歌》三卷（陈氏曰："许叔微撰。凡百篇，皆本仲景法。又有《治法》八十一篇，及《仲景脉法》三十六图、《翼伤寒论》

二卷、《辩类》五卷，皆未见。”）

《指南方》二卷（陈氏曰："蜀人史堪载之撰。凡三十一门，各有论。"）

《杨氏方》二十卷（陈氏曰："枢密杨倓子靖以家藏方一千一百十有一首刻之当涂，世多用之。"）

《本草单方》三十五卷（陈氏曰："工部侍郎宛邱王俣硕父撰。取《本草》诸药条下所载单方，以门类编之，凡四千二百有六方。"）

《何氏方》六卷（陈氏曰："太常博士括苍何偁德扬撰。"）

《洪氏方》一卷（陈氏曰："鄱阳洪氏。"）

《莫氏方》一卷（陈氏曰："刑部郎中吴兴莫伯虚致道刻《博济方》于永嘉，而以其家藏经验方附于后。"）

《备急总效方》四十卷（陈氏曰："知平江府溧阳李朝正撰，大抵皆单方也。"）

《是斋百一选方》三十卷（陈氏曰："山阴王璆孟玉撰。百一，言其选之精也。"）

《三因极一方》六卷（陈氏曰："括苍陈言无择撰。三因者，内因、外因、不内外因。其说出《金匮要略》，其所述方论往往皆古书也。"）

《小儿保生方》三卷（陈氏曰："左司郎姑孰李柽与几撰。"）

《伤寒要旨》二卷（陈氏曰："李柽撰。列方于前而类证于后，皆不外仲景。"）

《汉东王氏小儿方》二卷（陈氏曰："不著名。"）

《幼幼新书》五十卷（陈氏曰："直龙图阁、知潭州刘昉方明撰集。刊未毕而死，徐璃寿卿以漕摄郡，趣成之。"）

《大衍方》十二卷（陈氏曰："朝散大夫孙绍远稽仲撰。凡药当预备者四十九种，故名"大衍"。所在易得者不与焉。诸方附于后。"）

《海上方》一卷（陈氏曰："不著姓名。括苍刻本。《馆阁书目》有此方，云乾道中知处州钱竽编。"）

《集效方》一卷（陈氏曰"南康守李观民集。"）

《胎产经验方》一卷（陈氏曰："陆子正撰集。"）

《叶氏方》三卷（陈氏曰："太社令延平叶大廉撰。"）

《胡氏方》一卷（陈氏曰："不著名。"）

《传道（信）适用方》二卷（陈氏曰："称拙庵吴彦夔，淳熙庚子。"）

《陈氏手集方》一卷（陈氏曰："建安陈抃。"）

《选奇方》十卷，《后集》十卷（陈氏曰："青田余纲尧举撰。"）

《伤寒泻痢要方》一卷（陈氏曰："直龙图阁长乐陈孔硕肤仲撰。"）

《汤氏婴孩妙诀》二卷（陈氏曰："东阳汤衡撰。衡之祖民望，精小儿医，有子曰麟，登科。衡，麟之子，尤邃于祖业，为此书也十九篇。"）

《诸家名方》二卷（陈氏曰："福建提举司所刊，市肆常货而局方所未收者。"）

《易简方》一卷（陈氏曰："永嘉王硕德肤撰。增损方三十首，哎咀药三十品，市肆常货圆子药十种，以为仓卒应用之备，其书盛行于世。"）

《四时治要方》一卷（陈氏曰："永嘉屠鹏时举撰。专为时疾、疟痢、吐泻、伤寒之类，杂病不与焉。）

《治奇疾方》一卷（陈氏曰："夏子益撰。凡三十八道，皆奇形怪证，世间所未见者。"）

《伤寒证类要略》二卷、《玉鉴新书》二卷（陈氏曰："汴人平尧卿撰。专为伤寒而作，皆仲景之旧也，亦别未有发明。"）

《疮疹证治》一卷（陈氏曰："金华谢天锡撰。"）

《产宝诸方》一卷（陈氏曰："不著名氏。集诸家方而以《十二月产图》冠之。"）

《纂要备急诸方》一卷（陈氏曰："不知何人集。皆仓卒危急所须药及杂术也。"）

《摘要方》一卷（陈氏曰："《伤寒十劝》及《危证十病》，末载《托里十补散方》。"）

《刘涓子神仙遗论》十卷（陈氏曰："东蜀刺史李頔录。按《中兴书目》引《崇文总目》云，宋龚庆宣撰。刘涓子者，晋末人，于丹阳县得《鬼遗方》一卷，皆治痈疽之法，庆宣得而次第之。

今按《唐志》有庆宣《刘涓子男方》十卷，未知即此书否。卷或一板，或止数行，名为十卷，实不多也。"）

《卫济宝书》一卷（陈氏曰："称东轩居士，不著名氏，治痈疽方也。"）

《外科保安方》三卷（陈氏曰："知兴化军亳社张允蹈家藏方。龚参政茂良、刘太史夙为之序、跋。"）

《五发方论》一卷（陈氏曰："不知名氏，亦吴晦父所录。"）

《李氏集验背疽方》一卷（陈氏曰："泉江李迅嗣立撰。凡五十二条，其论议详尽曲当。"）

二、《续文献通考·经籍考》中的医家类著作

明代《续文献通考·经籍考》"医家"中共载医书三十三部，其著录较《文献通考》简略，大多无卷数记录，且仅附有著者字、号、籍贯等基本信息，少数有简单的内容概要或人物介绍。具体记载如下。

《传信方》一百卷（卞大亨著。大亨字嘉甫，其先秦州人，靖康中调怀宁簿，隐居象山，自号松隐居士。）

《陆氏续集验方》（陆游集）

《伤寒论脉诀》（杨介，盱眙人，善医，著此书及《脉诀》行于世。）

《四时养颐录》（赵自化，平原人，父和尝集经方、名药之

术以授自化，自化遂以医鸣，诊治有奇效，累迁至正使。）

《集医录》（徐梦莘著）

《直鲁古脉诀针灸书》（辽直鲁古，吐谷浑人。太祖破吐谷浑，一骑士弃橐反射不中而去，追兵开橐视之，得一小儿，即直鲁古也。因所停问其故乃知，婴父世善医，虽马上视疾，亦知标本。不欲子为人所得，故欲射杀之耳。由是进于太祖，钦哀皇后养之，长亦能医，专事针灸。）

《原病式》一卷、《宣明论》五卷、《运气要旨论》一卷（金河间刘守真，名完素。早遇陈希夷，服仙酒醉，觉得悟《素问》玄机，著此三书。）

《儒门事亲》十四卷（金张从正，字子和，考城人。精于医，贯穿《难》《素》之学，其法宗刘守真，用药多寒凉，然起疾救死多取效。兴定中，召补太医，居无何，辞去。与麻知几辈日游溵水之上，讲明奥义，辨析玄理，遂以平日闻见及尝试效者，著为此书，又有《六门二法》。）

《伤寒纂类》四卷、《活人书》二卷、《伤寒类》三卷、《针经》一卷（金李庆嗣著。庆嗣，洛阳人，少举进士不第，退而学医。读《素问》诸书，洞晓其义。大德间，岁大疫，广平尤甚，贫者往往阖门卧病，庆嗣携药与米分遗之，全活者众。）

《难经集注》五卷（金纪天锡著。天锡，字齐卿，泰安人。）

《至元增修本草》（世祖至元二十一年，命翰林承旨撒里蛮、翰林集贤大学士许国祯，集诸路医学教授增修。）

《东垣十书》（李杲著。杲，镇川人，世以赀雄乡里。幼好医，捐千金从易州张元素学，不数年，尽传其业。学于伤寒，痈疽、眼目病尤长。疗而愈者甚众，当时以神医目之。）

《活人总括医学真经》（杨士瀛著。士瀛字登父，怀安人。精通医学，所著又有《直指方》行于世。）

《伤寒大易览》一编（叶如菴，黄冈人。以儒为医，所撰《伤寒大易览》一编，为时所宗。）

《原机启微集》（吴郡名世之医倪维德，病眼科杂出方论，竟无全书，故著此。又以李杲《试效方》若干卷锓梓传世。）

《丹溪纂要》《丹溪心法》《格致余论》《伤寒发挥》《丹溪医按》《滑涩经络发挥》（朱震亨著）

《太素脉诀》（刘开尝游庐山，遇异人，授以《太素脉诀》，预知生死。诊脉，上以手指三点之，即知其症，世号刘三点。）

《医学管见》（如皋何塘著）

《医学举要》《名医录》二十余种（杨文恪著）

《勿药诸集》（邵文庄著）

《古简方》《集诸方》四十余卷（兰溪吴奂德著）

三、《清朝文献通考·经籍考》中的医家类著作

《清朝文献通考·经籍考》"子部"医家中共载医书四十九部，

五百零三卷。每书后主要附有简略的著者信息，少数附有内容介绍。具体记载如下。

《御定医宗金鉴》九十卷（乾隆四年大学士伯鄂尔泰等奉敕撰。臣等谨按：医虽小道而学必深于古，用必酌乎时。岐伯、秦越人后，精其业者不少概见。虽以宋代重医而官撰局方，或未能实裨于疗治。我皇上仁育万民，同登寿宇，特为厘定此编。凡订正《伤寒论注》十七卷，订正《金匮要略注》八卷，删补《名医方论》八卷，《四脉要诀》《运气要诀》各一卷，诸科《心法要诀》共五十一卷，《正骨心法要旨》四卷，斟酌适中，权衡允当，洵乎拯济生民之要术也已。）

《尚论篇》八卷；《医门法律》六卷，附《寓意草》一卷（喻昌撰。昌字嘉言，南昌人，选贡生。臣等谨按：是书有三百九十七法，凡太阳经篇一百五十五法，阳明经篇七十三法，少阳经篇二十一法，附合病九法，并病五法，坏病二法，痰病三法，太阴经全篇九法，少阴经前篇、后篇四十四法，厥阴经全篇五十五法，附过经不解病四法，差后劳复病六法，阴阳易病一法。有自序以为引伸触类，究不敢于仲景论外溢一辞。至《医门法律》者，治则著以法，误则罪以律也。）

《金匮要略论注》二十四卷（徐彬撰。彬字忠可，嘉兴人。）

《圣济总录纂要》二十六卷（程林删定，宋政和中原本。林字云来，休宁人。臣等谨按：宋徽宗御制《圣济经》十卷，又诏海内名医纂辑二百卷。林撮其大要，汰其荒诞，别择具有条理，足为岐黄家资考证焉。）

《证治大还》四十卷（陈治撰。治字三农，华亭人。治自述曰："余家五世业医，所著书有《璜溪医学解》《外台秘典》《脉药骊珠》各种，皆斟酌尽善，择其近要者，付之梨枣。）

《马师津梁》八卷（马元仪撰。元仪，苏州人。）

《石室秘箓》六卷（陈士铎撰。士铎字远公，山阴人。）

《李氏医鉴》十卷，《续补》二卷（李文来编。文来字昌期，婺源人。臣等谨按：此编全据休宁汪桓《医方集解》《本草备要》二书排纂而成，末附桓所作《三焦命门辨》一篇，颇称简要。）

《张氏医通》十六卷；《伤寒缵论》二卷，《绪论》二卷；《本经逢原》四卷；《诊宗三昧》一卷（张璐撰。璐字路玉，号石顽，吴江人。璐自序《医通》曰："是书初名《医归》，未及刊行，佚其《目科》《痘疹》二册。晚年命子以倬重辑《目科治例》，以柔重辑《痘疹心传》，补成完帙，改题此名。"又自序《本经逢源》曰："濒湖博洽今古，尚尔舍本逐末，仅以《本经》主治冠列于首，以为存羊之意。缪氏仲淳开凿经义，迥出诸生之上，而于委曲难明之处，则旁引《别录》等说，疏作经言，未免朱紫之混。"）

《医学汇纂指南》八卷（端木缙撰。缙字仪标，当涂人。）

《伤寒舌鉴》一卷（张登撰。登字诞先，吴江人。臣等谨按：

以舌观病之法，始于汉张机《伤寒论》。此编分胎色八种，为图一百二十。视《金镜录》《观舌心法》等书，繁简尤为得中也。）

《伤寒兼证析义》一卷（张倬撰。倬字飞畴，吴江人。）

《绛雪园古方选注》三卷，附《得宜本草》一卷（王子接撰。子接字晋三，长洲人。）

《续名医类案》六十卷（魏之琇撰。之琇字玉横，钱塘人。）

《临证指南医案》十卷（叶桂撰。桂字天士，吴县人。）

《济阴纲目》十四卷（武之望撰，汪淇笺释。之望字叔卿，自署关中人。淇字澹漪，一字右子，钱塘人。）

《保生碎事》一卷（汪淇撰）

《释骨》一卷（沈彤撰，彤见《经类》。彤自序曰："此编为吴文球讲明经穴而作。"）

《医学求真录总论》五卷（黄宫绣撰。宫绣，宜黄人。）

《素问悬解》十三卷、《灵枢悬解》九卷、《难经悬解》二卷、《伤寒悬解》十五卷、《伤寒说意》十一卷、《金匮悬解》二十二卷、《长沙药解》四卷、《四圣心源》十卷、《四圣悬枢》四卷、《素灵微蕴》四卷、《玉楸药解》四卷（黄元御撰，元御见《经类》。）

《神农本草经百种录》一卷、《兰台轨范》八卷、《伤寒类方》一卷、《医学源流论》二卷、《难经经释》二卷、《医贯砭》二卷（徐大椿撰。大椿字灵胎，号洄溪，吴江人。臣等谨按：大椿说医犹毛奇龄说经，论病如秦越人论方，如孙思邈辈无不遭其诋排。然其辨论实有切中肯綮之处，固非庸医所能知也。）

《成方切用》十四卷，《伤寒分经》十卷（吴仪洛撰。仪洛字遵程，海盐人。）

《得心录》一卷（李文渊撰。文渊见《经类》。文渊自述曰："古方不能尽中后人之病，后人不得尽泥古人之法，故名曰《得心录》。"）

《伤寒论条辨续注》十二卷（郑重光撰。重光字在辛，歙县人。）

《医津筏》一卷（汪之兰撰。之兰字含微，歙县人。）

四、《清朝续文献通考·经籍考》中的医家类著作

《清朝续文献通考·经籍考》"子部"的"医家"中共载医书九十五部，七百八十六卷。每书的著录亦分详略，有的仅著录卷数和著者名，有的则对该书的学术思想、撰写情况进行了叙述。除中医典籍外，还收录翻译的西医书籍七部、二十卷，对于研究西医东传具有重要价值。具体记载如下。

《内经脉法》一卷（姚文田撰。文田见《经部·春秋类》。）

《素问释义》十卷（张琦撰。琦见《史部·杂家类》。）

《黄帝内经素问校义》一卷（胡澍撰。澍字荄甫，安徽绩溪人，咸丰己未举人户部郎中。）

《研经言》四卷（莫文泉撰。文泉字枚士，浙江归安人，同治庚午举人。臣谨案：文泉邃于小学出其绪余以读医家言为之审音义详训诂，故以经解经，以方和病，遂乃病无遁状，方无虚设，然则求对病之真方，必自识字之良医始矣。）

《金匮要略注》二十二卷（李炳撰。炳字振声，号西垣，江苏义徵人。臣谨案：炳尝谓肝之本在右而行于左，根据郑康成之注，周礼疾医言肝气凉，肺气热，贾公彦申其说云：肝在心下近右其位当秋故，凡右胁痛者，炳辄以甘缓之，无不应手而瘳，此以绩验得之，能发前人所未发，足以证西人肝右之说，其注金匮能抉其微非假经语以为缘饰者比。）

《伤寒论翼》二卷（柯琴撰。琴字韵伯，浙江慈溪人。臣谨案：仲景杂病即在伤寒论中，而伤寒中亦最多杂病，参错而见，故仲景之六经为百病立法，伤寒又为百病之首，伤寒杂病治无二理，总归六经之变，庸人于治伤寒时，但拘伤寒，不究六经中有杂病之理，治杂病时，又以伤寒之六经为专论，伤寒绝无关于杂病。琴洞悉时弊，起而翼之，良医哉。）

《张机伤寒分经注》十卷（喻昌撰。昌字嘉言，江西南昌人，岁贡。）

《伤寒六经定法》一卷（舒诏撰。）

《伤寒指掌》四卷（吴贞撰。贞字坤安，浙江归安人。臣谨案：贞读张机伤寒论暨诸家所创诸义大都泥于伤寒正法，故所治有效有不效，乃述六经本病一卷，变病类病一卷，略谓南方气候融和多温湿症之类，伤寒者与北方之严寒迥异，故正法殊不适用。书中先古法后新法，目张纲举，精卓绝伦，从此南北病源剖析毫末，虽曰独见，足以补伤寒论之不及矣。）

《伤寒大白论》四卷（秦之桢撰。之桢字皇士，江苏松江人。）

《景岳全书发挥》四卷（叶桂撰。桂字天士，江苏吴县人。臣谨案：张介宾作《景岳全书》，力矫元朱丹溪主河间、东垣诸家偏主寒凉之说，故其立论处方多主温补且申之曰误温误补尤可解救，丹溪偏矣，介宾过犹不及也。桂恐不善读者，有昧介宾本义，势必积非成是，执介宾以误人，因将《景岳全书》批校一过，名曰"发挥"，有发其覆者，有挥其诬者。桂非欲驳介宾，但冀信介宾者，勿信其偏，诚为介宾之功臣也。）

《医略六书》三十三卷、《洄溪医案》一卷（徐大椿撰。大椿字灵胎，号洄溪，江苏吴江人，诸生。）

《亦存编》一卷（帅念祖撰。念祖见《史部·证书类·仪制》。）

《沈氏尊生书》六十八卷（沈金鳌撰。金鳌字芊绿，江苏无锡人，贡生。）

《医灯集焰》二卷（严燮撰）

《生民切要》二卷（喻昌撰。昌见上。）

《医宗宝笈》一卷（凌堃撰。堃见《经部·易类》。）

《医笈宝鉴》十卷（董西园撰。）

《医级必自集》十卷（董西园撰。）

《医林纂要探原》十卷（汪绂撰。绂见《经部·易类》。）

《医学举要》六卷（徐镛撰。镛字友笙，浙江宁海人，诸生。）

《医门棒喝》四卷、《二集》（即《伤寒论本旨》）九卷（章楠撰。）

《证治汇补》八卷（李用粹撰。用粹字星苍。）

《病机汇编》十八卷（沈郎仲撰。）

《尤氏医学读书记》三卷，附《医案》一卷（尤怡撰。）

《医经原旨》六卷（薛雪撰。雪字生白，号一瓢，江苏吴县人。）

《医理信述》六卷，《补遗》一卷（夏子俊撰。子俊，浙江黄岩人。）

《医醇剩义》四卷（费伯雄撰。伯雄字晋卿，江苏武进人，诸生。臣谨案：伯雄临症数十年，曾以经验所得，辑为一书，名曰《医醇》。既毁于火蕙，亦不存深，可惜也。晚年病痹多暇，追忆旧作，得什之三，聚而梓之，改曰《医醇剩义》。不过以残膏余馥，沾溉医林而已。然其书先论病症，次载所拟之方，后附书有之方，有条井井，使读者因此悟彼，举一反三，不立异，不矫同，此其所以为"醇"欤！宜其名满大江南北也。）

《医方论》二卷（费伯雄撰。臣谨案：《医方集解》汪昂所撰，其书多采汉张机暨金元四家各方，旁及许、钱、严、陶诸子，非医方全璧也。医家不知博览，但据此书为鸿宝，识隘见陋，殊鲜变通。况各方中有相宜者，有相左者，猝然临症尽人而施病者，受害多矣。伯雄于各方详细评骘，缀论于后，不特古人之支配，方药可以一目了然，即时医之矜言《集解》者。亦如疏钟清磬，发其猛省也。别择之严，推阐之细，岂易得哉？）

《王氏医案》八卷、《医案三编》三卷（王士雄撰。士雄见上《谱录类》。）

《燮臣医学》十卷（屠通和撰。）

《冷庐医话》五卷（陆以湉撰。以湉见上《杂家类》。）

《南雅堂医书全集十六种》九十一卷（陈念祖撰。念祖字修园，福建长乐人。乾隆壬子举人，直隶保阳县知县。臣谨案：念祖撰述诸书，阐抉经旨，俱依古法而参以时方，权衡悉中，非胶柱者比。尝谓世之医士，能读立斋、王金坛、赵养葵、张景岳、张石顽、李时珍、李士材、喻嘉言八家之书，即为不凡之士。是知念祖研精医学，自勉勉人。观其宰三辅时，不特心劳抚字，且以活人为当务之急，良医作令，斯不愧父母斯民之责也。）

《韡园医学》十九卷（潘霨撰。霨字蔚如，江苏吴县人，监生，官至贵州巡抚。）

《世补斋医书六种》三十三卷（陆懋修撰。懋修字九芝，江苏元和人，咸丰癸丑恩贡，镇江府训导。臣谨案：医家之《伤寒论》，即儒家之《论语》也，日月江河万古不废。论者谓古方不治今病，岂知古今诚有异，而天之五运六气，人之五脏六腑亦有古今之异乎？懋修以表章仲景为已任，食古而化，治辄有奇效。其以世补颜其斋者，取孙思邈传赞，处非得已，贵为世补之义云尔。）

《世补斋医书后集四种》二十五卷（陆懋修撰。臣谨案：懋修前集各种，以明理为主；后集各种，以辨误为主。盖欲病者不为医所误，医者不为书所误。以是医国，国无夭札。语曰："活千人者，子孙必封"，其子润庠，竟以甲戌大魁、庚戌大拜，食报亦隆矣哉。）

《中西汇通医书五种》二十八卷（唐宗海撰。宗海字容川，四川天彭人，光绪己丑进士。臣谨案：近世医家喜新者偏于西，泥古者偏于中，二者未将中外之书融会贯通，折衷至当。乃以生命为孤注一郑，杀人利器，惨于戈矛，无怪全国之人之寿远不逮前也。唐氏慨之，研精覃思，著此五种书。"执柯伐柯，取则不远"，操养命之术者，奚可胶执偏见哉？）

《神农本草经校注》三卷、《经方例释》十卷（莫文泉撰。）

《本草备要》四卷、《医方集解》三卷（汪昂撰。昂字讱庵，安徽休宁人。）

《本草从新》六卷（吴仪洛撰。仪洛字遵程，浙江海盐人。臣谨案：仪洛著《成方切用》十四卷，收入《皇朝通考》。然其书实袭汪昂之《医方集解》，即《本草从新》亦袭汪昂之《本草备要》。以他人之书，掩为己有，等于郭象注庄之例，录此示后人。读吴氏书，不如读汪氏书也。）

《本草崇原集说》三卷，附一卷（张志聪撰。志聪字隐庵，浙江钱塘人。）

《本草纲目拾遗》十卷（赵学敏撰。学敏字恕轩，浙江钱塘人，岁贡。）

《本经疏证》十二卷、《续疏》六卷、《本经序疏要》八卷（邹澍撰。澍字润安，江苏武进人。）

《本草诗笺》十卷（朱钥撰。钥字南樵，江苏长洲人。）

《人参考》一卷（唐千顷撰。千顷字桐园，江苏嘉定人。臣谨案：是编于人参产地、种类、真伪以及收藏、辨别之法，极为详核。日本刻本、江标《灵鹣阁丛书》本，皆署其子秉均名，实则千顷所撰也。）

《千金方衍义》三十卷（张璐撰。璐字路玉，号石顽，江苏吴江人。）

《万方针线》八卷（蔡烈先撰。）

《医方易简新编》六卷（龚自璋、黄统同撰。自璋字月川，浙江仁和人，诸生。统字伯垂，广东顺德人，道光庚戌进士，翰林编修。）

《医方易简续编》三卷（叶照林、唐家禄同撰。照林字东山，广东丰顺人。家禄，广东香山人。）

《验方新编》十六卷（鲍相璈撰。相璈字云韶，湖南善化人。）

《方解余论》一卷，《别余》一卷（余楸撰。）

《制大黄丸方》一卷（孙星衍撰。星衍见《经部·易类》。）

《大生要旨》六卷（唐千顷撰。）

《温病条辨》六卷、《医医病书》一卷（吴瑭撰。瑭字鞠通。）

《痢疾论》四卷（孔毓礼撰）

《重订霍乱论》四卷（王士雄撰）

《温热经纬》五卷（王士雄撰）

《广瘟疫论》四卷（戴天章撰。天章字麟郊，号北山，江苏上元人，诸生。）

《时疫白喉捷要》一卷（张绍修撰。）

《喉科秘钥》二卷（许佐廷撰）

《女科辑要》八卷（周纪常撰）

《妇科玉尺》六卷（沈金鳌撰）

《幼科铁镜》六卷（夏鼎撰。鼎字禹铸，安徽贵池人，康熙己酉武举人。）

《冯氏锦囊秘录》四十七卷（冯兆张撰。兆张字楚瞻，浙江海盐人。）

《推拿述略》一卷（余楸撰）

《遂生编》一卷、《福幼编》一卷（庄一夔撰。一夔字在田，江苏武进人。臣谨案：世俗以小儿为纯阳之体，辄用峻剂为小儿厄，固属荒谬。即于痘，主清热解毒；于惊，主泻火开痰。

其在痘之初发，果有实热；惊之初起，果有痰火者，何尝非正治之法。然或病已至于传而仍执此初传之法，未有不偾事者。盖痘异于病，其误在于以病治痘；惊即是痉，其误在于不以治痉者治惊。一夔之法应变无穷，读是书者，凡遇痘、惊未传之病，勿复执清热泻火，初传之法也可。）

《痧痘集解》六卷（俞茂鲲撰。）

《幼幼集成》六卷（陈复正撰。）

《痘科集腋》三卷（纪南星撰。南星字寿门，浙江乌程人，监生。）

《天花精言》六卷（袁旬撰。）

《外科证治全生》一卷（王维德撰。维德字鸿绪，江苏吴县人、）

《刺疔捷法》一卷（张镜撰。）

《一草亭目科全书》一卷（邓苑撰。）

《慎疾刍言》一卷（徐大椿撰。大椿见上。臣谨案：大椿著述宏富已见《皇朝通考》。是书晚出，陆迺普刻于皖江，费延釐再刻于中州，遂以大显。大椿论汉唐诸名医，几如山膏善詈，概遭指斥。此书欲去温补之弊，乃自乾隆丁亥以来，越二百余年，又生清滋之弊。夫以温补而加病者，其病显以清滋而变病者，其病隐。书仅十余叶，其立意专教病家，至今犹见苦心也。）

《医故》二卷（郑文焯撰。文焯字小坡，号叔问，汉军正白旗人，光绪乙亥举人，内阁中书。）

《医理略述》二卷（尹端模撰。）

《病理撮要》一卷（尹端摸译述。）

《内科阐微》一卷（林湘东译述。臣谨案：是书专论审疾之法，而不详言治法。首载医理撮要一篇，足见西医精细。原著者嘉约翰，居粤最久，故其言颇能参合中西云。）

《体用十章》四卷（孔庆高译述。臣谨案：是书为英哈士烈原著，并言体用。既不失之蹈空，亦不过于征实，可以邮通中西矣。）

《儒门医学》三卷，附一卷（傅兰雅、赵元益译述。臣谨案：是书为英海得兰原著。上卷论养生之理，中卷论治病之法，下卷论方药之性。附卷慎疾要言，与前论养生所言甚精详，尤不可不读。）

《西药略释》四卷（孔庆高译述。）

《妇科精蕴图说》五卷（孔庆高译述。臣谨案：此书为美妥玛氏原著，分四十六章，体贴详密，尤详于胎产一门。其考查部位，足与中医互相参证。西医妇科之书，无有过于此者。）

《皮肤新编》一卷（林湘东译述。臣谨案：《内经》言："善治者，治皮毛；其次治肌肤"，又言："秋刺皮肤"。中医不甚措意，以一表药了之，不可不熟审此编云。）